O QUE OS HOMENS QUEREM
NA CAMA

BETTINA ARNDT

O QUE OS HOMENS QUEREM
NA CAMA

Tradução
Joana Faro

1ª edição

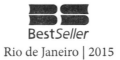

Rio de Janeiro | 2015

CIP-BRASIL. CATALOGAÇÃO NA FONTE
SINDICATO NACIONAL DOS EDITORES DE LIVROS, RJ

Arndt, Bettina, 1949-

A77q   O que os homens querem na cama / Bettina Arndt; tradução: Joana Faro. – 1. ed. – Rio de Janeiro: Best*Seller*, 2015.

Tradução de: What men want in bed
Inclui apêndice
ISBN 978-85-7684-560-7

1. Relações sexuais. 2. Papel sexual. 3. Homens – Comportamento sexual. 4. Relação homem-mulher. I. Título.

14-18101   CDD: 306.7
                      CDU: 392.6

Texto revisado segundo o novo Acordo Ortográfico da Língua Portuguesa.

Título original
WHAT MEN WANT IN BED
Copyright © 2010 by Bettina Arndt
Copyright da tradução © 2015 by Editora Best Seller Ltda.

Capa: Gabinete de Artes
Editoração eletrônica: Abreu's System

Todos os direitos reservados. Proibida a reprodução,
no todo ou em parte, sem autorização prévia por escrito da editora,
sejam quais forem os meios empregados.

Direitos exclusivos de publicação em língua portuguesa para o Brasil
adquiridos pela
EDITORA BEST SELLER LTDA.
Rua Argentina, 171, parte, São Cristóvão
Rio de Janeiro, RJ – 20921-380
que se reserva a propriedade literária desta tradução

Impresso no Brasil

ISBN 978-85-7684-560-7

Seja um leitor preferencial Record.
Cadastre-se e receba informações sobre nossos lançamentos e nossas promoções.

Atendimento e venda direta ao leitor
mdireto@record.com.br ou (21) 2585-2002

Sumário

Agradecimentos	9
Introdução	11

Parte I

1 O coração não tem rugas — 27
O olhar masculino

2 A pena ou a galinha inteira — 45
Sobre homens e pornografia

3 Preciso arranjar uma estranha — 67
A busca por aventuras sexuais

4 Preenchendo a lacuna — 86
O gosto pelo não convencional

5 Quando ele está com dor de cabeça — 103
Homens com baixa libido

6 A grande jaula da domesticidade — 126
Lidando com o desejo discrepante

Parte II

7 Meus dias de transas terminaram — 149
A tragédia da impotência

8 Ah, que sensação! — 172
Pílulas e picadas

9 O Houdini do rolo de papel higiênico — 192
Depois do câncer de próstata

10 O bode velho está de volta à ativa — 215
A reação ao pênis rejuvenescido

11 Um elefante está valendo — 228
Esposas ariscas e novas amantes

12 Boas notícias para os apressadinhos   248
    Controlando a ejaculação

Epílogo   267

Apêndice   271

Notas   276

Bibliografia   287

Para meus filhos — Jesse, Taylor e Cameron. Simplesmente os melhores.

Agradecimentos

Agradeço sinceramente a meus bravos colaboradores por arranjar tempo para participar deste projeto e por revelar os mais extraordinários detalhes de suas vidas particulares de forma tão aberta. Fiquei tocada por suas histórias, deliciada com sua franqueza e me senti muito privilegiada por privar de seus sentimentos nessas questões íntimas. Ficar trancada por meses em um escritório respondendo a e-mails sobre a vida sexual de outras pessoas é uma tarefa solitária e, às vezes, desafiadora, e tive a sorte de contar com uma torcida para me manter entusiasmada, incluindo os colaboradores, que se tornaram valiosos amigos.

Houve também muitas pessoas que ajudaram a montar o projeto. Minha assistente de pesquisa, Allison Macbeth, esquadrinhou com diligência a literatura profissional em busca de estudos relevantes; Nick Terrell salvou minha sanidade de maneira magnífica ao organizar as referências; a revisora Helen Koehne limpou o texto original com eficiência; e minha nova amiga Ann Chatfield forneceu um apoio constante e muito valioso ao longo do projeto.

E houve a maravilhosa equipe da Melbourne University Publishing, especialmente minha editora Elisa Berg, que gentilmente me dissuadiu de me concentrar apenas em ereções, guiando-me para a grande variedade de tópicos que acabaram sendo incluídos. Estou encantada por trabalhar novamente com a grande profissional Dina Kluska para promover o livro, e com Terri King e Jacqui Gray, que fizeram tudo isso acontecer. Clare Marshall forneceu uma valiosa assistência enquanto eu palestrava por toda a Austrália sobre minha nova pesquisa; e minha agente Gaby Naher trabalhou com afinco para promover as vendas de meus livros no exterior.

No âmbito doméstico, nossa hóspede Manon Ouimet ajudou a resolver problemas com palavras complicadas, enquanto o guru dos computadores Robert Kulik lidou com meus frequentes desastres tecnológicos. E meus maravilhosos filhos — Jesse, Taylor e Cameron — não apenas continuaram a tolerar bem sua constrangedora mãe como forneceram apoio constante, como sempre fazem. Ter uma filha superinteligente, estudante de medicina e com olhos de lince mostrou-se um verdadeiro bônus no que diz respeito à checagem das passagens mais técnicas.

A segunda metade deste livro se concentra, sobretudo, em problemas de ereção, e nessa parte me baseei muito em especialistas como John Mulhall, do Memorial Sloan Kettering Cancer Center, em Nova York, e em proeminentes terapeutas sexuais australianos, principalmente Rosie King, que é sempre muito generosa com seu tempo e seu vasto conhecimento, e o sempre prestativo Michael Lowy. Eles forneceram informações essenciais sobre o funcionamento da ereção, o que dá errado e como podemos corrigir esses erros — um novo conhecimento destinado a aprimorar a vida de muitos homens mais velhos. Ainda assim, são as maravilhosas histórias, ideias e experiências de meus colaboradores que fornecem uma compreensão única da realidade dessa nova revolução. Os homens e as mulheres que lerem este livro se beneficiarão imensamente da coragem e da honestidade deles.

Introdução

Há quarenta anos, o escritor americano Philip Roth causou grande estardalhaço com *O complexo de Portnoy*, seu exuberante conto do libidinoso judeu que passa metade do dia trancado no banheiro. Desde então, Roth tem escrito sobre a vibrante e impetuosa força vital que é a sexualidade masculina.

Quando completou 70 anos, esse gigante da literatura ainda ponderava sobre essa interminável ânsia: "O fato de que, até onde eu sei, nada, nada é deixado de lado, independentemente da idade do homem?"[1] Nathan Zuckerman, o herói envelhecido de *Fantasma sai de cena*, é incontinente e impotente, mas continua à mercê do implacável apetite sexual. Uma bela mulher com metade da idade dele ainda provoca uma reação faminta e pavloviana. Ainda que seu corpo esteja em declínio, "a velocidade da atração não permite resignação e não contém resignação — existe espaço apenas para a avidez do desejo".[2]

Em *O animal agonizante*, David Kepesh (outro dos protagonistas recorrentes de Roth) relembra as frustrações de restringir esse robusto ímpeto dentro dos limites do casamento, e fornece uma noção impressionante do que a sexualidade significa para os homens. Ele pergunta o que existe, além do sexo, para ajudar os homens a aceitar as derrotas e as frustrações. Sim, existe a opção de ter filhos e ganhar dinheiro.

> Isso ajuda, mas não chega aos pés da outra coisa. Porque a outra coisa é baseada no seu ser físico, na carne que nasce e na carne que morre. Porque só quando trepamos tudo que não gostamos na vida e todas as nossas derrotas são completamente, ainda que de maneira momentânea, vingados.[3]

A ânsia do desejo. Essa noção do sexo como uma razão de ser é estranha para a maioria das mulheres. Elas não conseguem entender o robusto e compulsivo ímpeto masculino — implacável, incontrolável, crucial. A compulsão multifacetada. Energia sexual contínua e fulgurante. A *outra coisa* de Roth.

Os homens têm falado comigo sobre essa outra coisa por grande parte de minha vida adulta. Foram as vozes masculinas que ressoaram com mais intensidade no projeto que levou a meu livro *Por que elas negam fogo*. Noventa e oito casais escreveram diários descrevendo como negociavam seu dia a dia sexual. Tanto homens quanto mulheres descreveram de maneira vívida como lidavam com as tensões do desejo discrepante, mas foram os homens que realmente aproveitaram a oportunidade de botar para fora suas emoções, às vezes em e--mails diários. Muito depois de o livro ter sido publicado continuam a chegar cartas de homens ávidos por explicar o lugar que o sexo ocupa em suas vidas, suas intensas alegrias e incríveis frustrações.

Muitos descrevem seu alívio diante da descoberta de que não são os únicos a passar por uma seca sexual em seus relacionamentos. Como um deles coloca:

> Eu só posso comparar isso a ser o primeiro na fila da crucificação. Estando no começo da fila, você segura a cruz e não consegue ver que, atrás de você, existe uma fila de homens passando pela mesma experiência. Claro que você será crucificado, mas pelo menos sabe que não vai estar sozinho no alto da colina.

A solidão que ele cita origina-se do fato de que os homens raramente falam em público sobre por que o sexo importa tanto para eles. Eles não se atrevem. Há cerca de vinte anos, os jornalistas Steve Chappie e David Talbot, da *Rolling Stone*, passaram algum tempo medindo o pulso sexual de seu país. Seu livro, *Burning Desires — Sex in America*, dissecou cuidadosamente as crescentes forças que estavam tornando as uniões heterossexuais tão precárias, e a sexualidade masculina, tão depreciada.[4] Mulheres proeminentes lideravam a luta para expor o que viam como a natureza sexual vil e perigosa dos homens. Havia a defensora antipornografia Andrea Dworkin, a mulher que considerava a relação sexual uma "cooperação com o inimigo"; e a pesquisadora sexual Shere Hite, que via os homens como "seres desumanos", "semimortais", que desconectavam sexo de sentimento. Parecia não haver escapatória ao ataque à sexualidade masculina.

Não é de surpreender que isso tenha deixado muitos homens tontos e calados: "Como um marido que se recolhe de mau humor a seu galpão de ferramentas para escapar do gênio e da infelicidade da esposa, os homens americanos simplesmente se retiraram do diálogo cultural", explicaram Chappie e Talbot, observando que os homens estavam tão distantes do campo de batalha que o termo "guerra dos sexos" já não parecia ser muito correto. "O sexo forte pode apenas preparar um ataque ocasional de guerrilha, deixando as mulheres com o firme controle do terreno ideológico."[5]

Em seu best-seller *Manhood*, Steve Biddulph argumenta que, quando o assunto é sexo, os homens têm sido gravemente injustiçados. Ele escreveu:

> Nossa sexualidade é, basicamente, uma imensa fonte de energia que nos empurra para a união com um parceiro e para a libertação do que é habitual. É trágico que uma fonte de energia tão importante para nós tenha sido explorada, mal compreendida e rebaixada por nossa cultura e nossa religião. A maioria dos homens ainda se envergonha de seus sentimentos sexuais.[6]

A degradação continua. Veja o que aconteceu ao desventurado funcionário do banco de investimentos Macquarie que, enquanto um colega dava uma entrevista para a TV sobre o aumento da taxa de juros, apareceu ao fundo com a tela de seu computador exibindo fotos da supermodelo Miranda Kerr seminua. Sua embaraçosa gafe rapidamente se tornou notícia no mundo inteiro, o banco desculpou-se por qualquer ofensa que ele pudesse ter causado e uma filósofa feminista se apressou em publicar um texto em que alegava que o comportamento dele poderia prejudicar a capacidade de suas colegas de desempenhar bem o próprio trabalho.

Não é de surpreender que hoje em dia seja raro para os homens expressarem abertamente seu deleite por assuntos carnais. Em um recente ensaio no *New York Times*, Katie Roiphe lamenta a morte dos grandes romancistas do século passado — Norman Mailer, John Updike, Henry Miller —, que celebraram a virilidade agressiva dos homens. Foram escritores que levaram "seu talento, seus insights analíticos, sua aguçada observação autoral para os momentos mais íntimos, mais indescritíveis, e a alegria, o descaramento, a crepitante energia estavam na prosa".[7]

Roiphe expõe o interessante argumento de os personagens do grupo de romancistas mais novos — o falecido David Foster Wallace, Benjamin Kunkel, Michael Chabon, Jonathan Franzen — normalmente mostrarem-se avessos ou desconfortáveis quando confrontados com uma situação sexual.

14   O que os homens querem na cama

Mais do que um interesse na conquista ou na consumação, existe uma fascinação obsessiva pelo medo e por uma complexa e pós-feminista insegurança [...] Os escritores mais jovens são tão constrangidos, tão inclinados a um determinado tipo de educação liberal, que seus personagens não conseguem perdoar sequer os próprios impulsos sexuais: eles são, em resumo, indiferentes demais para o sexo.[8]

Na vida real, em particular, os homens certamente não são indiferentes demais ao sexo. Eles se refestelam nele. Meu projeto *Por que elas negam fogo* demonstrou isso com muita clareza. Mas enquanto o foco daquele livro estava no desejo discrepante, logo descobri que os homens queriam dizer muito mais. Os diários transbordavam com seus pensamentos e sentimentos sobre o que significa ser um macho sexual neste momento de nossa história cultural. Eles queriam falar não apenas de desejo, mas de outros aspectos de sua sexualidade: sua necessidade de intimidade, seu deleite no prazer delas, seus medos e suas tensões, seus desejos secretos, seus corpos, suas ereções, seus orgasmos. E com tantos casais em conflito por causa de tensões sexuais, os homens queriam explicar às mulheres por que isso importava tanto para eles.

É sensato dar aos homens uma chance de responder a essa constante repressão feminina — o que *há* entre homens e sexo? Recrutei cerca de cento e cinquenta homens para escrever para mim por mais de um ano. Eles vieram de todas as profissões e faixas etárias, fornecendo histórias sexuais longas e detalhadas. Muitos responderam a detalhados questionários de pesquisa, mas outros também mantiveram diários, registrando os pensamentos mais íntimos sobre suas experiências cotidianas." [9]

Diante da rara oportunidade de escrever sobre o que isso significa para eles, meus colaboradores assumiram a batuta com muito entusiasmo. Veja este registro do diário no Natal de Owen (68 anos), que escreve sobre sua alegre vida sexual com a esposa de 42 anos, Isabel:

Passamos o dia de Natal com todos os nossos parentes em casa, e o dia seguinte com nossos vizinhos, degustando drinques e simplesmente socializando. Grande dia e grande noite. O sexo postergado me deixou excitado até que praticamente não conseguia aguentar. Logo depois que chegamos em casa, liguei o ar-condicionado, carreguei Isabel para o quarto e lhe fiz uma massagem dos pés à cabeça enquanto a despia. Foi ótimo. Eu lhe dei um festim apaixonado e muito divertido de beijos, chupadas e lambidas — mais do que jamais fizera. Ela ficou em êxtase por cerca de 15 minutos e disse que não aproveitava tanto havia anos. Eu terminei cerca de cinco minutos depois e, para minha surpresa, ela queria mais. Isso é incomum — e algo que eu jamais recusaria. Eu a estimulei mais com meus dedos, e ela gozou novamente — duas vezes! U-hu! Esse é basicamente o melhor presente de Natal que qualquer homem pode ganhar.

Às vezes, as esposas e parceiras também escreviam diários, e outras mulheres enviaram suas contribuições sobre o que elas observavam da sexualidade masculina. Mas a essência deste livro são os homens e o sexo — os sonhos, os desejos e as frustrações sexuais *deles*, e a alegria e o entusiasmo que experimentam através dos prazeres carnais.

Os homens escreveram detalhadamente sobre pornografia na internet — por que um homem escolheria se sentar lá, noite após noite, olhando para a tremeluzente tela do computador, fingindo trabalhar, mas secretamente investigando o vasto e pulsante mundo agora aberto para ele? Os homens têm plena consciência dos problemas que viriam a ter caso fossem pegos. Ficam perplexos diante da intensidade da reação das mulheres ao que eles veem como uma válvula de escape inofensiva para sua lascívia não correspondida. O que um homem deve fazer quando sua esposa lhe diz que o que ele assiste a faz se sentir traída, quando age como se ele fosse uma espécie de criminoso, um pervertido, um crápula?

Os homens falaram muito sobre seu deleite com o corpo das parceiras: "Ficamos mais do que contentes em aceitar os defeitos e as imperfeições — afinal, nós, homens, os temos em abundância. Podemos deixar passar seios flácidos e caídos e amar a mulher como ela é", escreveu um deles. Em um relacionamento amoroso, esse olhar complacente pode ser uma grande dádiva para um parceiro que duvida da própria atratividade. Ainda assim, os diários dos casais expõem uma tensão, criada quando a vergonha feminina colide com o gosto masculino pela nudez de sua parceira.

E também existe a busca por aventuras sexuais, a incansável necessidade masculina que arruína tantos homens. O sexo oral no Salão Oval, que ajudou a tirar Clinton da presidência; o desfile de amantes que manchou a reputação do imaculado herói do golfe; as tentações eróticas e exóticas do swing que envolveram um milionário de Melbourne com perigosas companhias sexuais.

16   O que os homens querem na cama

Os homens contam por que isso vale a pena, por que estão dispostos a colocar tantas coisas em risco por causa daquele entrelaçamento de corpos suados, daqueles breves momentos ofegantes.

Deixando de lado essas aventuras, foi a vigorosa alegria masculina ao transar o que mais se sobressaiu. Adorei esta frase de um dos homens, explicando o que esperava da própria vida sexual: "Cresci acreditando que sexo apaixonado em uma plácida entrega leva a um mundo quente, molhado e maravilhoso."

Esse mundo maravilhoso ainda é presença dominante na mente de muitos homens. Nossa cultura popular continua a refletir essa obsessão — em filmes, notícias, piadas e quadrinhos. Existe uma história sobre um velho piloto bebendo café no Starbucks quando uma jovem que está sentada perto dele pergunta: "Você é mesmo piloto?"

Ele responde: "Bem, passei a vida pilotando aviões, voei na Segunda Guerra em um B-29 e, depois, na Guerra da Coreia, ensinei cinquenta pessoas a voar e transportei centenas. Então, acho que sou piloto."

Ela diz: "Eu sou lésbica. Passo o dia inteiro pensando em mulheres nuas. Acordo de manhã e penso em mulheres nuas. Quando tomo banho, penso em mulheres nuas. Quando vejo televisão, penso em mulheres nuas. Parece que tudo me faz pensar em mulheres nuas."

Os dois ficam bebendo café em silêncio.

Pouco depois, um rapaz senta-se do outro lado do velho piloto e pergunta: "Você é mesmo piloto?"

Ele responde: "Sempre achei que era, mas acabo de descobrir que sou lésbica."

De fato, muitos homens passam boa parte de seus dias pensando em corpos femininos despidos, e em como gostariam de vê-los, tocá-los, satisfazê-los e desfrutá-los. Quem não conhece aquela velha história de que os homens pensam em sexo a cada sete segundos? É absurdo, claro. Uma pesquisa realizada por Edward Laumann e seus colegas da University of Chicago sugere que mais da metade dos homens relata que pensa em sexo todos os dias, enquanto apenas um quinto das mulheres relata pensar em sexo com a mesma frequência.[10]

Imagine como é pensar tanto em sexo quando se teme que seu corpo vá deixá-lo na mão. Eles explicam a situação do homem impotente, a tristeza descrita com tanta eloquência por Roth: "O antes rígido instrumento de procriação agora parecia o fim de um cano que se vê saindo de um campo em

Introdução **17**

algum lugar, um pedaço de cano sem sentido que jorra e esguicha intermitentemente, cuspindo água sem objetivo."[11] Meus colaboradores mostram por que é tão importante quando o corpo envelhecido, a saúde prejudicada ou o tratamento do câncer de próstata torna as ereções uma coisa do passado, por que eles não conseguem deixar a natureza seguir seu curso. E por que ficam tão deliciados pela promessa da indústria farmacêutica da eterna virilidade inspirada pelo Viagra.

Os homens demonstram uma criatividade verdadeiramente extraordinária quando se trata de encontrar maneiras de manter seu equipamento funcionando. Houve um colaborador que modelou seus próprios "anéis penianos", cortados das macias câmaras de ar de pneus de bicicleta. Eu o apelidei de "Houdini do Rolo de Papel Higiênico" depois de descobrir suas extraordinárias façanhas com os músculos pélvicos. Ele se gabava de conseguir inserir seu pênis dentro do suporte de cartolina do rolo e, com um movimento de seus músculos, o pênis aumentava, rasgando-o de ponta a ponta.

A criatividade também é abundante no que diz respeito à rica variedade de interesses sexuais dos homens, suas manias exóticas e peculiaridades especiais. Eles são vinte vezes mais propensos do que as mulheres a adquirir hábitos sexuais incomuns, gostos proibidos sobre os quais nem mesmo suas parceiras costumam ter conhecimento. Com meus colaboradores, tudo isso saiu aos borbotões. Quem poderia resistir à intrigante história do aposentado que, com a aprovação da esposa, usa a calcinha dela sob sua bermuda de boliche?

No ano passado, recebi a carta de um homem de 50 anos que saíra recentemente de um casamento que durara 24 anos. Ele viveu por 19 anos sem sexo algum em seu casamento, e finalmente decidira que não podia mais aguentar aquilo.

> Nossa família, nossos amigos e filhos nem imaginavam até que — *bum!* — eu me cansei e fui embora. Minha mulher não vai me perdoar e me dar outra chance. Ela não entende que sou um homem com paixão e desejo. Eu me mantive leal e fiel a ela por todo esse tempo, e agora virou um desastre. Minha esposa deveria saber que, ao se casar com um homem, o sexo teria que ser parte do acordo. Eu não entendo.

Não houvera absolutamente sexo algum no casamento deles nos últimos 19 anos, depois que o filho mais novo foi concebido.

Tenho lembranças maravilhosas da noite em que Mike foi concebido. Uau! Fiquei muito satisfeito quando ela me acordou esfregando os seios em meu rosto enquanto eu dormia. O resto foi mágico. Simplesmente me fez sentir como um homem. Minha esposa me deu a dádiva do amor, me levou ao lugar mais maravilhoso que, segundo alguns, é a razão de existir. Guardei cada momento daquela experiência maravilhosa e a valorizei desde então. Como uma mulher pode estar tão excitada e me proporcionar momentos tão espetaculares e depois... nada?

Esse homem adora a esposa. Ele sente que cometeu um terrível engano ao deixá-la, mas chegou a um ponto que não podia mais suportar:

Tente dormir ao lado de sua mulher noite após noite sem poder tocá-la. Tente vê-la tomando banho, vestindo-se e despindo-se e não poder possuí-la. Tente levá-la para jantar fora e depois ao teatro, e então ficar em um hotel cinco estrelas e nada. Tente fazer dança de salão por dois anos e não ficar romanticamente estimulado. Observe-a entrar e sair do quarto, vestida com muita elegância, usando algo que revela seus seios fartos, e mantenha a calma. Tente ficar ao lado dela e sentir o cheiro não apenas de seu perfume, mas de sua própria essência. Tente ser o Sr. Faz-Tudo, limpando a casa, cozinhando e cuidando do jardim, ou qualquer coisa que a deixe feliz e satisfeita. Só Deus sabe que tentei amá-la, cuidar dela, entendê-la e apreciá-la. Nunca tive um caso, nunca fui a bordéis, nunca nem mesmo comprei uma revista erótica. Fui digno de confiança, leal e honesto, sempre colocando o cuidado e a segurança dela em primeiro lugar. Ela foi meu foco, minha vida.

Agora a esposa está furiosa e magoada porque ele a deixou.

Das últimas vezes em que nos falamos, nos últimos tempos, ela sempre pergunta: "Por que você me deixou?" Respondo que desmoronei e que precisava dar um tempo. Ela disse que eu tinha partido e que isso era imperdoável. Simplesmente não entendo! Merda de testosterona! Jorra de cada poro de meu corpo e me deixa mais excitado que um coelho a qualquer hora do dia ou da noite. Ela não entende as necessidades de um homem e se recusa a admitir que tenha alguma responsabilidade pelo que aconteceu. Tem certeza que não fez nada de errado. Decifrem esta, companheiros. Como fazer uma mulher com esse ponto de vista entender os homens?

"Homens querem sexo com mais frequência que as mulheres no começo do relacionamento, no meio e depois de muitos anos de relacionamento", relata Roy F. Baumeister, professor de psicologia da Florida State University, que escreveu muito sobre diferenças de gênero no impulso sexual. A pesquisa de sua equipe conclui que os homens não apenas pensam em sexo e o querem com mais frequência, mas têm fantasias mais frequentes e variadas, desejam mais parceiras, se masturbam mais, são menos capazes ou dispostos a viver sem gratificação sexual, gastam mais e fazem mais sacrifícios por sexo, desejam e aproveitam uma variedade mais ampla de práticas sexuais e têm atitudes mais favoráveis e permissivas em relação a mais atividades sexuais. Ele conclui que "a tragédia do desejo sexual masculino" é o estado masculino de perpétua prontidão, que apenas muito raramente é correspondido.[12]

Mesmo em namoros, a discrepância existe. Há estudos sobre o namoro que demonstram que, no começo desses relacionamentos, em geral, os homens querem fazer sexo mais cedo e com mais frequência que as mulheres. Os psicólogos Laurie Cohen e Lance Shotland, da Pennsylvania State University, descobriram que o homem médio relatava esperar fazer sexo depois de 11 encontros, enquanto a mulher esperava fazer sexo depois de 18 encontros.[13] Em seu livro *The Social Dimensions of Sex*, Roy Baumeister e a coautora Dianne M. Tice resumem a pesquisa da seguinte maneira:

> Ao longo de todo o relacionamento, o homem estará sexualmente desapontado, pelo menos no sentido de que fará menos sexo do que deseja. Mas, para as mulheres, normalmente há uma pequena, ou inexistente, lacuna entre desejo e realidade. Em média, a quantidade de sexo que a mulher deseja é muito próxima à que obtém. Para os homens, a realidade nunca se equipara ao desejo.[14]

Alguns homens perdem mais que outros. Após minha solicitação de voluntários para este projeto, recebi uma intrigante carta de um homem que dizia não poder ajudar com os diários — porque era um virgem de 71 anos. Não, ele não estava brincando. Explicou que, quando era jovem, com os hormônios em polvorosa, ele pensava muito em sexo e teve muitas oportunidades, pois as mulheres pareciam gostar dele.

> Entretanto, eu simplesmente não conseguia me obrigar a fazer sexo casual. Tinha que significar algo mais, e meus relacionamentos nunca foram tão lon-

20   O que os homens querem na cama

ge. Na maioria das vezes, eu terminava o relacionamento quando sentia que não combinávamos. Não queria estar com uma namorada qualquer quando a "certa" aparecesse. Infelizmente, ainda não a encontrei.

Claramente, ele se pergunta se perdeu tanto assim, escrevendo com eloquência que observou amigos passando pela dor do divórcio ou lutando para lidar com a falta de sexo em suas uniões. "Não estou reclamando — tenho uma vida boa. Não existem brigas em minha casa", escreve alegremente.

Porém, ele ainda é um homem com fortes necessidades sexuais e pontos de vista firmes sobre a importância delas para os homens: "Minha impressão sobre as mulheres é que elas parecem ter uma escolha — fazer sexo ou não. Não acredito que os homens tenham essa escolha. Eles são programados para propagar a espécie. Os homens armazenam uma tensão sexual que precisa ser liberada de tempos em tempos", escreve ele, explicando que tenta suprimir esses sentimentos, mas seu corpo não permite. Agora, ele toma remédios que reduzem a libido. Mas mesmo assim aquele poderoso desejo consegue vir à tona:

> Eu passo tranquilamente três ou quarto semanas sem pensar em sexo em momento algum. Então, certa manhã, do nada, tenho um sonho sexual. Provavelmente, vou acordar com uma semiereção e sentir uma necessidade irresistível de me masturbar. Não consigo nem posso rejeitar essa necessidade. Esse processo é algo sobre o qual não tenho controle consciente. Então lá está — o poder secreto do impulso sexual masculino, que a natureza nos deu para garantir a sobrevivência da espécie!

É óbvio que existem homens diferentes. Ouvi suas histórias principalmente através de suas parceiras frustradas, que reclamam com amargura de ser sexualmente rejeitadas. Alguns bravos homens com pouco desejo participaram do projeto e explicaram que nunca estavam muito interessados, ao passo que outros falaram sobre as razões para o desaparecimento de um impulso que antes fora ardente.

Eles são raros se comparados ao grande número de homens que simplesmente não consegue tirar o sexo da cabeça. Harrison (48 anos) me escreveu explicando que não tivera relações físicas nos últimos 12 anos de seu casamento de 27. Ele sabia muito bem o que estava perdendo:

Quero ter uma mulher gostosa, viva e bonita em meus braços novamente, sentir o hálito quente do desejo, preciso ouvir aquele leve ofegar, sentir a pele morna, firme e macia escorregar sob meus dedos, preciso traçar com a ponta dos dedos a linha da bochecha e dos lábios, sentir a forma e a curva de braço, perna, coxa, barriga, ombro, costas, bunda, o macio emaranhado de pelos pubianos. Tive tudo isso antes, há muito tempo, e quero tudo de novo.

O que está faltando nos relatos masculinos sobre rejeição sexual é uma questão crítica: eles estão realmente dando às mulheres o que elas querem na cama? Como uma de minhas leitoras coloca: será que as mulheres abandonam o sexo porque os homens são péssimos? Essa intrigante questão foi levantada por muitos de meus colaboradores, e algumas mulheres reclamaram que os homens fracassam lamentavelmente em apertar os botões certos, enquanto eles reclamam de nunca terem tido a visita guiada de que precisavam para acertar. A qualidade do sexo é parte vital da história.

Os homens escreveram com muita paixão sobre essas questões. Frequentemente eu me sentia tocada por receber um material tão aberto e revelador de homens que admitiam nunca ter falado sobre esses assuntos. Alguns escreviam com grande eloquência; outros se expressavam de maneira mais simples. "Por que, aos 71 anos, ainda devo investir tanto tempo e esforço para tentar extrair algum prazer da atividade sexual?", ponderou Lewis, descrevendo uma longa e tortuosa jornada para tentar recobrar suas ereções após a cirurgia de câncer de próstata. Sua esposa sente que, em sua idade, ele deveria ter "superado tudo isso", mas Lewis conclui que, com o envelhecimento, faz sentido tentar se apegar às boas coisas da existência pelo maior tempo possível. "O sexo é um dos prazeres da vida que espero desfrutar por pelo menos mais alguns anos."

Os homens ganharam muito mais do que alguns anos extras nesta nova era com o advento do Viagra e de outros miraculosos novos tratamentos para a ereção. Um espantoso número de um em cada dois homens com mais de 50 anos experimenta problemas eréteis, mas agora eles contam com todo um novo armamento para atacar sua potência desvanecida. A mudança revolucionária que isso causou na vida sexual de muitos casais mais velhos é uma história desconhecida e verdadeiramente fascinante.

Como é ingerir a pequena pílula azul? A ereção é igual ou diferente? Tomar uma injeção no pênis é tão ruim quanto parece? Existem diversas questões

22 O que os homens querem na cama

que devem passar pelas mentes masculinas que confrontam a possibilidade de experimentar os novos tratamentos — questões que muito poucas pessoas estão dispostas a responder. Foi isso o que meus colaboradores forneceram — histórias de quem vive o cotidiano desse admirável mundo novo, enquanto contam seus casos, normalmente com humor e, às vezes, com informações demais. Foi uma tarefa difícil decidir quanto desses gloriosos detalhes incluir, tendo em mente que alguns homens estarão desesperadamente interessados em saber tudo, mas que as complexidades de bombear um implante peniano ou de encaixar um anel peniano podem ser um pouco excessivas para alguns leitores.

Que linguagem usar? Muitos de meus colaboradores descrevem suas vidas eróticas usando uma linguagem masculina crua, que poderia chocar leitores com uma sensibilidade mais delicada. No entanto, reescrever esses vivos relatos para alcançar algo mais apropriado e formal seria despojar essas histórias raras (e deliciosamente francas) de muito de seu vigor. Também incluí algumas passagens eróticas e obscenas dos diários, nas quais, por exemplo, um homem que não se deixa intimidar por seu pênis inconstante explica como consegue transar com a parceira estando mole ou duro, com incansável entusiasmo. A intenção é que seja sexy, que cause alguma excitação — com certeza, um livro sobre sexo deve despertar algo assim. Mas também deve ajudar outros homens a perceber que uma ereção vacilante não precisa derrubá-los. Sim, compreendo que essas passagens podem ser picantes demais para alguns, mas fica evidente pelos diários que existem muitos homens e mulheres que ainda tropeçam, que não sabem como dar e receber prazer sexual. Acredito firmemente que existe um valor palpável em ler sobre *como* os outros fazem amor, sobre os detalhes do que eles fazem um com o outro.

O que os homens querem na cama inclui cinco capítulos sobre ereções — não apenas sobre a restauração do equipamento defeituoso, mas sobre como tudo funciona entre os casais. E as mulheres que estavam encantadas diante da ideia de seus homens serem obrigados a pendurar as chuteiras: como elas se sentem em relação a esse pênis milagrosamente rejuvenescido? Como uma mulher apoia um homem que está abandonando a esperança de que algum tratamento seja eficaz para ele? É aí que entram meus casais, fornecendo relatos sob os pontos de vista masculino e feminino dessa tortuosa jornada. E enquanto existem muitas mulheres que sentem ter merecido um descanso e agora reagem a tudo isso com um calafrio de horror, outras estão deliciadas.

Há uma maravilhosa tirinha que mostra um homem idoso sentado em um banco olhando para baixo do topo de um penhasco. Ao lado dele está um garotinho, que pergunta: "Vô, por que você está sentado aí pelado assim?"

"Foi ideia da sua avó", explica o senhor. "Ontem sentei aqui sem camisa e fiquei com o pescoço duro..."

Mulheres que empurram os homens de volta à ativa não são comuns, mas elas existem, como demonstram minhas colaboradoras. E existem homens mais velhos que ficam bastante confusos quando suas parceiras tentam colocá-los de volta à ação. Tudo isso é apenas parte da jornada sexual que está diante do homem mais novo — uma jornada para a qual a maioria dos homens está totalmente despreparada. O legado da reticência masculina em falar abertamente sobre assuntos sexuais é que eles precisam lidar por conta própria com os obstáculos para um sexo bem-sucedido. Como é trágico ler as histórias dos homens e vê-los perdendo prazer sexual e conexão com as parceiras só porque nunca compartilham o que funciona para eles no sexo.

Há um maravilhoso artigo escrito pelo comediante Bill Cosby sobre sua primeira experiência sexual. Ele descreve os últimos anos de sua adolescência, quando estava persuadindo a namorada a transar com ele. Finalmente, ela concordou — no sábado seguinte. Mas aquilo deixava Cosby com um problema. Ele não tinha a menor ideia do que era sexo; simplesmente não sabia o que fazer. Não se esqueça de que isso aconteceu na década de 1950 — antes da internet —, em uma época em que corpos nus nunca chegavam a nossas telas, nossos livros nossa revistas.

Cosby tentou conseguir informações sutilmente com os amigos: "Então, cara, qual é seu jeito preferido de fazer?", pergunta ele. A resposta não é muito útil: "Ah, do jeito normal."

As conversas não levaram a lugar algum. Então chega o sábado, e Cosby está indo para seu grande encontro, ainda apavorado porque não sabe como transar:

> E agora estou andando e tentando entender como fazer isso. E quando chegar lá, vai ser a coisa mais constrangedora quando eu tiver que baixar a calça. Veja, então, de repente, estou completamente nu na frente da garota. E, agora, o que acontece? Você... você simplesmente... Eu não tenho ideia do que fazer... vou só ficar parado ali, e ela dirá: "Você não sabe o que fazer." E eu vou dizer: "Sei, sim, mas esqueci." Nunca me passou pela cabeça que ela me ensinasse, porque

sou um homem e não quero que ela me ensine — não quero que ninguém me ensine, mas gostaria que alguém meio que me passasse um bilhete.[15]

Este livro é o bilhete. Aqui está o conhecimento de que os homens precisam para melhorar suas vidas sexuais e seus relacionamentos. Meus esplêndidos colaboradores expuseram muitos aspectos de suas vidas íntimas, escrevendo com honestidade devastadora e bom humor sobre o que significa ser um homem sexual neste momento de nossa história cultural. A franqueza deles tornará um pouco mais fácil para homens de todos os lugares dar início às conversas que precisam ter e compartilhar esse conhecimento uns com os outros e com suas parceiras.

Parte I

1
O coração não tem rugas
O olhar masculino

Há uma cena engraçada no filme *Simplesmente complicado*, com Maryl Streep, na qual ela, interpretando Jane, uma divorciada de 60 anos, se recupera de uma vigorosa transa com o ex-marido, Jake. Ela pede a Jake que desvie os olhos enquanto se afasta da cama com um travesseiro contra o bumbum e corre para colocar um roupão. Como Jane explica a ele: "Na última vez em que você me viu nua, eu tinha 40 e poucos anos. As coisas ficam diferentes quando estamos deitados."

É o fantástico retrato de uma mulher tipicamente envergonhada que passou por suas várias cenas de nudez sempre coberta até os ombros com o lençol. Mas Jake, interpretado por Alec Baldwin, um homem que mais parece um barril, perambula alegremente nu, dando tapinhas satisfeitos na ampla barriga. Sua melhor cena é aquela em que se esgueira para o quarto de Jane e tira a roupa para aguardá-la deitado orgulhosamente na cama, nu como veio ao mundo.

Nunca ocorre a Jake que ela possa não achar seu novo tamanho atraente, mas Jane não consegue se livrar do medo de que ele sinta repulsa por seu corpo envelhecido. É um enfoque preciso do eterno dilema que causa infindáveis discussões nos quartos de homens e mulheres comuns. Os homens anseiam por ver o corpo de suas amantes — para eles, o banquete visual é parte importante da experiência. Mas, com muita frequência, as mulheres ficam paralisadas pelo constrangimento e não conseguem proporcionar esse prazer aos amantes. Esse foi um assunto que despertou muito ardor em meus colaboradores.

"Quando uma mulher tira as roupas diante de um homem, ela sente insegurança, ele sente apenas gratidão." Essas sinceras palavras foram escritas por Oliver (44 anos), agora afastado da esposa, que descreve claramente a frustração de viver com uma mulher inibida.

28　O que os homens querem na cama

Minha esposa é uma mulher muito atraente. Bonita, talvez até mesmo possa ser considerada linda — sem dúvida era, quando mais jovem. Infelizmente, devido ao fato de que está (apenas um pouco) acima do peso, sempre teve uma autoimagem corporal muito desfavorável e sentiu-se bastante desconfortável de ficar nua, sobretudo no começo do relacionamento.

Quando estava nua, não conseguia esquecer sua barriga flácida e o fato de que ter seios fartos significa que seus mamilos não apontam para o teto como os de uma menina anoréxica de 19 anos. Mas, mesmo assim, eu via grandes seios deliciosos, que eram divinos e excitantes de tocar, uma bunda maravilhosa de segurar e uma barriga quente, acolhedora e agradável contra a qual pressionar meu corpo ou apoiar minha cabeça para descansar. Eu admirava muito seu corpo e achava muito erótico observá-lo.

Ele escreve explicando seu prazer em vislumbrar os seios ou o corpo descoberto dela enquanto sua esposa dormia. Mas ela nunca achou o próprio corpo desejável e, além disso, "considerava indecente e repulsiva minha excitação ao olhar para suas formas [...] Eu sempre lhe dizia como era linda, como era sexy, como eu a considerava perfeita, mas ela nunca gostou que eu a olhasse. Evidentemente, este era um ponto de tensão. Finalmente, eu desisti", escreve ele com tristeza.

As evidências da intensa luta das mulheres para aceitar o próprio corpo são chocantes. Parece que a cada semana novos estudos e pesquisas são publicados, demonstrando exatamente o quanto as mulheres odeiam o que veem ao se olharem no espelho.

"As mulheres são dez vezes mais propensas a ser infelizes com sua imagem corporal que os homens", proclama a BBC News.[1]

"As mulheres são obcecadas por seus corpos, e muitas das que têm um peso normal gostariam de ser mais magras", relata a pesquisa de uma revista feminina.[2]

Mais de metade das garotas australianas que estão cursando o ensino médio já tentou emagrecer, e menos de um quarto delas está feliz com o peso, conclui um relatório de saúde do governo de Victoria.[3]

E foi precisamente isso o que demonstraram os diários: as mulheres desabafaram o ódio de seus bumbuns gordos, suas coxas salientes, seus seios grandes e pequenos, sua celulite e todo tipo de imperfeições aparentes, enquanto os homens escreviam página após página sobre a frustração com os constantes esforços das parceiras para ocultar tudo, deliciosas curvas eternamente escondidas por lençóis, toalhas e portas fechadas.

Muitos homens desistiram de tentar olhar, decepcionados por ter negada a visão do corpo das amantes em toda a sua glória desnuda. O que as mulheres acham difícil de entender é que isso não significa a perfeição. Os homens que escreveram diários para mim deixam bem claro que não estão interessados em corpos perfeitos. Um exemplo é James (49 anos), que tem um casamento feliz com Sophie, mas que é ávido por mais acesso à visão do que ele vê como o corpo lindo da esposa.

> Ela tem a barriga de uma mulher que já passou dos 40 anos e teve filhos, mas eu não me importo com isso. Tem o começo de varizes, seu pescoço está um pouco flácido, seu bumbum é achatado, e por aí vai. Sophie fez uma cirurgia plástica nos seios no ano passado, e eles ficaram ótimos, mas ela está infeliz com as cicatrizes e o posicionamento dos mamilos, que estão um pouco altos demais. Nada disso me importa. O triste para mim é que ela parece não conseguir desfrutar minha admiração, e normalmente quer as luzes apagadas durante o sexo.
>
> Estou sempre lhe dizendo o quanto é bonita e como adoro olhar para ela — realmente gosto de observá-la hidratar a pele todas as manhãs, mas Sophie raramente me deixa observá-la de uma forma sexual. Na verdade, ela se sente confortável com sua nudez apenas quando estamos em uma situação doméstica como tomar banho para ir trabalhar, mas quando o assunto é fazer amor, ela quer as luzes apagadas e acha meu olhar "intenso demais".

Os famintos olhos masculinos. Como é rara a valorização feminina desse olhar intenso... Pouquíssimas mulheres conseguem deixar de lado as inseguranças em relação a gordurinhas a mais e a partes flácidas para se deleitar sob a intensidade da apreciação masculina de seus corpos. Como a maioria das mulheres, passei grande parte de minha vida adulta lutando para aceitar minha imagem corporal. Recentemente, encontrei um artigo que escrevi há mais de trinta anos sobre o desejo do "conforto do corpo nu" — um estado que continua a me escapar. Eu ficara viúva havia pouco tempo, e creditava as poucas migalhas de confiança que conseguira adquirir em meu casamento a um homem que me achava ótima, da cabeça aos pés. "Após sete anos de convivência com alguém que a cobiça e adora, estando gorda ou magra, não depilada ou de ressaca, você começa a acreditar em si mesma", escrevi.

Você aprende a se mirar num espelho e, mesmo que não goste do que vê, em geral consegue focar nas coisas boas e ignorar as ruins. Há dias em que as coxas imensas ainda saltam aos olhos e as estrias lhe parecem placas de neon brilhantes. Mas você aguenta. Foi um bom presente que meu marido me deu com sua devoção cega, e eu o conservo.

Isso foi em 1986. Eu tinha 37 anos. E mesmo naquela época eu relatava me retrair ao primeiro toque de uma mão masculina em meus seios magros, consolando-me com "se não servir para mais nada (e <nada> é a palavra ideal), ele ainda encontrará meus prazerosos mamilos, que homens amorosos me ensinaram a apreciar e a desfrutar".

Agora estou solteira novamente, mais de vinte anos depois, e acrescenta-se a isso o fardo de ser uma mulher de 60 anos. A maioria das mulheres em certa idade considera o ato de se despir para estranhos um dos verdadeiros horrores da vida. Para mulheres maduras que se veem sozinhas, qualquer desejo por um pouco de amor vem temperado pelo medo. O medo da repugnância masculina. Uma convicção totalmente irracional de que o homem vai dar uma única olhada e sair correndo e gritando do quarto.

Nossos medos são alimentados pelo fato de que todas temos consciência de que, em público, o olhar masculino se desviou. "Você percebe que durante toda a vida examinou as mulheres. Alta demais, magra demais, malvestida. E, é claro, madura demais", escreveu Charles Simmons em uma coluna masculina no *New York Times*. Ele continuou: "O cabelo grisalho, as costas curvadas, os braços pelancudos, não era nem preciso olhar para não estar interessado. Uma sugestão pelo canto do olho fazia o olhar continuar à procura de um rosto novo, o cabelo abundante, a cintura jovem entre quadris e seios firmes."[4]

"Uma das sensações estéticas e eróticas mais profundas de nossa cultura é que mulheres velhas são repulsivas", observa Susan Sontag em um ensaio sobre o duplo padrão no envelhecimento. "Para as mulheres, o envelhecimento é o processo de tornar-se sexualmente obscena; pois o bumbum flácido, o pescoço enrugado, as mãos manchadas, o cabelo branco escasso, a ausência de cintura e as pernas cheias de varizes de uma mulher velha são considerados obscenos."[5]

As mulheres mais velhas sabem muito bem que o olhar universal masculino agora as ignora. Essa invisibilidade deixa as feministas em polvorosa. Veja Germaine Greer, por exemplo. Ela já adornou a capa da revista *Life*, com batom cor-de-rosa, volumosos cabelos castanhos, vestido justo de tricô e um belo rapaz no colo. "Feministas atrevidas de que até os homens gostam" era a manchete da capa.[6] Trinta anos depois, encontramos Germaine reclamando por ser ignorada em seu livro sobre menopausa, *The Change*. Ela não tinha percebido o quanto se apoiava em sua aparência física, em balcões de lojas, na oficina mecânica, no ônibus. Pela primeira vez em sua vida, ela percebe que tem de levantar a voz ou esperar eternamente enquanto outras pessoas passam à sua frente, escreve ela.

Sim, é verdade. A juventude realmente atrai o lascivo olhar masculino e motiva mais do que seu quinhão de atenção. Mas sempre nos esquecemos de que isso não tem nada a ver com o que os homens querem ou esperam quando o assunto é se casar ou dormir com mulheres. Na vida real, em vez de conferir as mulheres que desfilam à sua frente, a maioria dos homens não é tão exigente. Eles ainda gostam de olhar, tocar e fazer sexo com o corpo feminino mesmo quando este está claramente enrugado e nada tem a forma que tinha antes.

É evidente que não são apenas as mulheres mais velhas que lutam com esse problema. Conheça Grace, de 35 anos, que reluta em fazer sexo porque seu ganho de peso a deixa muito inibida.

Nos últimos meses, eu simplesmente não tive vontade alguma de fazer sexo. Ainda amo meu marido e o considero extremamente sexy, mas minha opinião sobre mim mesma está bastante desfavorável no momento, pois ganhei muito peso desde que começamos o relacionamento. Sei que ele me ama independente de meu peso, e sei que ainda me consideraria sexy e desejaria fazer sexo comigo mesmo se eu estivesse do tamanho de uma baleia, mas tenho nojo de mim mesma no momento. *Odeio* ver fotos minhas, e a ideia de ver qualquer coisa do meu pescoço para baixo quando me olho no espelho é muito angustiante. Neste momento, estou fazendo de tudo para emagrecer, e espero mesmo conseguir. Meu marido é um homem lindo e sexual, e quero voltar a ser uma mulher linda e sexual para ele.

As mulheres que se sentem desconfortáveis com o próprio corpo são menos propensas a aproveitar o sexo, de acordo com a pesquisa realizada por Angela Weaver e seus colegas da University of New Brunswick, no Canadá. E isso se aplica até mesmo a mulheres com peso normal. Mulheres com grande insatisfação corporal relataram mais ansiedade e problemas sexuais, bem como confiança sexual e assertividade sexual mais baixas do que mulheres com uma imagem corporal positiva.[7] De maneira semelhante, psicólogos da University of South Florida descobriram que mulheres que são fisicamente inibidas sentem menos ligação emocional durante o sexo.[8]

Também existem pesquisas demonstrando que as mulheres que se consideravam menos atraentes na meia-idade eram mais propensas a relatar um declínio no desejo ou na frequência da atividade sexual. "De maneira uniforme, quanto menos atraente uma mulher se achava, maior era a probabilidade de que ela relatasse um declínio na resposta ou na atividade sexual nos últimos dez anos [...] Ao contrário, quanto mais atraente a mulher se considerava, mais chances tinha de experimentar um aumento no desejo sexual, no orgasmo, no aproveitamento e na frequência da atividade sexual", escrevem Patricia Barthalow Koch e seus colegas da Penn State University.[9]

Michael Wiederman, psicólogo da Columbia University, demonstrou que mesmo entre os estudantes universitários a inibição das jovens no final da adolescência e no começo da faixa etária dos 20 anos em relação a seus corpos atrapalhava a qualidade do sexo.[10] Um terço das universitárias dizia sentir vergonha do próprio corpo, ao menos às vezes. O problema é bastante real e impede muitas mulheres de relaxar completamente durante o sexo pela maior parte de suas vidas.

Nancy Friday é uma das poucas que escreveram sobre esse assunto que entende os sentimentos masculinos nessa questão. "Homens são famintos [...] Os olhos dos homens nos comem", escreve em *The Power of Beauty*, falando sobre a ambivalência feminina em relação ao olhar masculino. "Quando o olhar deles se demora mais do que seria simplesmente lisonjeiro, nós os odiamos. Quanto de olhar constitui um elogio? Essa decisão sempre pertenceu às mulheres. Quando um olhar de aprovação se torna uma encarada grosseira?", pergunta ela, sugerindo que os olhos de um homem podem ser atraídos para a mulher bonita de maneira tão inocente quanto um passante observa os doces em uma vitrine, com os pensamentos voltados para a reunião de negócios para a qual está se dirigindo.[11]

Os olhos dos homens nascem com um gosto pelo corpo feminino, explica Friday. Ela parece estar certa, e hoje existem evidências neurológicas para provar isso. O professor de psicologia Stephan Hamann e seus colegas da University of Emory, em Atlanta, Georgia, usaram imagens de ressonância magnética funcional (fMRI, na sigla em inglês) para mostrar uma maior ativação da amígdala e do hipotálamo[12] diante de estímulos visuais em homens do que em mulheres.[13]

Muitas vezes, os homens são obrigados a procurar fora do relacionamento o alimento para esses olhos famintos, diz Friday: "Rejeitados por mulheres que odeiam o próprio corpo e não conseguem permitir que o outro se deleite, os homens visitam prostitutas, olham mulheres nuas em revistas e liberam o desejo e a raiva que, deve-se observar, normalmente volta-se contra eles mesmos."[14]

Até mulheres que sabem o quanto isso é importante para seus homens veem-se inibidas e desconfortáveis diante dos ávidos olhos masculinos que as devoram. Vejamos o que diz Zoe. Ela sabe que seu marido adora observá-la, sabe que ele a prefere nua, mas também sabe que ela vai relaxar mais caso se cubra, só um pouquinho.

> Meu marido acha desestimulante quando uma mulher reclama sem parar sobre seu peso e fica cheia de frescuras para tirar a roupa. Então, nunca menciono meu peso, nunca pergunto se estou com celulite ou se perdi alguns quilos. Por que perguntar se já sei a resposta? Ele simplesmente vai mentir de qualquer maneira, então, qual é o sentido de toda essa bobagem? Faz bem para ambos os parceiros abandonar a pressão e contorná-la, por exemplo, usando uma camisola sexy e não tendo tantas inibições. Os homens detestam quando as mulheres têm inibições demais.

Ela entende a mensagem — mas mesmo assim tem dificuldade para relaxar o suficiente para ficar totalmente confortável nua, como lamenta seu marido, Leo.

> Minha esposa de fato tem vergonha de ficar nua na minha frente, enquanto eu gosto de vê-la assim. Ela tem 38 anos e dois filhos, o que realmente transforma o corpo de uma mulher. Mas Zoe tem um belo corpo, pequeno, seios empinados. Minha parte favorita do corpo feminino é o bumbum — minha esposa tem um bumbum incrível, que eu adoro. Ela não é atlética, não pratica esportes ou corre, não se exercita na bicicleta ergométrica, mas se mantém ativa com o trabalho doméstico, e acho uma sorte que tenha o corpo que tem.
>
> Nenhum de nós dois gosta de luzes fortes durante o sexo — iluminação suave é muito melhor, e minha mulher relaxa muito mais. Ela detesta não estar coberta pelos lençóis. Eu tenho de insistir em tirá-los. E ela costuma acabar tão

coberta sob camadas de roupas que chega a ser ridículo. Às vezes, Zoe veste uma camisola preta. Eu preferiria tirá-la completamente, mas ela se preocupa com a barriga, então desamarro as alças nos ombros e ergo a parte de baixo, de forma que a camisola cobre a barriga. Ela fica mais confortável assim. Eu gostaria que Zoe ficasse completamente nua, mas ela se sentiria tão desconfortável que o sexo não seria tão bom quanto pode ser.

Muitos homens fazem de tudo para tranquilizar, para perdoar a inibição das mulheres. Laura (34 anos) escreve em seu diário sobre como tenta não arrastar o amante para a "toxicidade sobre seu corpo". Ela tem consciência de que ele a considera atraente:

Sei que ele adora meu corpo, e tenho de aceitar isso e, consequentemente, que minha imagem corporal é só minha. Às vezes, quando estamos transando, eu me preocupo que minha barriga ou meu bumbum estejam parecendo grandes ou repulsivos para ele, mas ele nunca me disse isso, de forma que deixo para lá.

Repulsivo? Improvável. Veja o entusiasmo de Andrew em relação ao corpo dela:

Sei que ela tem medo de que eu a ache gorda, mas nunca pensei assim. Geralmente, quando acorda, ela vai até o pé da cama e se espreguiça, o que adoro. Ela fica deslumbrante com seu cabelo louro solto, as costas arqueadas e os seios gritando para ser tocados — acho que é a pose mais íntima e erótica que já vi. Adoro olhar para ela e tocá-la, adoro o fato de que, quando vence a inibição, ela desfruta seu corpo, e isso é muito excitante para mim. Laura tem seios maravilhosos; sei que ela acha que adoro quaisquer seios, e que tem dificuldade para acreditar quando digo o quanto gosto dos dela, mas sinto um verdadeiro prazer em olhá-los, senti-los e brincar com eles. Sei que o termo "voluptuosa" é normalmente um eufemismo para gorda, mas nunca entendi assim. Laura é voluptuosa, ela tem curvas e substância, seu corpo é lindo e extremamente atraente para mim.

Quando Laura está em um dia de "gorda" ou de "imagem corporal desfavorável", fica inibida quando nua. A maneira como se sente em relação ao próprio corpo em um dia específico determina como se comporta na cama:

Quando estou me sentindo melhor comigo mesma, fico mais inclinada a me mostrar de determinada forma com ele. Por exemplo, se ele está me dando prazer, gosto de erguer as pernas até o alto, de forma a deixar minha vagina mais perto de sua boca. Sei que às vezes, quando me sinto gorda, ainda faço isso, mas tenho consciência de que minha barriga fica aparente nessa posição.

Laura se sente grata por ele reagir a ela ajudando-a a se sentir mais confortável.

Algo que realmente aprecio em Andrew é que ele insiste (de sua maneira totalmente condescendente) que eu durma nua a seu lado. Faço esse esforço e sempre durmo nua quando ele está em minha cama. Às vezes, é com relutância que o faço — dependendo de meu humor —, mas invariavelmente, quando estou nua com ele, a sensação de nossos corpos próximos um ao outro é maravilhosa.

Ela registra em seu diário uma discussão que teve com ele sobre suas inseguranças em relação ao próprio corpo, incluindo seu deleite diante da adorável resposta dele: "Eu não retoco você quando a observo. Eu *vejo* você", disse ele. Aqui está Andrew falando sobre seus esforços para tranquilizá-la:

Não tenho em mente uma fantasia sobre a aparência dela. Eu a vejo e gosto do que vejo. Sei que ela gostaria de perder peso, e a apoio nisso, mas não por mim, não porque eu queira que ela mude qualquer coisa de como é, porque ela é linda.

A confiança dele faz diferença e reduz a insegurança dela.

Eu achei ótimo, porque, mesmo que estejamos nos vendo nus há cerca de um ano, pergunto-me se ele vai perceber alguma parte nova e horrível de mim. Isso me permitiu relaxar, porque ele conhece meu corpo, viu-o completamente à luz do dia, e continua interessado.

É inspirador encontrar outras mulheres lutando com seus demônios e vencendo. Há um blog muito interessante — *The 52 Seductions* — sendo escrito por uma mulher britânica chamada Betty, que teve a ideia de alternar com o marido, Herbert, para planejar 52 seduções, uma para cada semana do ano. Quando começou o diário descrevendo seu novo plano, ela escreveu:

> Nosso maior problema é a limitação de nossa paleta sexual. O mesmo sexo, diversas vezes, simplesmente não tem sentido, independentemente de quão bom seja. Herbert e eu nos adoramos, nos damos muitíssimo bem e somos extrema e presunçosamente felizes, mas a chama no quarto já se apagou faz tempo. No lugar dela, desenvolvemos algo que se assemelha a constrangimento.[15]

Desde então, tudo começou a mudar. "Três vezes nesta semana, Herbert me bateu com força no traseiro, uma vez enquanto transávamos", relatou uma surpresa Betty. Em outra ocasião, ele a amarrou com a faixa de um roupão, vendando-a com um cachecol estampado, e fez coisas deliciosas com seu corpo. Ela tentou transar bem cedo, antes do trabalho, mas ele sempre pegava no sono. Então Herbert propôs uma interpretação de papéis — ele como um homem tímido com fetiche por pés, e ela como uma mulher com uma "inclinação espiritual". Os resultados são uma leitura muito divertida.

Mas então chegou a hora em que ele propôs um espelho no pé da cama. Veja a reação de Betty:[16]

> Há alguns meses, eu teria dito: "Ah, meu Deus, *não! De jeito nenhum eu serei sujeitada* a observar meu corpo *medonho se balançando*. Repito: *não!*"
>
> Acho que muitas mulheres que estão lendo este blog se identificam comigo. Toda vez que me vejo nua — quer dizer, quando me vejo *verdadeiramente*, não apenas em um vislumbre passageiro — experimento uma forma leve de trauma, com alguns flashbacks incluídos.
>
> Entretanto, digo o seguinte: desde que as seduções começaram, percebi uma espécie de trégua entre mim e meu corpo. Pela primeira vez em um bom tempo, percebi que sou desejável aos olhos de Herbert, e, ainda que não devesse, isso foi um enorme encorajamento.
>
> Sexo é atitude, não é? Tem a ver com se jogar de corpo e alma em um alter ego que todos possuímos, aquele que é pecaminoso, vivo e despreocupado. E a beleza não é nada mais que sexo disfarçado. As pessoas que desejamos são bonitas. Portanto, ao desempenhar essa atitude sexual melhor do que em muito tempo, consigo me sentir bem mais bonita.

O coração não tem rugas   **37**

Isso não me impediu de tirar as lentes de contato antes de começarmos, é claro. Mas observar nossos movimentos borrados no espelho me lembrou de como os homens gostam de olhar o que está acontecendo durante o sexo. Pessoalmente, passo a maior parte do tempo com os olhos fechados, em um mundo particular, mas H gosta de ver, literalmente, os detalhes.

Isso também me lembrou de outra ocasião, quando eu tinha cerca de 19 anos e H me colocou em frente ao espelho enquanto me penetrava por trás. "Pronto", disse ele, "veja como você fica linda quando está excitada".

Daquela vez eu olhei.

A luta que Betty relata de maneira tão divertida é típica. E torna ainda mais estimulante o encontro ocasional de uma mulher que aceita totalmente sua aparência — e espera que seu amante aprecie o que ela tem a oferecer.

A nudez nunca foi um problema para mim. Minha percepção da nudez nunca mudou. Durante minha infância, meus pais sempre andavam nus do banheiro até seu quarto (naquele tempo, as casas só tinham um banheiro), meu pai dormia nu, assim como eu. Essa atitude saudável de aceitação do corpo humano moldou minha atitude de mulher adulta.

Esse relato é de Alice (52 anos), uma mulher solteira com uma libido muito alta e uma vida sexual ativa, apesar de tomar remédios para um problema de saúde que tem, o que resultou em um significativo ganho de peso. Ela atualmente veste 48, apesar de ser viciada em exercícios. "Eu nado pelo menos três vezes por semana, pratico Yoga uma vez por semana, vou de bicicleta para o trabalho e passeio com o cachorro. Meu corpo é bastante tonificado, apesar do tamanho."

E os homens de sua vida — até hoje, 39 amantes no total — não reclamam de sua voluptuosa silhueta.

Se os homens têm uma reação negativa em relação a meu corpo, são bastante educados para não dar sua opinião. Se faço sexo com um homem uma vez, e ele não procura uma nova visita, não sei se é por causa de meu tamanho ou de minha libido alta, ou porque aquele homem simplesmente gosta da caça e da conquista do sexo casual. Suspeito que minha libido alta seja mesmo desestimulante. Isso me foi dito diversas vezes como uma razão para terminar relacionamentos de apenas duas ou três semanas. De fato, os homens comentam que gostam do tamanho dos meus seios (GG) e de minha silhueta voluptuosa, pois "há mais para segurar". Todos os amantes que duraram dizem que é com meu intelecto que gostam de interagir! Se um homem não pode passar algum tempo conversando como parte de seu repertório de flerte, não tem nenhuma chance de ser convidado para minha cama. Sexualidade e atração sexual sempre começam na mente.

Alice não relata nenhuma dificuldade em encontrar homens interessados em ir para a cama com ela. Na maioria das vezes, ela está com homens que têm aproximadamente sua idade, do fim da faixa dos 40 até o meio da faixa dos 50, e ressalta que nessa idade são raros os que estão em ótima forma. "Nessa idade, a maioria dos homens tem, no mínimo, um pouco de barriga, de modo que não me sinto nem um pouco inibida por todas as estrias de meus seios ou pela silhueta cheia e voluptuosa da pós-menopausa."

Essa é a parte engraçada, é claro. A maioria das mulheres sente-se desolada por causa das próprias imperfeições enquanto vai para a cama com homens que não teriam a mínima chance de estar no pôster central de uma revista. O que é absolutamente extraordinário para as mulheres é a falta de inibição de muitos homens, o fato de que homens com barrigas salientes, ginecomastia e todos os tipos de defeitos físicos desagradáveis ainda andam para lá e para cá totalmente nus e despreocupados. Esta é Eloise (42 anos):

Eu também percebo que a maioria dos homens de minha vida sempre ficou confortável tirando a roupa em quaisquer condições de iluminação. Admiro essa confiança. Fico tanto entretida quanto perplexa com isso. Eles normalmente não têm a melhor das aparências sob luzes fortes. Vejo os detalhes, e isso não me excita em nada. Acho que vejo os detalhes de feridas, pelos pubianos, espinhas, rugas, imperfeições e diversas outras coisas mais do que a forma geral.

Ela menciona um ex-parceiro que tirava as roupas em seu lado da cama e depois andava na direção dela para desligar as fortes luzes do teto. Não era uma bela visão, como Eloise deixa claro:

Minha última visão antes que ele pulasse na cama na escuridão era a de seu corpo nu em toda a sua glória — seu pau pendente, seu saco peludo e flácido, sua bunda levemente peluda, sua barriga um pouco protuberante de tanto vinho, seus ombros caídos, sua cabeça ficando calva, seus bíceps finos, sua musculatura das costas pouco desenvolvida...

De maneira similar, Phoebe (59 anos) comenta que a visão de seu marido, Lewis, despido não a excita exatamente. Aqui está um comentário de seu diário:

Quase sempre vou para a cama primeiro, de forma que não o veja nessa hora. Quando ele se levanta durante a noite ou de manhã para ir ao banheiro, não é uma visão bonita. Lewis tem uma grande barriga pendente, uma erupção vermelha no traseiro e nas pernas, e seu pênis e suas bolas ficam dependurados. Se eu tivesse uma aparência como aquela, jamais andaria pelada.

Poucos dias depois, eles estavam brigados, o que significava que não fariam sexo. O diário de Phoebe terminou com o incisivo comentário: "Eu não vi seu corpo nu nem ontem nem hoje, e essa é uma grande bênção."

Muitas mulheres parecem concordar com a conclusão de Eloise, desejando ver um pouco menos de seu homem "para manter viva a ilusão do físico ideal e da sensualidade". Para ela, "os homens precisam se importar mais com a sutileza da nudez. Às vezes, luzes fortes também não são lisonjeiras para eles, mas é como se não se importassem. Gosto que o corpo de meu homem tenha uma ótima aparência, e sempre terá uma aparência melhor sob um *dimmer* em vez de uma luz forte".

Claro que existem homens que também se sentem inibidos com seus corpos. Uma pesquisa irlandesa demonstra que existe um relacionamento entre a imagem corporal dos homens e seu apreço e sua ansiedade sexuais. Trinta e oito por cento dos participantes disseram que, durante a atividade sexual, ficam preocupados com a aparência de seu corpo para a parceira, e 35% se preocupava com a musculatura de seus corpos quando uma parceira os via nus. De fato, homens insatisfeitos com seus corpos relataram inibição durante o sexo.[17] Outra pesquisa demonstrou que isso leva a sentimentos negativos sobre a habilidade deles como parceiros sexuais.[18]

Alguns de meus colaboradores demonstraram essas ansiedades, mas, como era de esperar, muitas dessas preocupações se concentram em uma parte específica de sua anatomia. Este é Oliver:

40 O que os homens querem na cama

Meu corpo mostra anos de um estilo de vida sedentário. Eu era muito magro aos 21 anos, gordo aos 42. E, sim, eu fico *extremamente* inibido de me despir na frente de estranhos. Até mesmo de ficar seminu em lugares como piscinas, vestiários etc. E, é claro, como a maioria dos homens, vivo sob uma profunda crença de que meu pênis é ridiculamente pequeno (mesmo que tenha um tamanho bastante normal de acordo com as estatísticas e com minhas parceiras — aliás, por que sinto a necessidade de esclarecer isso?).

E Leo:

Tenho uma ótima forma para minha idade (45 anos), com um torso magro e musculoso, faço flexões e corro de duas a três vezes por semana. Não tenho nenhuma inibição de ficar nu perto de minha mulher, desde que não esteja frio demais — o terrível encolhimento! Na verdade, em relação a isso, é impressionante como o pênis pode mudar de tamanho — às vezes, em uma manhã fria, o pênis pode se recolher para dentro do corpo e parecer bem pequeno. Também se fico nervoso ou tenso por algum motivo meu pênis se encolhe para dentro do corpo. Sempre dou uma olhada para ver como ele está caso minha mulher esteja por perto, pois não quero que ela o veja desse jeito! Outras vezes, o pênis fica bem esticado — talvez por eu precisar fazer xixi ou por ter acabado de ter uma ereção dormindo e, ao acordar, ele continuasse semiereto. Ando tranquilamente nu pelo quarto quando ele está assim. Mas essa é a única inibição que tenho de ficar nu na frente de minha esposa. Eu detestaria ficar nu em público, isso me deixaria muito nervoso, e sei que meu pênis se recolheria para dentro como uma tartaruga assustada, para usar uma frase de *Seinfeld.*

Então existem homens que tomam cuidado para apresentar seus corpos sob a melhor luz possível, assim como muitas mulheres fazem. Mas é impressionante como alguns homens podem ser insensíveis em relação às preocupações femininas nessa área. Eloise é uma mulher que costuma apreciar sua aparência — "Meu corpo pode ter uma aparência fantástica, mas isso não acontece todo dia" — e gosta de exibir sua mercadoria, desde que a esteja mostrando da melhor maneira possível. Ela entra em conflito com o exigente olhar dos homens quando eles demandam acesso, esteja ela confortável ou não. "Eu tiro minha roupa diante de meu parceiro, mas não sempre que ele quer ou quando me deixa constrangida. Gosto quando ambos estamos tirando as roupas um do outro ao mesmo tempo. Não aprecio ser examinada; isso me deixa muito desconfortável."

Ela menciona um ex-parceiro que a deixava nervosa.

Sempre que eu me despia, ele tinha de olhar. "Ei! Não se atreva a começar o show sem mim." No começo, entrei na dele e tentei brincar com a ideia de tirar a roupa, mas ele estava falando sério. Além disso, raramente me deixava tomar banho sem ficar olhando. "Ei! Não me prive desse show molhado!" Acho que posso ter um pouco de inibição por causa disso. Hoje em dia, tirar a roupa e tomar banho são momentos muito particulares, e leva algum tempo até que eu confie em alguém quando me pede para fazer um "strip". Prefiro muito mais quando nós dois tiramos a roupa ao mesmo tempo.

E aqui está Phoebe, reclamando sobre algo similar:

Estive pensando que sempre me surpreendo com o número de ocasiões em que Lewis quer ver meu corpo. Hoje ele quis que eu lhe mostrasse meus mamilos quando estávamos no carro. Com frequência ele pede isso, mas não me sinto confortável, e normalmente recuso. Ele fica muito irritado e diz que sempre lhe digo "não".

A forma como alguns homens abordam as mulheres é parte do problema. Como a maioria das mulheres se sente desconfortável expondo o próprio corpo, elas precisam se sentir à vontade, confiar em seus homens antes de seguir esse caminho. Tenho uma amiga que brinca que, antes de tudo, seu parceiro foi para a cama com uma cabeça. Ele foi o primeiro homem com quem ela transou depois do traumático término de seu casamento. Ela era, então, uma mulher de 40 anos bastante normal, "complementada por estrias, pele flácida, seios caídos". Mesmo que as luzes estivessem suaves, ela mantinha os cobertores firmemente presos na altura do pescoço. "Tudo o que ficava visível era uma cabeça", ela brinca, admitindo que, em sua atual relação amorosa, foram necessários nove anos e um humor muito especial para que confiasse o suficiente no parceiro para se sentir confortável com ele estando nua, ainda que ocasionalmente. Intimidar e fazer exigências não é o caminho para ganhar essa confiança.

42 O que os homens querem na cama

Eloise também levanta uma interessante questão sobre o que usar para dormir. Foi impressionante a quantidade de mulheres que relatou preferir dormir usando alguma coisa em vez de nada. E há uma boa razão para isso. As mulheres sentem frio. Sentem mais frio que os homens, porque eles conservam melhor o calor, diz Mark Newton, um pesquisador da University of Portsmouth. Mark explica que a camada de gordura das mulheres é distribuída de forma mais homogênea, e elas conseguem puxar todo o sangue para os órgãos vitais com mais efetividade em temperaturas frias. Enquanto isso favorece a sobrevivência em condições abaixo de zero, também significa que menos sangue flui para as mãos e para os pés e, como resultado, elas sentem frio em temperaturas mais altas do que os homens.[19]

É daí que vêm as batalhas pelo número de cobertores em uma cama, mas também pode ser parte da explicação para o fato de as mulheres desejarem uma cobertura extra. O diário de Phoebe explica isso:

> Ontem à noite chegaram visitas depois do jantar, então Lewis e eu ficamos acordados até tarde e fomos para a cama na mesma hora. Novamente, ele deitou-se nu e eu usei meu adorável e confortável pijama. Sinto-me bem melhor usando roupas para dormir do que não usar nada. Lewis diz que não usa roupas para dormir porque fica com muito calor durante a noite. Essa é, de certa forma, uma batalha contínua entre nós, pois ele está sempre me pedindo para ir para a cama nua. Eu não gosto de fazer isso, porque os lençóis estão frios quando entro embaixo deles, e tenho tendência a me resfriar.

Quer dizer que o problema não são apenas mulheres inseguras com má vontade para agradar seus homens. Às vezes, a questão é ter uma boa noite de sono e evitar ficar com as costas geladas. Ocasionalmente, a relutância da mulher origina-se do fracasso masculino em criar um clima no qual ela se sinta relaxada e confortável, no qual ela possa simplesmente desfrutar a ostentação de sua nudez.

"Eu trabalho com minha mente por duas horas antes de trabalhar com minhas mãos." Aqui, Ivan (75 anos) cita Leonardo da Vinci, para descrever sua atitude em relação ao sexo.

> Meus preparativos começam um bom tempo antes de ir para a cama. O caminho é, talvez, ainda mais importante do que a chegada. Quero alguma coisa para desejar. Um relance da curva do seio em um decote cavado; a curva de

um tornozelo e o arco de um pé coberto pela meia-calça em um sapato de salto alto; uma boca relaxada, sensual e convidativa; olhares maliciosos.

Veja-o descrever como acenderia a chama em um almoço íntimo ou jantar romântico:

Haveria pouco contato físico. Nada de toques ou carinhos, pelo menos não publicamente. Mas um leve toque aqui e ali, de vez em quando, e sei que há um efeito correspondente na mulher, porque sua reação sutil me diz que o toque é bem-vindo. Essa reserva não impede o carinho furtivo de um pé sob a mesa do restaurante, desde que a toalha de mesa forneça cobertura adequada de olhos curiosos. E adornando tudo isso está uma conversa — não grandes piadas ou grandes risadas, mas observações e comentários que são (espero) divertidos e espirituosos. Sem dizer uma palavra sobre o que está para acontecer, sem se-quer a menor alusão, a noite, ou o almoço, prossegue. Mas o olho no olho diz tudo e dispensa verbalização.

Existem homens que compreendem a dança do desejo, que se esforçam para criar um clima no qual a mulher sinta-se confiante dos próprios encan-tos. E existem mulheres dispostas a aproveitar esses esforços. Muitas, como Olivia, cresceram em lares nos quais a nudez era aceita. Seu pai andava nu pela casa sem pensar duas vezes, e sua mãe sempre a encorajava a gostar de suas curvas, comprando-lhe um biquíni quando estava no começo da adoles-cência e dizendo-lhe: "Aproveite antes que acabe!" Olivia agora tem 50 anos e gosta da constante admiração do marido por seu corpo:

Ao longo de nossa vida conjugal, ganhei e perdi peso e fiquei com estrias e rugas, mas nem por um minuto pensaria que ele não se sente totalmente exci-tado ao me ver pelada. Muitas vezes, ele entra no quarto e eu estou deitada, nua, e ele ainda comenta que está excitado. Eu não gostaria de expor meu corpo para estranhos ou para meus filhos adultos, mas para ele parece ser a coisa mais natural do mundo.

"As mulheres mais interessantes de se conhecer são aquelas que amam o próprio corpo", concorda Branbon (79 anos). Mas essa é apenas parte da his-tória, diz ele, falando aqui sobre sua parceira, de 84 anos.

O corpo dela ainda consegue me encantar, pois o visual não é nossa única fonte de estímulo sensorial. Sua beleza se foi em um sentido, mas faço amor com ela sabendo que é ternamente amada por mim e, em ao menos uma parte de minha mente, ainda é a mulher que amei e com quem fiz amor há trinta anos.

Há bastante tempo, recebi uma carta maravilhosa de uma mulher de 69 anos que descrevia seu romance com um homem de 76:

> Lembre-se de que nossos rostos podem estar envelhecidos e nossas silhuetas, abauladas, mas, como já foi afirmado por alguém, o coração não tem rugas. Nós nos empolgamos com a surpresa do que há do pescoço para baixo, mesmo em corpos septuagenários, pois encontramos ombros frescos e firmes, nádegas rosadas e macias e coxas aveludadas. Encontramos uma arca do tesouro de sensações e, provando algumas de cada vez, estalamos os lábios diante das gostosuras de nossa agenda futura.

Os homens adoram ver suas parceiras nuas. Pena que a imagem corporal desfavorável das mulheres as impeça de aproveitar esse olhar amoroso e consolar-se nessa apreciação privada da forma como são feitas. A repugnância que as mulheres sentem pelo próprio físico não é um assunto trivial — ameaça sua saúde, sua confiança e pode até ser fatal. Mas também priva homens e mulheres daquela intimidade corpo a corpo única que existe no cerne do relacionamento amoroso.

2
A pena ou a galinha inteira
Sobre homens e pornografia

A colunista sentimental britânica Lesley Garner teve uma surpresa. Ela publicou a carta de uma mulher que ficara ensandecida ao descobrir que seu marido frequentava secretamente sites de pornografia na internet. O jornal de Lesley, *The Daily Telegraph*, foi totalmente soterrado por cartas de homens e mulheres apresentando apaixonadamente suas opiniões sobre pornografia virtual.[1]

A maioria das mulheres — cerca de dois terços — sentia-se chocada, insultada, furiosa e infeliz quando seus homens voltavam-se para a internet em busca de pornografia. Elas deixavam claro que não entendiam a necessidade de seus parceiros e que se sentiam profundamente excluídas com essa ação. Para elas, a pornografia parecia adultério. Sim, existem mulheres que têm uma postura mais relaxada em relação ao que os maridos assistem e não consideram o gosto por pornô pior do que uma compulsão por jogar golfe ou assistir a intermináveis jogos de futebol americano. Mas estas eram uma clara minoria.

"Qual é o problema?", perguntaram muitos homens, confusos pelo ultraje feminino diante do que eles veem como uma inofensiva válvula de escape para o forte impulso sexual masculino. Para muitos, a pornografia parece ser um aspecto perfeitamente normal de sua sexualidade, que fornece conforto, entretenimento e alivia o grave desequilíbrio sexual entre o desejo feminino e o masculino.

A chefe de um departamento universitário ficou horrorizada quando seu marido foi lhe explicar que vinha acessando pornografia na internet e que pop-ups sexuais tinham travado seu computador de trabalho. Eles precisaram ser discretos ao arranjar alguém para consertar o computador da universidade, o que apavorava o homem. "Ele sabia que eu estava enojada, e tudo o que conseguia dizer era: 'Não era pornografia ilegal. Apenas homens e mulheres fazendo amor'", escreveu a esposa indignada.

46 O que os homens querem na cama

É apenas isso na maioria das vezes. Apesar de todo o assustador falatório sobre pornografia baseada em cenas sexuais com crianças e violência contra a mulher, a maioria dos usuários está simplesmente interessada em corpos adultos, nus e suados, e muitas mulheres dispostas e ávidas. De acordo com *The Porn Report*, uma recente análise sobre pornografia realizada por um grupo de acadêmicos australianos, a grande maioria da pornografia convencional é praticamente isenta de violência ou de outros conteúdos degradantes.[2] Sim, existem exceções — há material sexual repulsivo e extremo na internet, bem como homens que se envolvem na busca de imagens cada vez mais violentas e perturbadoras.

Mas o que a maioria dos homens quer é ver homens e mulheres adultos farreando alegremente, com as partes gloriosamente tecnicoloridas enchendo as telas em pleno esplendor anatômico. Sim, pode ser muito reconfortante ver algo assim — bastante íntimo e profundamente pessoal. Mas não é nenhuma novidade. Sem dúvida, a pornografia, material sexual explícito destinado a causar excitação, existiu ao longo de toda a história. Afrescos romanos, serigrafias japonesas, cartões-postais vitorianos "sujos" — o material sempre esteve disponível e foi usado, sobretudo, por homens. Não é exatamente fácil definir o que estamos falando, muito menos encontrar a linha divisória entre o material "erótico", mais propenso a atrair as mulheres, e o que consideramos "pornografia". Eu sempre adorei o enfoque da escritora chilena Isabel Allende sobre o assunto: "Arte erótica é usar uma pena; pornografia, a galinha inteira."

Lógico que, no passado, as mulheres não tinham acesso à galinha inteira, a fim de proteger sua "frágil" sensibilidade feminina. Atualmente existem menos restrições. Qualquer garoto ou garota com idade suficiente para usar a internet pode acessar o explícito mundo erótico. Uma colaboradora explica:

> A internet, é claro, mudou tudo. De repente, estavam gratuitamente disponíveis pessoas atraentes e bem-apresentadas em alta qualidade, assim como material duvidoso de todas as formas e variedades — desde fotografias de pornô suave até "Oh, meu Deus!". E tudo isso, como eu disse, sem nenhuma despesa em dinheiro envolvidos, mas, sobretudo, sem a "caminhada da vergonha" até alguma loja sórdida ou banca de jornais, afetando um ar *blasé*, rezando com todas as forças para que nenhum conhecido aparecesse.

Mas, ainda assim, os homens são mais propensos a se interessar, e as mulheres se sentem alienadas e afrontadas pelo que veem como o pior lado do apetite sexual masculino.

Em geral, as cartas que recebo de homens confrontados por essas mulheres furiosas são totalmente perplexas. Eis um exemplo típico:

Sou um homem casado há três anos, tenho 70 anos e ainda sinto fortes desejos sexuais. No entanto, minha mulher recusa quaisquer avanços sexuais há dois anos, e não tem desejo por fazer sexo ou ter alguma forma de intimidade. Entretanto, descobri que posso aliviar a tensão sexual com a masturbação usando material pornográfico. Minha mulher descobriu que eu estava fazendo isso para ter alívio, e foi um pandemônio. Ela diz que o divórcio será a única solução se eu não parar de me masturbar usando pornografia, pois isso, aos olhos dela, é um ato imundo. Seus dois maridos anteriores tiveram casos com outras mulheres durante o casamento com ela. Eu não quero me divorciar, prefiro seu amor e sua intimidade.

Não é de surpreender que muitos de meus colaboradores estivessem ávidos para dar sua versão da história sobre esse assunto controverso. Brian (44 anos) há muito tempo é fascinado por pornografia.

É algo que faço de vez em quando desde o final da adolescência. Ainda me lembro da primeira vez em que vi um vídeo explícito, quando tinha cerca de 17 anos. Aquilo simplesmente me deixou louco! Na época, eu estava curioso para ver como homens e mulheres "faziam". Era um período em que meus hormônios estavam enlouquecidos, e eu tinha ereções o tempo todo, e até mesmo sonhos molhados. Eu ainda não tinha feito sexo, e queria muito ver como era. Também havia ocasiões em que um amigo pegava "emprestado" um exemplar de uma revista masculina do pai, e nós nos sentávamos em um círculo fitando de boca aberta o conteúdo, sem saber exatamente para o que estávamos olhando — tudo o que sabíamos era que tínhamos uma incrível necessidade de ver o que havia sob as roupas de uma mulher e como era seu corpo.

Essa é uma história muito comum. Muitos de meus colaboradores relataram a incrível excitação da primeira vez em que viram de perto um corpo feminino, de examinar as revistas roubadas do pai ou os vídeos granulados e muito assistidos. "A pornografia valia ouro para os estudantes", comentou um dos homens.

Para Brian, o interesse sempre existiu, mas se modificou com o tempo. "Às vezes, sinto que realmente preciso de pornografia — tenho uma ânsia por

48 O que os homens querem na cama

ela —, enquanto outras vezes não me interessa tanto." Quando escreveu para mim pela primeira vez, ele tinha passado por períodos magros em seu casamento de 12 anos, mas ainda relatava uma vida sexual satisfatória. Houvera até ocasiões em que eles tinham assistido a vídeos adultos juntos, de que sua esposa às vezes gostava, ainda que ficasse irritada se fosse a mulher errada a estrelá-los. "Se fosse magra e loura, ela costumava não gostar, porque ela é justamente o oposto. Minha mulher fazia comentários do tipo: 'É claro que os homens preferem as louras, elas são muito mais magras e atraentes.' Isso tornava a experiência irritante, em vez de excitante", reclamou Brian, acrescentando que preferia não contar a ela quando ficava acordado até tarde para a excitação ocasional.

Porém, alguns meses depois que começou a escrever para mim, sua mulher sofreu uma lesão por causa de uma queda, o que levou a um longo período sem sexo.

> Embora tenha se recuperado da lesão, ela ainda "não está no clima". Em termos do que estou sentindo em relação à minha situação, é um misto de frustração sexual e emocional, decepção e rejeição. Sinto que não sou desejado nem amado neste relacionamento.
>
> Como resultado, agora é muito comum ficar na frente do computador surfando por sites adultos e, desse modo, encontrando alguma forma de alívio. Isso tem acontecido nos últimos meses, cerca de três ou quatro vezes por semana. Sim, houve ocasiões em que me perguntei se estou de fato viciado na exposição a material explícito. Muitas vezes percebemos que estamos ao computador há mais de duas horas quando inicialmente nos dissemos que "seria por apenas alguns minutos", e então você olha o tempo que gastou e vê que deixou de fazer coisas que precisava ou queria.

Então ele sempre gostou de pornografia, mas seu nível de interesse está profundamente ligado à sua satisfação, ou à falta dela, no relacionamento. Esse é um tema que ouço diversas vezes dos colaboradores. E enquanto as mulheres podem não aprovar o que os parceiros têm o hábito de assistir, fica evidente que, às vezes, fazem vista grossa e podem até se sentir gratas que isso as libere.

Eis o relato de um homem que não faz sexo em seu casamento há 15 anos:

> Sim, sempre me interessei por fotos de mulheres nuas, pessoas fazendo sexo ou o que quer que seja. Sinto-me um pouco constrangido diante da ideia de ser pego assistindo por minha esposa ou minha filha — mas, e daí?, sou um ho-

mem adulto de 59 anos. O que faço em particular é assunto meu. Imagino que minha esposa saiba que vez ou outra assisto à pornografia na internet (mas não o quanto assisto). Não acho que ela aprove, mas, como não temos contato sexual, imagino que ignore.

Eles têm o hábito de checar rapidamente seu site favorito de mulheres peladas e uma "vasculhada para encontrar alguma coisa estimulante" mais longa, de meia hora ou mais, uma ou duas vezes por semana.

Alguns casais chegam a um impasse. Ben (37 anos) e sua mulher têm uma desconfortável trégua sobre a questão da pornografia.

> Houve uma época, no começo do casamento, em que minha mulher me perguntou se eu desistiria de toda a pornografia se ela me pedisse. Eu respondi que sim, e então perguntei se ela transaria comigo todas as vezes que eu tivesse vontade, já que eu não teria acesso à pornografia. Ela disse que não, então até hoje tenho minha pornografia. Atualmente, minha mulher a aceita, e acho que ela, na verdade, prefere que eu veja pornografia em vez de ficar perturbando-a para transar.

Ele também relata uma ligação entre sua felicidade e satisfação sexuais e a frequência com que vê pornografia. "Se o sexo acaba ou se torna convencional, eu me volto para a pornografia. Ela também foi uma válvula de escape para mim durante períodos difíceis, e provavelmente me impediu de ir buscar sexo fora do casamento", diz ele, relatando como ficar grávida duas vezes seguidas por depressão pós-parto deixaram sua mulher compreensivelmente resistente ao sexo. "Na verdade, eu preferiria não assistir a pornografia alguma e ter um relacionamento extremamente satisfatório com minha esposa", diz ele, acrescentando que "ver pessoas fazendo coisas que minha mulher na certa consideraria tabu pode ser extremamente excitante".

Tabus? Ah, sim, eles certamente são parte da atração que a pornografia exerce. O fácil acesso à pornografia está expondo as pessoas a atividades sexuais incomuns que elas podem nunca ter visto antes. Alex tem 65 anos e é casado há 18, um homem cuja vida sexual praticamente cessou devido a seus diversos problemas de saúde e à indiferença de sua esposa. O estranho, entretanto, é que durante os seis meses em que escreveu para mim, as coisas começaram a se reanimar, e sua esposa, Amelia, passou a demonstrar muito mais entusiasmo. Ele sempre se interessara por sexo anal, o que sua mulher não

50 O que os homens querem na cama

queria nem experimentar. E é aí que entra a pornografia — ver mulheres aparentemente desfrutando dessa atividade tabu é grande parte do prazer.

"As imagens me permitem 'fazer' coisas que só posso imaginar, de forma que posso fazer sexo anal se quiser com uma imagem sempre que tiver necessidade, sem sequer pensar em pedir a Amelia. Ela nunca faria isso e expressou sua opinião de forma consistente", diz ele, explicando que a esposa permite que ele esfregue seu pênis entre as nádegas dela. "Acho fazer sexo no meio da bunda dela muito excitante. Meu cérebro sabe, mas meu pau não tem cérebro, então pensa que está bem em seu ânus", explica ele sem pudor algum.

A ideia de que a pornografia leva as pessoas a quererem fazer coisas viciantes e depravadas é um dos maiores pontos de ataque nas furiosas batalhas contra o material pornográfico na internet. Nos Estados Unidos, esse tipo de pânico moral tem um apoio particularmente forte, liderado por cruzados como a Dra. Kimberly Young, professora de psicologia da University of Pittsburgh e diretora do Center for Online Addiction. "O vício em sexo na internet pode ter efeitos devastadores, pois agora as pessoas têm a liberdade de explorar livremente fantasias sexuais que, uma vez liberadas on-line, podem ser difíceis de reprimir", adverte ela.[3]

De fato, algumas pessoas usam imagens pornográficas para justificar a tentativa de coagir parceiros a envolver-se em atividades sexuais que não desejam — tive colaboradores que reclamavam disso, e homens que admitiam tentar fazer as parceiras executar fantasias inspiradas em pornografia. Mas, assim como o imenso número de homens que assiste ao desenho de Homer Simpson não cria uma nova geração de maridos grosseiros e insensíveis, a maioria das pessoas não se comporta dessa maneira. Veja o que tem a dizer James (49 anos). Ele é um homem que procura regularmente pornografia na internet: "Eu adoro ver pornô. Adoro olhar para mulheres. Para mim, essa é uma maneira de reconhecer meu impulso sexual e, em combinação com a masturbação, um alívio de necessidades muito fortes que apenas levam a frustração em meu relacionamento quando não têm uma válvula de escape." Ele gosta de ver um amplo leque de atividades sexuais.

> Sou bastante aberto, e acho que qualquer coisa que duas pessoas queiram fazer juntas está ok, mas sei que não posso tratar Sophie como se fosse uma atriz pornô. Não sinto que a pornografia rebaixe o sexo de maneira alguma ou que me deixe insatisfeito com o sexo de verdade com uma mulher de verdade. É

bem o oposto: tenho um desejo ardente por Sophie e estou aberto a qualquer tipo de atividade sexual que seja mutuamente satisfatória. A realidade de uma experiência sexual plena com Sophie, na qual eu possa sentir sua pele, sentir o cheiro de sua excitação e ouvir os íntimos sons de nossos corpos unidos e aquela doce e terna intimidade de estar profundamente dentro dela é algo que a pornografia nunca poderá substituir.

Existem pessoas que se tornam viciadas em pornografia. O prazer sexual é um incentivo poderoso, e certamente muitos homens são levados a se deleitar com ele. Não é de surpreender que alguns homens, e poucas mulheres, cheguem a um ponto no qual esse acompanhamento extremamente excitante para os prazeres solo da carne se torna muito mais atraente que as complexidades de relacionamentos interpessoais.

Mas apesar de todos os avisos histéricos sobre os perigos da pornografia, não existem evidências sólidas de que em geral a pornografia modifique o comportamento ou as atitudes de um homem ou leve à destruição de um relacionamento. Catherine Lumby e seus colegas em *The Porn Report* destacam os problemas com a pesquisa que alega provar os efeitos nocivos da pornografia nas atitudes e no comportamento dos homens. A maior parte das pesquisas mostra que material sexual não violento não tem efeitos negativos, e mesmo com o material violento, elas são contraditórias, sendo que algumas demonstram que consumidores de pornografia violenta não têm atitudes piores com as mulheres. Eles assinalam que a maioria dessas pesquisas é realizada em ambientes de laboratório — muito diferentes das circunstâncias da vida real —, e pesquisas com consumidores reais demonstram que as atitudes não são diferentes de outras pessoas. Os pesquisadores concluem:

> No mundo real, consumidores de pornografia têm atitudes com as mulheres que são, no mínimo, tão boas quanto — ou até melhores do que — as da população em geral [...] Ainda que toda a tradição de pesquisa das ciências sociais sobre pornografia tenha começado por causa da suposição de que a pornografia é uma causa importante das atitudes negativas em relação às mulheres e tenha tentado provar esse ponto.[4]

A pornografia não é um campo de força maligno que deixa um rastro de destruição. Mesmo quando toma parte no término de um relacionamento, o

52 O que os homens querem na cama

hábito masculino de ver pornografia pode muito bem ser uma consequência das crescentes tensões, e não a causa da corrosão conjugal. Infelizmente, uma mulher enfurecida dificilmente verá as coisas dessa maneira. Assim como a mulher que se desinteressa do sexo pode passar do deleite diante do impulso masculino exuberante e lascivo de seu parceiro à fúria por sua libido constante, estranha e animalesca, a pornografia também se torna um alvo fácil quando uma mulher magoada reescreve a história de seu casamento desfeito.

A história de Leo e Zoe mostra como isso pode acontecer. Quando esse casal se voluntariou para o projeto, ficou evidente que aquele era um casamento sob pressão; duas pessoas com vidas complexas e difíceis. Ambos haviam sido casados antes e tinham um filho pequeno, além de duas crianças de seus casamentos anteriores, de forma que vinham lidando com a fadiga e o estresse criados por crianças pequenas, além da tensão dos enteados. Foi isso o que acabou preenchendo seus diários: o constante malabarismo por causa das crianças, tensões da chamada família "mista". A pornografia teve um papel significativo no constante drama de suas vidas.

Leo (44 anos) sempre foi fascinado por pornografia, começando com revistas na adolescência, progredindo para uma imensa coleção de vídeos e DVDs em seu primeiro casamento. Um homem com esse intenso interesse por mulheres nuas não precisa de pornografia para acender seu fogo. Aqui ele louva os catálogos de compras: "Comecei a olhar os catálogos que chegavam pelo correio, os melhores eram quando o Kmart ou a Target faziam liquidação de lingerie — ali estavam diversas adolescentes e jovens em peças excitantes. Era irresistível!"

Mas ele sempre teve ansiedade em relação a mulheres e sexo. Quando era adolescente, achava difícil se relacionar com garotas; no começo da faixa dos 30, tinha ocasionais problemas de ereção. Zoe (38 anos) também teve um começo difícil — seu primeiro casamento terminou quando seu marido se envolveu em um caso, mas ela ganhou confiança sexual através de relacionamentos que teve entre seus casamentos. Isso acarretou um começo tenso quando eles ficaram juntos pela primeira vez. Eis Leo:

> Na primeira vez que transamos, eu estava muito nervoso porque ela era mais experiente que eu. Pensei: "E se eu não conseguir fazer com que ele se levante?" Felizmente, na primeira vez correu tudo bem, ainda que tenha parecido que demorei bastante para chegar ao orgasmo e passado todo o tempo com medo de perder a ereção.

O problema da ereção continuou a atormentá-lo ao longo do casamento, ainda que com o uso do Levitra (uma droga similar ao Viagra) e de um anel peniano ele normalmente conseguisse ter boas ereções. Mesmo assim, o medo estava sempre presente.

> Se eu estivesse minimante cansado, recusava o sexo, mesmo que minha esposa quisesse. Eu ficava preocupado que ela se irritasse comigo se eu demorasse demais para ter uma ereção ou, pior, se perdesse a ereção durante o sexo, o que de fato aconteceu comigo algumas vezes.

A questão da pornografia veio à tona no começo do casamento, quando Leo queria que Zoe visse filmes com ele, e se decepcionou com a falta de interesse dela. Mas Zoe tinha uma postura bastante relaxada em relação ao fato de ele assistir sozinho. Aqui está ela, escrevendo um de seus primeiros registros no diário:

Sábado, 8 de janeiro de 2009 — Diário de Zoe

Leo e eu não temos reservado muito tempo para transar nos últimos tempos, em parte porque temos brigado. Então, ontem à noite, as crianças foram dormir e pensei que podíamos passar um tempo juntos. Tentamos fazer sexo, mas ele não conseguiu gozar — eu pensei que algo estava muito errado ali. De manhã perguntei a ele por que estava achando tão difícil transar. Bem, Leo finalmente me revelou que assim que vou dormir ele vê pornografia e se masturba, então realmente não estava com vontade de fazer sexo.[5]

Ela não ficou muito aborrecida com essa descoberta:

> Não sei se devo ficar chateada ou simplesmente deixá-lo ter um momento para si mesmo. Não há nenhum problema em se masturbar, todos nós fazemos isso. Só se tornará um problema se ele não quiser fazer sexo comigo e preferir a pornografia. Vou simplesmente ver como as coisas caminham. Sei muito bem que os homens gostam de relaxar com pornô. Para mim, é algo idiota e imaturo, mas eles adoram. É um verdadeiro clube do Bolinha.

Então, ela estava disposta a esperar e ver o que aconteceria, mas, conforme os meses passaram, a difícil situação familiar e as personalidades conflitantes

54 O que os homens querem na cama

causavam grande tensão entre os dois. "Zoe tem dúvidas constantes em relação a mim como seu parceiro para a vida toda. Ela diz que sou taciturno, rabugento, sério demais etc.", escreveu Leo. Zoe enchia seus diários com preocupações em relação às dificuldades que tinha como madrasta. Além disso, achava difícil mostrar ao marido o quanto queria que ele fizesse amor com ela:

> Sei muito bem do que meu marido gosta. Ele iria adorar se eu me comportasse como uma atriz pornô, e adoraria trinta minutos de sexo oral, depois seis minutos de relação sexual por trás e, então, mais oral, sem reclamações ou protestos, apenas comigo dizendo: "Oh, vamos fazer de novo!!!"

Zoe percebia que a abordagem do marido ao sexo era motivada, ao menos em parte, por preocupações com sua ereção instável.

> Leo se concentra muito no pênis. É muito ansioso sexualmente. Tudo o que quer é ficar excitado instantaneamente, e se aflige se não consegue ficar duro. Ele gosta de assistir a pornografia antes, de forma que fique mentalmente preparado, e não curte muitas preliminares e beijos — acha que tudo isso é frescura feminina. Ele não percebe que beijar e tocar deixa os dois excitados. Nunca toca meus seios ou alguma outra parte, e fica nervoso porque começa a perder a ereção se seu pênis não for tocado o tempo todo. Ele quer logo a relação sexual e o sexo oral, porque coloca pressão demais em si mesmo para ficar duro.

Fazer amor com a esposa não era muito fácil para Leo. Sua preocupação com as ereções, sua irritação quando a parceira, mais experiente, lhe disse do que gostava — os diários de Leo demonstravam que a pornografia fornecia o alívio e o conforto que nunca eram garantidos no sexo normal:

Quarta-feira, 11 de fevereiro de 2009 — Diário de Leo

Zoe vai dormir antes de mim, e eu gosto de passar algumas horas em meu laptop na cama depois que as crianças enfim adormecem; isso realmente me relaxa. Começo lendo todos os jornais pelo mundo, depois o YouTube, então, o Redtube — um site pornô. Zoe está dormindo, ela sabe que vejo essas coisas, mas não parece se incomodar muito. Claro que ver pornografia me deixa excitado, o que leva à masturbação. Isso me ajuda a relaxar e a dormir, é bem menos trabalhoso que o sexo real. O lado ruim é que é viciante, e já não preciso tanto de sexo com Zoe. Além do mais, percebi que se estou me masturbando com pornografia não me sinto tão excitado com Zoe, pois ela não é como as atrizes pornô que tenho visto. Então, com ela, um pouco de minha ansiedade em relação a perder a ereção aparece, e algumas vezes isso aconteceu. De certa forma, a pornografia é quase melhor que o sexo real, pois posso assisti-la por uma ou duas horas, e há um suprimento interminável de mulheres bonitas, todas fazendo coisas com as quais a maioria dos homens pode apenas sonhar.

Mesmo assim, ele sabe que é importante manter-se conectado à esposa e se esforça para que isso aconteça:

Segunda-feira, 16 de fevereiro de 2009 — Diário de Leo

Então, o que tenho tentado ultimamente é "qualidade, e não quantidade". Ainda assisto pornôs, mas não tenho me masturbado. Decidi não fazer sexo se me sinto muito cansado ou se não estou com muita vontade. Só tenho feito sexo com Zoe quando realmente quero, e sinto um forte desejo por ela. Isso parece ter funcionado bem, acho — nosso sexo tem sido ótimo, pelo menos para mim. Acho que Zoe percebeu que nosso sexo está melhor, que estou mais ardente.

Infelizmente, as tensões familiares continuavam a se acumular, e o casal acabou tendo várias brigas. Conforme o relacionamento se deteriorava, a atitude de Zoe mudou, e ela passou a ficar cada vez mais irritada por Leo usar pornografia e criticar sua forma de fazer amor.

Terça-feira, 26 de maio de 2009 — Diário de Zoe

Em relação ao sexo, ele acha que sou apenas uma amante sem graça estilo papai e mamãe, e me diz isso o tempo todo. Não sou devassa o bastante, e ele gostaria que eu me comportasse como uma atriz pornô. Estou cansada de Leo me degradando e, francamente, ele pode se masturbar com pornografia ou encher o saco de outra, porque ele é difícil demais para mim. Eu até disse a Leo no outro dia que a vida é curta demais e que sinto não ter tempo suficiente para ficar me preocupando com este casamento difícil.

Leo tinha as próprias queixas. Zoe era uma mulher extremamente inconstante e carente, com tendência a falar o que pensava. Ela costumava desenterrar problemas do passado durante as brigas, jogando todas as suas queixas sobre ele em um interminável jorro de palavras — que ela enviava para mim

56 O que os homens querem na cama

—, ataques que o deixavam tonto. Não é de surpreender que a vida sexual dos dois tenha se tornado parte da batalha:

Sexta-feira, 29 de maio de 2009 — Diário de Leo

De volta ao lado sexual das coisas, estamos juntos há cerca de nove anos, então, como homem, fico um pouco entediado com a mesma parceira. Gosto de sexo pornográfico, quero sexo sujo e com tesão, mas Zoe prefere sexo água com açúcar — muitos beijos, carícias, romance, massagem, coisas meigas. Tudo isso simplesmente me mata de tédio. Ela não curte nada ousado. Zoe fez algumas cirurgias no colo do útero para remover células anormais, então seu colo do útero tem uma cicatriz. Assim, se quero penetrá-la com força e profundamente, o que adoro fazer, também está fora de questão. Fico tentando colocar para dentro, e Zoe tentando me pôr para fora. Uma vez fiquei tão zangado com ela, porque estava a ponto de gozar e ela ficava tentando me impedir de penetrar, que lhe disse que ela não tinha jeito, que era como tentar fazer sexo com uma virgem. Eu gosto de muito oral, mas Zoe reclama que sua mandíbula dói depois de mais ou menos um minuto. Também curto fazer oral nela, Zoe fica cheia de frescuras, mas normalmente insisto, e ela goza depois de cinco a sete minutos; mesmo assim não se mostra muito animada para que eu faça. Ela aprecia receber massagem nas costas e nos ombros, e leves carícias na parte de trás dos joelhos. É muito entediante para mim. Além disso, Zoe não gosta quando demoro demais para gozar, pois começa a ficar seca, mesmo que eu tenha acabado de fazê-la gozar com sexo oral. Posso sentir que fica irritada se passo mais que alguns minutos penetrando-a, e isso me deixou mole algumas vezes, pois não sai da minha cabeça.

É fácil ver o apelo da pornografia em um relacionamento que sofre tanta pressão e uma vida sexual cada vez mais conflituosa. Leo explica:

Eu me volto para a pornografia quando ela está dormindo. Existe um suprimento interminável de mulheres jovens parecendo totalmente interessadas em agradar o homem. As garotas parecem estar fazendo o melhor sexo do mundo, muito melhor do que aquele que consigo com minha mulher. Sei que é tudo encenação e tal, que elas só fazem aquilo pelo dinheiro e que não é justo esperar que minha esposa seja como as atrizes, mas é disso que eu gosto em meu mundo de fantasia. Recentemente, comprei um daqueles brinquedos Fleshlight para masturbação masculina — eles têm a forma de uma vagina e são feitos de silicone muito macio. Achei que ia ser divertido e que Zoe podia usá-lo em mim, mas, na verdade, é um pouco pesado e ela reclamou que seu braço ficou dolorido por esfregá-lo em mim para cima e para baixo. Para mim é fantástico, muito realista. Posso usá-lo durante mais de uma hora, indo de vídeo em vídeo em meu laptop — sem precisar lidar com emoções, sem medo de penetrar fundo demais ou de demorar muito para gozar. Eu me perco em meu próprio mundo. Claro que é importante que Zoe e eu façamos sexo, mas, francamente, acho que eu ficaria perfeitamente satisfeito com pornografia e o brinquedo.

Em agosto, o casal se separou. Ele se disse aliviado por estar sozinho, enfim livre das constantes batalhas e críticas de sua incapacidade de acertar. Ela via a pornografia como uma víbora que ajudara a envenenar o casamento deles. "Sei que o término não tem a ver apenas com a pornografia, mas ela contribuiu muito."

Porém, a pornografia foi a vilã ou o refúgio nesse casamento problemático? É verdade, como muitos de meus colaboradores admitem, que existe um componente compulsivo para a poderosa atração masculina por imagens sexuais — e certamente pode ser difícil resistir à atração desse hábito sedutor. Mas não existem evidências sólidas que apoiem as alegações de pseudoespecialistas, como a Dra. Judith Reisman, de que a pornografia é o que ela chama de "erototoxina", que produz um viciante coquetel de drogas de testosterona, ocitocina, dopamina e serotonina, que modifica "estruturalmente" o cérebro. A pornografia poderia ser mais viciante que o crack, sugeriu Reisman. Desde que Reisman, que na verdade é professora de comunicação, forneceu evidências de sua teoria da "erototoxina" a um comitê do senado norte-americano, suas teorias vêm sendo condenadas como absurdas por muitos cientistas bem conceituados.[6] Na revista *New Scientist*, Joe Herbert, um neurocientista de Cambridge, considerou a comparação de pornografia e cocaína um "completo absurdo", e enfatizou que o cérebro reage à visão de qualquer gratificação, não apenas de pornografia.[7] Um artigo no jornal *The Guardian* brincou que, como a pesquisa de Reisman exigiu o exame de centenas, talvez milhares, de imagens pornográficas, "de acordo com seu próprio raciocínio, seu cérebro deve, agora, ser uma borbulhante massa de obscenidades tóxicas".[8]

O prazer, de qualquer tipo, pode ser viciante, sugere a coautora de *The Porn Report*, Catherine Lumby.

58 O que os homens querem na cama

O golfe é "viciante" se o observarmos através das mesmas lentes: ele leva áreas do cérebro a reagir em termos de prazer e padrões de aprendizado, ele afasta a pessoa da família por grandes períodos, ele custa dinheiro. Basicamente, acho que podemos aplicar esse modelo a muitos comportamentos humanos que não incomodam as pessoas, mas é o desconforto das pessoas em relação ao sexo que causa tanta preocupação com o impacto da pornografia.[9]

Um exemplo clássico é o extremamente bem-sucedido livro do psicanalista Norman Doidge, *The Brain that Changes Itself*, que afirma que a pornografia causa mudanças vitalícias e neuroplásticas no cérebro.[10] Eis um autor que considera a pornografia uniformemente maligna e degradante: "Dominada por temas de sadomasoquismo e sexo forçado, ejaculações no rosto de mulheres e sexo anal violento, tudo envolvendo roteiros fundindo sexo com ódio e humilhação."[11] Doidge presume o pior, e essa visão negativa influencia suas teorias sobre o impacto que a pornografia exerce sobre o cérebro.

No entanto, outros autores adotam um ponto de vista mais sutil, admitindo que as pessoas são compelidas a procurar prazer, e o apelo de se masturbar com pornografia tem a propensão de aumentar quando outras fontes de alívio sexual se tornam difíceis. Em seu livro, *He's Just Not Up for It Anymore*, Bob Berkowitz e Susan Yager-Berkowitz falam sobre o papel da pornografia em isolar homens que estão em relacionamentos problemáticos.

A pornografia pode se tornar uma densa zona de proteção emocional, separando um homem da rejeição, mascarando suas inseguranças e inadequações. Quando assistida em segredo, provavelmente existe vergonha, mas também muita adrenalina — excitação instigada pela entrada furtiva nesse mundo proibido. Se um homem acredita que sua masculinidade está diminuída, a pornografia pode devolver um pouco de ordem a sua vida. Pode lhe proporcionar controle quando seu mundo parece estar totalmente desgovernado.[12]

A escritora britânica Irma Kurtz leva essa questão um passo adiante em um interessante artigo sobre sexo e pornografia em seu livro *Malespeak*. Ela sugere que uma das razões para mais homens estarem procurando o conforto da pornografia é que o sexo é sempre, em algum grau, uma performance ousada, agora tornada mais arriscada pelos novos padrões femininos. "Certo grau de audácia é necessário para qualquer homem que queira ter uma ereção", sugere ela, acrescentando que a confiança está sendo enfraquecida porque as mulheres agora exigem fazer sexo de sua maneira terna e langorosa.[13]

Kurtz argumenta que o novo cavalheirismo sexual traz a ameaça do fracasso sexual para os homens, a ameaça de não obter uma ereção, assim como a incapacidade de agradar mesmo quando a obtém. "De repente, não é mais normal ou justo que um homem trepe como um homem, e ele pode ser repreendido caso insista em seu jeito ou se não conhecer outro",[14] escreve ela, sugerindo que pode ser tão angustiante para um homem ter "a união sexual descarada, revigorante e direta de suas fantasias, mesmo dentro do casamento, que é surpreendente que tantos homens continuem tentando".[15]

Kurtz argumenta que o objetivo principal da pornografia é oferecer aos homens "o heroico sonho de infalibilidade sexual". O homem sexualmente nervoso, o homem que teme o fracasso é particularmente suscetível a seus encantos:

> Os homens têm recorrido à pornografia em busca de consolo, alívio, por curiosidade ou como um meio de celebrar sua natureza física com uma exuberância mais robusta do que suas namoradas, esposas ou mães consideram bom. A heroína pornográfica é toda vagina, o herói, todo pênis, e não há temor de errar, de fracassar ou de abater-se por inquietações emocionais.[16]

Para homens como Leo isso é um grande alívio.

A irrefreável Irma Kurtz expõe outro intrigante aspecto do debate sobre pornografia: "Feministas enfurecidas dizem que a pornografia humilha as mulheres ao apresentá-las como objetos sexuais; mesmo assim, centenas de mulheres escrevem para colunas de aconselhamento reclamando que a pornografia de seus namorados faz com que elas sintam que não são objetos sexuais o suficiente."[17] Ela está completamente certa sobre essa questão. Lembre-se da mulher de Brian indignada por causa das atrizes pornô magras e louras, fazendo objeção ao marido olhar mulheres nuas que eram muito mais magras e atraentes que ela.

"Eu me fixo nas mulheres", diz Danielle (42 anos), outra mulher que não consegue lidar com o fato de seu parceiro ver pornografia. Ela é bastante honesta em relação às suas razões: "Após refletir, acho que a pornografia ameaçava minha autoestima. Os homens não prefeririam aquelas louras peitudas e sexualmente liberadas? Por que alguém desejaria uma morena de seios pequenos como eu?" É essa mesma inibição, a falta de confiança que impede as

60 O que os homens querem na cama

mulheres de ficar nuas com seus parceiros. Sem fé na própria atratividade, elas se indignam diante da ideia de seus homens cobiçando o corpo de outras mulheres e, naturalmente, veem isso como uma competição na qual sempre saem perdendo. É, de fato, uma reação bastante natural e compreensível.

A mulher mais fascinante que escreveu para mim sobre esse assunto foi Harriet (59 anos), a orgulhosa sobrevivente de um casamento de 38 anos. Ela ficou horrorizada quando encontrou a pornografia do marido. "Me senti muito vulnerável com aquelas imagens, temerosa de que ele estivesse me comparando àquelas mulheres. Eu me senti sexualmente ameaçada por elas. Temia constantemente que minha performance não fosse boa o bastante para ele." Em vez de desfrutar as imagens sexuais, tudo o que ela conseguiu foi lembrar-se das inadequações que percebia em si mesma. E se sentiu traída:

> Realmente senti que era pior que um adultério, porque não havia uma pessoa real ali. Eu não poderia ter ficado mais abalada se tivesse descoberto que ele estava envolvido em alguma atividade criminosa como roubo ou coisa pior. Achei que devia haver algo muito errado em nosso relacionamento e, possivelmente, com a opinião dele sobre sexo.

Como acabou se verificando, como a maioria dos homens, o marido dela não estava vendo pornografia ilegal — apenas fotos explícitas de homens e mulheres transando.

O intrigante sobre a história de Harriet foi que ela não conseguia tolerar olhar para aquelas coisas até que descobriu que tinha níveis baixos de hormônio. Após começar um tratamento com testosterona, viu-se atraída pelas imagens. Havia muito tempo que sofria de fadiga e baixa libido, mas seu marido leu um artigo de jornal sugerindo que um baixo nível de testosterona podia estar por trás desses dois problemas. Ela fez um teste, e descobriu-se que seus níveis estavam muito reduzidos. O tratamento, a princípio com injeções e depois com um creme, fez uma enorme diferença para ela.

> Lembro-me da primeira injeção que tomei. Liguei para meu marido, e ele percebeu uma mudança imediata em mim — um modo de falar mais animado e coerente. As coisas melhoraram desde então. Meus níveis de energia, energia sexual e bem-estar geral aumentaram extraordinariamente. E como minhas ideias sobre sexo mudaram — hoje tenho ideias sexuais que nunca tive antes.

Posso fantasiar, assistir e ler pornografia quando estou com vontade, ou quando ele está cansado ou dormindo. Não que eu ache pornografia algo de bom gosto, apenas útil e, às vezes, atraente. Quando sinto vontade de fazer sexo e ele não está por perto, uso pornografia. Ela não é mais minha inimiga.

Isso sugere que a forte atração masculina por pornografia parece estar ligada e motivada pela testosterona — o que pode ajudar as mulheres a entender por que muitas delas reagem de maneira tão diferente a esse tipo de material. Mas isso não quer dizer que um homem não tenha controle sobre seu desejo, nem que isso lhe dê permissão para entregar-se totalmente a esse comportamento. Eles precisam entender que parte da ameaça da pornografia para as mulheres é que ela leva à masturbação. Muitas mulheres ficam desconfortáveis com a ideia de seus parceiros desfrutando o próprio corpo dessa maneira. Veja o que tem a dizer Irma Kurtz:

> Enquanto as mulheres virem sexo como amor, estão fadadas a se ofender quando os homens desperdiçarem o que elas sentem que deveria ser prometido a elas. Entretanto, os homens consideram a masturbação um ato totalmente diferente da relação sexual, e um ritual mais básico e urgente do que a maioria das mulheres acha que o sexo deveria ser.[18]

Porém, evidentemente, nem todas as mulheres veem sexo como amor, e existem até as que gostam de pornografia. Quando Catherine Lumby e seus colegas pediram a mil consumidores de pornografia australianos para falar sobre seus hábitos, 17% eram mulheres e 46% assistiam a pornografia com a parceira.[19] Ainda assim, as consumidoras tinham muitas reclamações sobre a pornografia convencional, como o fato de ser principalmente focada em homens e nos desejos masculinos, e incluir um número grande demais de mulheres retocadas e pouco naturais demonstrando infinito entusiasmo, normalmente por homens horrendos. Mas muitas estavam dispostas a assistir até mesmo isso. Eis Megan (53 anos), uma de minhas colaboradoras:

> Eu não vejo problema algum com imagens pornográficas. Meu marido e eu sempre fomos abertos em relação à pornografia. Ele comprava revistas *Penthouse*, eu costumava olhar as fotos e ficar, de certa forma, excitada por elas. Isso foi muito antes da época do vídeo ou da internet. Quando estes ficaram

62 O que os homens querem na cama

disponíveis, naturalmente, nos aventuramos nos vídeos, DVDs e a fazer vídeos caseiros de nós dois juntos. Nada disso jamais pareceu anormal para mim.

E ela está disposta a se masturbar, caso sinta vontade.

Sim, já me masturbei. Olhar para o pau de homens em sites pornôs de fato me excita, e se meu marido está trabalhando até tarde e estou com um pouco de tesão, me masturbo, e isso me deixa com mais tesão ainda. Eu conto para ele quando chega em casa ou no dia seguinte, e inicio um sexo ardente. Já assistimos a muitos filmes pornôs, mas nunca chegamos ao fim — nunca vi o final de alguns de nossos filmes antigos, pois sempre terminamos fazendo amor fervorosamente quando chegamos à metade. Eles de fato melhoram nosso sexo, porque colocam as engrenagens para rodar, por assim dizer.

Agora que existem cineastas ávidos por satisfazer os gostos femininos na pornografia, muitas mulheres estão dispostas a exibir suas mercadorias. Nos anos 1980, conheci Candida Royalle, uma ex-atriz pornô que começava a produzir filmes eróticos dirigidos ao público feminino. Candida estava convencida de que as mulheres queriam algo diferente do estilo britadeira que dominava a pornografia para homens — elas querem um relacionamento, uma progressão, ternura, mais do que apenas corpos e órgãos sexuais, disse ela. Foi assim que tudo começou — sua empresa, a Femme Productions, abriu caminho para a produção de pornografia para mulheres e para casais; de bom gosto, esteticamente agradável e complementada por gemidos autênticos. Agora, como explica *The Porn Report*, a pornografia para garotas é encontrada com facilidade, com pioneiras feministas da pornografia como Susie Bright, Annie Sprinkle e Carol Queen produzindo os novos vídeos pornográficos voltados para mulheres. Se acrescentarmos a isso o imenso interesse por arte erótica feminina, agora um gênero estabelecido de publicações convencionais, fica claro que a sensibilidade sexual feminina finalmente está na mira dos produtores de pornografia. Mas a evolução mais incrível da pornografia voltada para mulheres é a novíssima indústria da pornografia "faça você mesmo". Qualquer um que imagina que a pornografia é apenas para homens deveria dar uma olhada em alguns desses sites, nos quais homens e mulheres comuns estão tirando tudo, grunhindo e apalpando diante de webcams — e se tornando os novos atores pornô da casa ao lado.

Mesmo assim, a pornografia para homens baseia-se nas fantasias *deles*, em seus anseios secretos e desejos inconfessáveis. Os homens banqueteiam os olhos com mulheres dispostas, fáceis e ávidas por abrir as pernas e reagir com satisfeita e vigorosa aquiescência a todas as fantasias masculinas — uma perspectiva que está tão distante do casamento moderno como o comportamento profundamente romântico dos estranhos galantes, morenos e misteriosos que povoam os romances água com açúcar femininos. Em *Mismatch: The Growing Gulf Between Women and Men*, o cientista político Andrew Hacker defende um interessante ponto quando conclui que o grande mercado para a pornografia "transmite muito o que os homens querem — e, aparentemente, não estão obtendo no casamento".[20]

E os homens que poderiam conseguir sexo dentro do casamento, mas em vez disso preferem satisfazer-se na pornografia? É difícil imaginar alguma coisa mais exasperante do que ser sexualmente rejeitada por seu parceiro e depois descobrir que ele está ocupado se masturbando com pornografia da internet. Tive algumas colaboradoras nessa situação, e garanto que eram um grupo infeliz. Eis Sasha (44 anos), que tem sorte se fizer sexo uma vez por mês com seu parceiro. Ela ficou furiosa quando o encontrou vendo pornografia na internet.

> O que mexe com a minha cabeça é: "Quem ele está imaginando quando me come?" Como um homem pode dizer que ama você, esperar que você saia, ir para o computador e ficar babando por mulheres intocáveis, e depois não ter vontade de fazer sexo com você? Achei que consertar meus seios arruinados pela amamentação — e eles estão lindos! — poderia despertar mais interesse sexual de Vance. Errei feio! Acho que ele simplesmente gosta de olhar. Como faz na internet, olhando todas aquelas garotas com *peitos enormes*, o que os meus não são.

Escondida no triste lamento de Sasha estava uma pequena pista para a falta de interesse de seu parceiro. Ela descreveu a excitação de conhecer seu belo amante faminto por sexo, que passara anos sem um relacionamento, e depois a decepção de sua primeira experiência juntos. "Quando o assunto era 'fazer', ele sempre ficava mole. Motivos: tesão demais ou temor de ter uma performance ruim."

Trinta e nove por cento das esposas de homens que não demonstravam interesse por sexo relataram que seus maridos usavam pornografia regularmente, de acordo com uma pesquisa conduzida por Bob Berkowitz e Susan Yager-Berkowitz, publicada em seu livro *He's Just Not Up for It Anymore*. A pesquisa foi baseada em entrevistas com homens que tinham parado de fazer sexo e com suas parceiras — mais de 4 mil pessoas no total. Homens com ereções instáveis figuravam abundantemente entre aqueles que rejeitavam as parceiras e viam pornografia. A grande atração da pornografia é que a ereção não é necessária, sugerem os autores: "O material erótico pode fornecer uma válvula de escape para o prazer quando, de outra forma, um homem escolheria o celibato em vez do potencial fracasso."[21]

De forma similar, havia homens que usavam a pornografia e mesmo assim tinham dificuldades com o sexo real por causa de problemas com intimidade, culpa ou ansiedade em relação a alguns aspectos da atividade sexual, depressão ou outro problema de saúde. Terapeutas sexuais entrevistados para o livro sugerem que, com frequência, quando esse conflitos são resolvidos, esses homens ficam contentes em voltar a "fazer sexo com uma pessoa real, viva".[22] Eles alertam que é prejudicial rotular os hábitos pornográficos do homem, fazendo-o sentir-se desonesto, depravado ou sujo, pois isso só irá afastá-lo. Nada mais justo.

Mas enquanto a maior parte da pornografia assistida é benigna, também é verdade que a internet está permitindo às pessoas explorar os cantos mais escuros da imaginação sexual, como esse colaborador explica de maneira vívida:

> Acho que as imagens, histórias etc. me fizeram considerar normais algumas das atividades mais ousadas, como travestismo, bissexualidade, sexo anal e urinação. E realmente acredito que muito dos materiais perturbadores e assustadores como abuso, estupro, bestialismo e até mesmo pedofilia estão "logo ali", e muitas pessoas os estão aceitando, compartilhando e encorajando. Não importa qual é seu interesse nesse mundo, de raras borboletas africanas a coleção de selos e atividades sexuais bizarras e ilegais, é muito fácil encontrar companheiros de viagem na internet, e, evidentemente, nos consideramos totalmente protegidos, anônimos e sentimos que os instintos podem se expandir livremente. Os costumes e as leis da sociedade já não se aplicam.

Caitlin (27 anos) está lutando contra o mesmo problema. Ela entende por que seu homem procura estímulo extra na pornografia.

Depois de várias vezes pegar acidentalmente as coleções de pornografia na internet de meu namorado, tive grandes discussões com ele sobre isso. Ele explicou que era uma questão de tédio: aquilo era apenas algo a fazer. Perguntei se ele poderia pegar leve, simplesmente tornar aquilo menos habitual e menos óbvio (apagando seu rastro na internet).

Ela escreveu que tenta falar com ele sobre isso, mas as conversas nunca são fáceis:

Continuei a perguntar que tipo de coisas ele gosta, imediatamente me arrependendo de meu interrogatório, nervosa com o que ele diria. Ele disse algumas coisas banais: mulheres com peitos grandes (eu, aliás, não sou tão bem-dotada nesse departamento, mas tudo bem), mulher com mulher (tão típico) e coisas assim. "Pelo menos você não está olhando dois homens", eu disse de brincadeira, tentando aliviar um pouco a situação.

Então ela teve outro contratempo na internet:

Eu vi no computador dele que ele estava olhando mulheres fazendo sexo com animais, nem sequer era com outras pessoas. Aquilo me enojou. Detestei encontrar aquilo acidentalmente depois de ter ficado de certa forma confortável com nossas conversas anteriores. Eu pensava que pelo menos o que ele assistia era normal, mas naquele momento toda a dinâmica mudou. Aquilo simplesmente me deixou enjoada. Desliguei o computador e instantes depois ele entrou. Tive dificuldade até de olhar para ele.

O maravilhoso em relação a essa mulher é que ela não fica zangada com ele, não o considera como doente ou depravado, mas luta para entendê-lo.

Para mim, não é uma questão de confiança. Não é que as mulheres sejam mais bonitas do que eu, é só que, na verdade, sinto mais tesão que meu namorado (em nove a cada dez vezes, sou eu a rejeitada quando estou com vontade). Mesmo assim, ele convenientemente encontra tempo para achar pornografia, não apenas pornografia normal e comum, mas também pornografia com animais, e gasta sua energia com algo além de mim. Entendo que deve ser uma sensação diferente ou uma experiência diferente, mas pelo menos ele poderia tentar se abrir comigo em relação a isso. Claro, depois de nossas primeiras conversas, ele pode sentir que nunca mais quer falar sobre isso comigo (admito que provavelmente o fiz se sentir mal, o que não era minha intenção), mas eu estaria disposta a assistir com ele (mas sem cavalos). Eu estaria. E quero lhe dizer isso, mas temo que a porta tenha se fechado depois de nossas discussões. Se ele vai usar/assistir pornografia, quero que o faça comigo. E se eu não estiver por perto, seria egoísta de minha parte pedir a ele que esperasse? Sinto que os homens estão tão perplexos com o fenômeno quanto as mulheres, apenas estamos do outro lado, tentando entendê-lo.

Com muita frequência, homens e mulheres estão em lados opostos no quesito pornografia. Muitos homens fazem um grande esforço para explicar que seu interesse em pornografia não tem nada a ver com sua atração sexual pela mulher que amam. Os homens se voltam para a pornografia por boas razões: como uma válvula de escape inofensiva para aquela implacável curiosidade sexual; para aliviar um desejo sexual que está causando conflito em um relacionamento discrepante; para obter excitação extra; para amenizar o tédio sexual; como alívio das tensões do sexo real; para aprender mais sobre as mulheres. Sim, as imagens pornográficas incluem algumas coisas extremamente sórdidas, materiais imorais, ilegais e indecentes. Mas a maioria dos homens que passam suas madrugadas olhando corpos nus em uma tela de computador está procurando apenas uma forma de alívio — um jeito fácil de manter controlada sua vigorosa natureza sexual.

3
Preciso arranjar uma estranha
A busca por aventuras sexuais

O casal se conheceu no elevador do prédio dele quando Alberto ajudou Moira com suas sacolas de compras. Ele se divorciara recentemente; Moira se casara com um homem muito mais velho que ela. A partir de então, sempre que seus caminhos se encontravam, havia alguma brincadeira ou piada que pouco a pouco se tornou levemente galanteadora. Ele acabou convidando-a para um café, e eles continuaram a partir dali.

Moira tinha, então, pouco mais de 70 anos, e era casada com um homem de 85. Ela não fazia sexo havia 15 anos. Alberto tinha 43. Ele mencionou Moira brevemente em sua história sexual como apenas uma das mulheres que muito lhe haviam ensinado sobre o sexo. Esse homem vigoroso e alegre explicou que é latino, sugerindo, talvez, que seu amor pelas mulheres esteja no sangue. Aos 13 anos, ele economizava sua mesada para "se divertir" com uma prostituta; no ensino médio, ficou bastante amigo de uma professora — "muito atraente, com cabelos ruivos e um corpo incrivelmente sexy para um garoto de 15 anos". Ela se tornou sua professora na arte de fazer amor: "Ela me mostrou as maravilhas do toque sensual, o calor dos beijos e a paixão da relação sexual. Ela me ensinou que as preliminares são a chave para aproveitar a relação sexual, e que o momento após o sexo serve para transformar toda a paixão e o desejo do ato sexual em memórias duradouras."

O homem é um sedutor, e não é de surpreender que com pouco mais de 40 anos, após um casamento de 17, estivesse aberto à possibilidade de um novo relacionamento. Mas por que uma mulher quase trinta anos mais velha que ele? "Por que não?", respondeu, reclamando da hipocrisia de nossa sociedade, que tão facilmente aceita homens mais velhos com mulheres jovens. O que começou como um desafio — "colocar a vida sexual dela nos trilhos, algo agradável e natural" — acabou se tornando uma incrível e amorosa amizade.

Ele descreve como tudo começou:

68 O que os homens querem na cama

Chegou nosso primeiro encontro sexual. Estávamos nus, deitados na cama. Ela se cobria com os lençóis. Toquei seu corpo lentamente, passando as mãos bem devagar sobre ela, sentindo-a e evitando tocar seu sexo ou prestar muita atenção a seus seios. Eu queria lembrá-la da sensação de ser tocada, assegurá-la de que iria com calma, criando o clima. Então peguei uma de suas mãos e a passei gentilmente sobre meu peito, meus braços e minha barriga, e soltei para que ela pudesse controlar o toque. Conforme fomos descobrindo um ao outro, fui puxando as cobertas para que ela pudesse olhar para mim e eu também pudesse ver sua nudez. Eu esperava que ela tentasse se cobrir de novo, mas não tentou, o que foi ótimo. Enquanto criávamos o clima, nos beijamos, acariciamos e abraçamos, sentindo a proximidade. Então, eu a coloquei de barriga para cima e comecei a beijar seu corpo todo, lentamente, dos ombros para baixo. Enquanto o fazia, minha mão percorria sem pressa o interior de suas coxas, até que comecei a tocar e esfregar gentilmente seu sexo...

Foi uma experiência muito agradável para ambos, diz Alberto, relatando que dali em diante a vida amorosa deles ficou cada vez melhor, "intensificando completamente" seu impulso sexual. Ele lhe apresentou toda sorte de novas delícias:

Após alguns encontros, eu a apresentei às maravilhas do sexo oral (eu adoro fazer, mais do que receber). Primeiro fiz nela, e, depois, ela quis retribuir. Eu lhe ensinei como fazer, e ela acabou se tornando muito hábil! Ela adorava receber, e reclamou de não ter feito isso na juventude.

Então, o marido dela morreu, mas o caso de amor continuou:

Nós continuamos por alguns anos, e nosso sexo ainda era novo e bom como no primeiro dia. Sempre encontrando novas maneiras de desfrutar a sexualidade um do outro, cheias de erotismo e sensualidade. Ela usava uma lingerie sexy ou um perfume especial para tentar me seduzir, do mesmo jeito que eu tentava seduzi-la.

Mas, então, ela ficou doente. Verificou-se que era Alzheimer, e como ela estava morando sozinha, sua família decidiu mandá-la para uma casa de repouso.

Ela detestava, com todas as suas forças. Eu garanti a ela que ainda podíamos nos ver, e continuei visitando-a. Quando estávamos no quarto, costumávamos nos acariciar, nos beijar e até a fazer sexo. Mas seu estado foi piorando, e chegou a um ponto em que ela não conseguia mais me reconhecer. Então percebi que era o fim. Ainda a visitei algumas vezes, mas ela não sabia quem eu era, e acabei por parar de ir vê-la. Eu ligava para a casa de repouso para saber como ela estava, mas, depois de ter ficado adoentada por um longo tempo, ela faleceu.

É uma história tocante. Mas o que atraiu Alberto para esse relacionamento? Talvez fosse apenas desejo, um lampejo erótico nascido de uma amizade que começava. Mas talvez também houvesse curiosidade sexual, a fascinação por algo novo, algo diferente. As motivações masculinas ao buscar sexo são complexas, e homens solteiros como Alberto sempre desejam algo bastante diferente do que desejam os casados, tentados por um relacionamento extraconjugal. Mesmo assim, a atração pela variedade sexual normalmente é parte da mistura. "Tenho de arranjar uma estranha", como o cantor Kris Kristofferson ressalta tão bem.

Essa necessidade por estranhas, essa incansável necessidade de variedade sexual, provavelmente, é inata, de acordo com recentes escritos da psicologia evolucionária sobre o assunto. *Sex at Dawn — The Prehistoric Origins of Modern Sexuality*, de Christopher Ryan e Cacilda Jetha, defende a necessidade masculina primitiva de espalhar sua semente: "É uma verdade simples e inevitável que quase todos reconhecem, mas poucos se atrevem a discutir: variedade e mudança são o tempero necessário para a vida sexual dos machos de nossa espécie", escrevem eles, sugerindo que esse é um truque da evolução para evitar o incesto.[1] "Para evitar a estagnação genética que teria levado nossos ancestrais à extinção há muito tempo, os machos desenvolveram um forte apetite por novidade sexual e uma profunda aversão ao que é excessivamente familiar."[2]

Ryan e Jetha ressaltam que a sociedade ocidental tentou de todas as formas mudar esse aspecto da sexualidade masculina, mas fracassou miseravelmente. Eles citam Donald Symons em *The Evolution of Human Sexuality*:[3]

Os machos humanos parecem ser constituídos de tal forma que resistem a aprender a não desejar variedade, apesar de impedimentos como o cristianismo e a doutrina do pecado; o judaísmo e a doutrina do *mensch*; a ciência social

70 O que os homens querem na cama

e as doutrinas da homossexualidade reprimida e da imaturidade psicossexual; as teorias evolucionárias do par monógamo unido; tradições culturais e legais que apoiam e glorificam a monogamia.

Pense em todas as piadas sobre o cérebro do homem estar localizado em suas partes baixas. O papel do sexo como força motivadora na vida dos homens é simplesmente senso comum. Há uma terrível piada antiga sobre a geografia de mulheres que começa assim: "Entre 18 e 25 anos, uma mulher é como a África — um tanto selvagem e descoberta." Isso continua ao longo das idades: entre 26 e 34, "mulheres são como os Estados Unidos — bem desenvolvidas e abertas para negócios", e por aí vai. Mas foi o final que me fez estremecer. "Depois dos 70, uma mulher é como a Sibéria — todos sabem onde é, mas ninguém quer ir lá."

Fico fascinada ao ler as histórias das raras almas que de repente descobrem como é cruzar essa fronteira:[4]

> É uma obsessão implacável: vejo sexo em todos os lugares. Estou enxergando algo que antes estava oculto de mim. Não consigo acreditar em todas as imagens e insinuações sexuais na televisão: bundas de mulheres, seios perfeitos quase saindo de vestidos, o arco do pé de uma mulher quando ela coloca um sapato, um homem sem camisa abraçando uma mulher com força, a maneira como homens e mulheres olham uns para os outros. Como nunca percebi isso antes?

Essa é Anita Wolf Valerio descrevendo a mudança em seu mundo sexual conforme seu corpo se inundava de testosterona. Aos 32 anos, a irascível feminista se tornou homem. Seu livro *The Testosterone Files* fornece insights inusitados e inteligentes sobre a natureza do desejo, o poderoso impacto da testosterona não apenas em seu corpo, mas na transformação de sua mente, de seu comportamento, seus hábitos e desejos. Ele fica perplexo diante da urgência de suas recém-adquiridas necessidades sexuais, sua recém-encontrada curiosidade pelo sexo, não consegue acreditar quando vê a si mesmo olhando, embasbacado, revistas femininas e se masturbando em cabines de vídeos. Ele tem arrepios quando vê plateias femininas em talk shows contraindo os lábios e balançando a cabeça para homens convidados que supostamente são "viciados em pornografia" ou "mulherengos", e fica chocado pela presunção imediata de superioridade moral que as mulheres têm.

Valerio se sente chocado pela maneira como a sexualidade masculina parece funcionar. "Agora não tenho mais tanto interesse em histórias sobre sexo. Tenho uma sensação de prazer mais palpável olhando. Minha sexualidade se tornou mais movida pelo que vejo. Olhando, encarando, medindo, observando a interseção entre espaço e corpo", escreve ele, mencionando que, quando era mulher, nunca ficara magnetizado por olhar corpos nus.[5]

"Como explicar isso às mulheres?", pondera Valerio.

> Há uma característica dos homens que elas não conseguem entender completamente. Poucas pessoas querem acreditar que pode existir um abismo real, uma diferença quimicamente induzida no impulso sexual entre os sexos. Poucos querem acreditar que pode existir alguma diferença que não seja socialmente construída.[6]
>
> Agora que sou Max, vejo que essa fratura, essa divergência fundamental entre a percepção e a experiência da sexualidade de homens e mulheres nunca será resolvida. Certamente, não pode haver esperança de entendimento enquanto a sociedade fingir que homens e mulheres são iguais, que a cultura da sexualidade masculina é simplesmente uma mistura de misoginia e desequilíbrio. Que a libido masculina é moldada e motivada, principalmente, pela socialização, que pode ser eliminada por legislação ou "psicologismos".[7]

Ele sugere que a própria experiência é uma evidência de que a divergência é motivada pela testosterona, e explica que não é assim tão divertido estar à mercê desse impulso. Existe uma vulnerabilidade masculina, diz ele: "Prontos a ser levados por essa fome, por esse impulso sexual excruciante, existe uma vulnerabilidade em sua urgência propulsora. Prontos a querer fazer o que for, pagar qualquer valor, dizer qualquer coisa que for preciso dizer para conseguir sexo."[8]

"Sou um homem de família, um galinha, um monstro sexual", escreve Nathan, de 35 anos, que entrou em contato comigo no ano passado descrevendo sua vida pessoal em queda livre por causa de suas constantes aventuras sexuais. Seu casamento de 13 anos começou quando ele traiu a namorada com a melhor amiga dela, com quem acabou se casando. "Então, a excitação de fazer algo furtivo e proibido começou cedo", observou ele, explicando que conseguiu manter-se fiel por cerca de quatro anos antes de sucumbir. "Aí, a ânsia por algo diferente voltou. E aquilo significava sair para encontrar um pouco de ação ou até mesmo visitar um estabelecimento, caso nada mais estivesse disponível. Eu tive diversos encontros com mulheres casadas ao longo de minha vida conjugal." Agora ele está em um conflito, pois sua mulher está lhe perguntando se ele a tem traído — "Ela acredita profundamente em monogamia e tem indicado que, se me pegasse traindo, seria nosso fim". Além disso, ele está fazendo o melhor sexo de sua vida com a amante, mas também já a traiu. Nathan não quer magoar ninguém, mas quer continuar a "dormir" com outras mulheres.

Toda uma nova indústria surgiu para atender homens como Nathan, que procuram conter suas desenfreadas necessidades sexuais. Não há dúvida de que existem homens (e algumas mulheres) que demonstram falta de controle que agora é rotulada como "vício em sexo", ainda que muitos especialistas questionem se o comportamento sexual compulsivo é realmente um vício, porque não envolve nenhuma mudança na química do cérebro.

Não há nada de novo nesse comportamento. Sempre houve um fluxo contínuo de homens famosos pegos com as calças arriadas. Hugh Grant parando para um boquete rápido com uma prostituta de rua em seu carro. Bill Clinton incapaz de resistir às calcinhas fio-dental de Monica Lewinsky. Tiger Woods não resistindo a muita coisa. E quanto a Shane Warne...

Diz-se que o lendário mulherengo presidente John F. Kennedy observou: "Sabe, fico com dor de cabeça se não arrumo uma estranha todos os dias."[9] Parece que Kennedy estava usando um colete postural no dia em que morreu porque machucara um músculo da virilha enquanto se divertia na piscina com uma de suas amantes. Foi o colete que o impediu de se abaixar para evitar o último tiro fatal de Lee Harvey Oswald.

"Um homem é basicamente tão fiel quanto suas opções", brincou o comediante Chris Rock, e as opções de homens famosos são inúmeras. Com cada novo escândalo sexual, os especialistas fazem fila para opinar sobre por que esses homens bem-sucedidos, que têm tudo, correm tantos riscos por sexo. Homens que fazem isso são arrojados, sugerem eles, narcisistas que presumem que não precisam obedecer às regras comuns. Homens bem-sucedidos que estão acostumados a ganhar e também acostumados a ficar impunes. Muitas das teorias fazem sentido, mas a verdade é que muitos deles são homens bastante normais, com opções sedutoras pulando em seu colo.

Não devemos nos esquecer de que existem muitos que resistem — políticos, esportistas, figuras públicas —, que conseguem se manter no bom caminho. Mas, inevitavelmente, alguns sucumbem. Nos habituais festivais da culpa

Preciso arranjar uma estranha **73**

que seguem o desmascaramento público de uma traição sexual, entre gritos de vergonha e sermões, parte da história geralmente é omitida. Presume-se que o homem casado está fazendo muito sexo em casa — que essas celebridades casadas não têm motivo para não estar satisfeitas, ainda mais porque geralmente suas esposas são mulheres deslumbrantes. Como demonstrou tão vividamente o livro *Por que elas negam fogo*, isso é um absurdo. Independente de quão atraente seja a esposa, não há absolutamente nenhuma garantia de uma vida sexual harmoniosa e regular. O abismo entre homens e mulheres, causado pela testosterona, significa que a harmonia sexual não é fácil de ser obtida. Homens que se afastam do casamento nem sempre são glutões sexualmente vorazes procurando por alguma coisa fora dele. Alguns são homens que estão procurando pelo que o casamento não lhes oferece — podem querer apenas se sentir desejados.

Em toda a fofoca sobre os casos que levaram ao término do casamento do astro do futebol inglês Ashley Cole, diversos comentários interessantes surgiram nas delações de suas amantes. "Eu ficava muito espantada por ver como ele era íntimo e carente", disse uma delas. "Não era uma coisa obscena, era mais como sexo de namorado. Eu pensava que aquele atleta vigoroso, com reputação de mulherengo, ia fazer gato-sapato de mim na cama", comentou outra. Aí está aquela mesma presunção, aquele questionamento sobre por que um homem casado com a glamourosa e sexy Cheryl Cole precisaria de "sexo de namorado".

A maioria dos homens está condenada a viver em um estado de frustração crônica, concluem Roy F. Baumeister e Dianne M. Tice em *The Social Dimensions of Sex*. O livro detalha toda a pesquisa, demonstrando o anseio dos homens por sexo e sua improbabilidade de conseguir o que querem. "A frustração sexual é, portanto, quase inevitável para a maioria dos homens, e não apenas ocasionalmente. Eles não têm parceiras suficientes, ou mesmo sexo suficiente com uma parceira, para satisfazer seus desejos."[10] O resultado, concluem os autores, leva alguns homens a correr riscos tolos, "especialmente quando esse anseio é combinado com uma sensação de que eles não vêm levando uma vida sexual satisfatória e que gostariam de ter mais aventuras e satisfações sexuais. Isso é exatamente o que se esperaria de pessoas que estão condenadas pela própria natureza interna e pelas circunstâncias externas a ser cronicamente insatisfeitas no sexo: descontentamento, imprudência, depressão e uma busca incansável por qualquer tipo de nova satisfação".[11]

74 O que os homens querem na cama

Quer estejamos lidando com homens famintos por sexo ou com homens casados simplesmente tentados por alguma estranha, não há dúvida de que a fixação dos dias de hoje por relacionamentos totalmente honestos, francos e monógamos coloca um peso enorme sobre o casamento. Embora ainda existam mulheres que escolhem fazer vista grossa para um ocasional lapso do marido, ou casais que possuem um acordo tácito ou até mesmo aberto de que simplesmente preferem não saber, as mulheres de hoje estão sob enorme pressão para controlar os homens e exigir fidelidade total.[12]

Ryan e Jetha explicam as consequências de nossas atitudes confusas em relação a sexo e monogamia:

> A campanha para ocultar a verdadeira natureza da sexualidade de nossa espécie faz metade dos casamentos ruir sob uma inevitável maré de frustração sexual, de tédio que acaba com a libido, traições impulsivas, desequilíbrio, confusão e vergonha. A monogamia em série se estende diante (e atrás) de nós como um arquipélago de fracassos: ilhas isoladas de felicidade transitória em um mar frio e escuro de decepção.[13]

Não são apenas os homens que estão lutando contra esse mar de decepção, dizem os autores. Eles levantam um ponto interessante sobre a pressão que a infelicidade masculina coloca sobre as mulheres. "Quem quer compartilhar a vida com um homem que se sente aprisionado e diminuído por seu amor por ela, cuja honra marca os limites de sua liberdade? Quem quer passar a vida se desculpando por ser apenas uma mulher?"[14]

Daniel (38 anos) me escrevia havia um ano quando seus problemas conjugais por causa do desejo discrepante chegaram ao limite — sua esposa, Natalie, sugeriu que desistissem do casamento de 17 anos.

> No final das contas, era principalmente por causa do sexo. Ela achava que porque ela não conseguia (ou não queria) me proporcionar o sexo que eu desejava, eu devia ir ser feliz. Ela não se importa com o jeito que sou, mas está triste com o fato de que estou muito infeliz em relação ao sexo (confuso, eu sei — mas acho que faz sentido).

Apesar da frustração, ele não queria desistir: "Eu não queria ir embora, queria ficar. Por quê? Porque ela é minha esposa, a mãe de meus filhos, e eu a amo. Ela é minha melhor amiga, e não quero perder isso." Mas seus diários ilustram como é difícil para ambos. Ele documenta as intermináveis conversas do casal sobre o assunto:

> Ela reconhece que tem a vantagem, e às vezes se sente culpada. É por isso que se esforça para transar. Eu mencionei que agradecia o esforço, embora seja a atitude que bota toda a experiência a perder. Acho que isso é algo em que ainda temos que trabalhar. Nas situações em que fazemos mais sexo que o normal, eu me pergunto por que os deuses escolheram me conceder essa recompensa? O que fiz de diferente? Será que a tratei de maneira distinta? Preparei uma boa refeição? No final, na verdade, tudo se resume apenas aos sentimentos dela e à vontade dela de fazer sexo. Não tenho voz ativa nessa questão, e realmente não acho que nada que eu faça, de positivo ou negativo, tenha alguma relevância. Devo apenas me resignar ao fato de que ela está no controle e eu recebo o que me é concedido.

Ao longo do ano em que escreveu para mim, essa crescente aceitação ajudou a reduzir sua obsessão por sexo.

> Escrever o diário deixou as coisas um pouco mais claras para mim, e pode estar contribuindo para uma percepção de que não vai ficar melhor que isso — apenas toque sua vida para a frente! No geral, acho que eu poderia contar nos dedos o número de vezes em que fiz sexo nos últimos seis meses — e estaria forçando a barra se usasse todos os dedos. Mas pelo menos acho que estou me acostumando. Já não peço tanto — se estou mesmo com tesão, me masturbo. Isso alivia a tensão e evita qualquer tipo de decepção ou confronto. Se Natalie está com vontade, ela toma a iniciativa. Deixo por conta dela, o que torna tudo muito mais fácil.

A masturbação é a resposta simples. É o que ouço da maioria dos homens. "Sou casado há 52 anos, nunca dei um passo em falso sexualmente, mas agora durmo sozinho no quarto vago, pois essa é a única maneira de obter alguma atividade sexual", reclama um dos homens.

Masturbação não é o que os homens querem, mas é a solução menos propensa a causar problemas. Este é o relato de Joseph, de 50 anos, casado há vinte, cuja vida sexual se encerrou quando a mulher chegou à menopausa.

Eu adoraria um pouco de ação enquanto meu pau ainda levanta sozinho! Boquetes seriam ótimos, mas Allison ou está cansada demais ou indisposta a fazer qualquer coisa sexual. Eu não imploro. Bato uma punheta ou leio um livro. Não vou arriscar ter um caso para fazer sexo. Temos dois filhos, e quero manter a família. Mas não acho que minhas necessidades sejam tão exigentes. Uma punheta mais quente ou um boquete ocasional me manteria feliz. Isso é pedir demais?

Infelizmente, para muitos homens, nem mesmo isso está disponível com frequência. Então eles se refugiam na masturbação, mas, hoje em dia, a experiência é frequentemente intensificada pela extraordinária exibição sexual sendo transmitida para todos os lares através da internet. Como explico no Capítulo 2, a pornografia da internet está agora alimentando todo aquele desejo sexual masculino não correspondido, aquele ardente interesse por variedade sexual. Para cada ardoroso esforço de pintar a pornografia virtual como a encarnação do diabo existe um forte argumento de que a pornografia vem fazendo um ótimo trabalho em manter tampado aquele caldeirão borbulhante.

"Exibição de sedução voraz, oscilando e chamando. Induzindo e arrulhando através de lábios vermelhos e carnudos, bochechas coradas. A tentação das calcinhas molhadas. Seios redondos como melões, serenata de suspiros e arquejos, as gargantas macias e os pescoços cheirosos das mulheres, sua vulnerável função do sexo, sedução, o canto da sereia. Eu vejo, eu ouço", escreve Max Wolf Valerio, explicando que foi apenas por se tornar um homem que finalmente entendeu como a pornografia e a prostituição funcionam como um serviço, preenchendo uma necessidade genuína. "É aquele impulso sexual implacável. Entendo a necessidade de simplesmente resolvê-lo, de transar sem ter um 'relacionamento' com uma mulher. É um mercado que exige exploração, o mercado lascivo da libido masculina."[15]

Alyssa descreve a si mesma como uma "profissional do sexo madura". Ela tem 60 anos e está na indústria do sexo há três. Ela explicou que são as mulheres casadas que a mantêm em atividade.

Muitas vezes me perguntei o que as mulheres pensam que os homens fazem quando elas param de transar com os maridos. Será que acham que o desejo sexual dos homens diminui como o delas? *Não*, não diminui. Adivinhe aonde os homens vão. Sim, atrás de mulheres como *eu*. Não é só o sexo. Quando eles vão visitar uma profissional do sexo, podem apenas querer ser tocados, acari-

Preciso arranjar uma estranha **77**

ciados e abraçar outro corpo. A sensação do toque é muito importante para os homens que me visitam. Entendo os homens muito melhor que antes. Aprendi que somos uma parte importante da sociedade, mantendo, na verdade, alguns casamentos de pé — se os homens arranjam alívio sexual em outro lugar e não incomodam as esposas, tudo fica às mil maravilhas.

A maioria dos homens parece se voltar para as Alyssas do mundo de maneira muito relutante. Owen é um exemplo típico dos homens que escreveram para mim, que ocasionalmente pagam por sexo. Ele tem 53 anos e é casado há 29. Sua primeira carta explica que raramente tem alguma válvula de escape para seus sentimentos sexuais em casa. "Agradeço a Deus pelas casas de massagem", acrescenta ele.

Decidi que simplesmente não é certo eu perder minha vida sexual porque a mulher com quem estou casado há 29 anos não está interessada. Portanto, ocasionalmente pago por sexo e alivio a tensão física. Isso não substitui uma relação sexual calorosa e amorosa com minha parceira. Mas é um prêmio de consolação com o qual posso conviver no momento.

A ironia é que ele tem dificuldade para ter uma ereção com mulheres estranhas. Owen descobriu isso na única vez em que teve um caso:

Tive uma breve aventura com uma mulher de minha idade há mais ou menos cinco, seis anos. Meu problema é que nunca cheguei a ter uma ereção total, apesar de me sentir fisicamente atraído por ela. Ambos estávamos em um ambiente tranquilo, nus e dispostos, nos tocando, beijando, acariciando etc. Mas percebi que simplesmente era incapaz de ficar ereto o bastante para penetrá-la. O sujeitinho simplesmente não levantava a cabeça. Ela levou para o lado pessoal na última vez, e esse foi o fim. Desde então, não voltei a me desviar dessa forma. Acho que meu problema era que eu me sentia culpado pelo caso. Naquela época, minha mulher já perdera o interesse em sexo havia muitos anos. O estranho é que raramente tive problemas em obter ou manter ereções com minha esposa nas raras ocasiões em que ela concordou em transar comigo.

Muito de vez em quando, ele visita uma casa de massagem, onde precisa tomar Viagra para ter um bom desempenho.

Entretanto, eu me ressinto do custo financeiro e espiritual. Minha esposa ainda é minha primeira opção, mas não está disponível com muita frequência (uma vez por mês se eu tiver muita sorte — normalmente menos). Sinto-me muito zangado e desiludido por causa disso, e preferiria chegar a um acordo com ela sobre uma quantidade limitada de sexo em nosso relacionamento, de forma que ela se sentisse mais desejada, e eu também.

Diante desse constante conflito, o que de fato surpreende não é o lapso ocasional dos homens na infidelidade, mas o desejo, expressado por tantos, de permanecer fiéis. A história de Daniel e Natalie é típica. Ele teve um caso durante um período conturbado depois de seis anos de casamento quando seu trabalho exigiu que eles vivessem separados. Mas tem sido fiel nos últimos 11 anos e diz que "não quer passar por aquilo outra vez". Muitos homens não desejam desconhecidas, mas o toque familiar de sua amada parceira.

Por falar em toques familiares, há uma ótima história sobre um casal que foi de carro para o supermercado e, assim que os dois chegaram ao estacionamento, o veículo enguiçou. O marido disse à esposa para fazer as compras enquanto ele consertava o carro. A esposa voltou algum tempo depois e viu um pequeno grupo reunido perto do automóvel. Quando se aproximou mais, ela viu um par de pernas cabeludas saindo de baixo do chassi. O homem usava um short, mas a ausência de cueca tornava suas partes íntimas evidentemente públicas. Incapaz de suportar o constrangimento, ela se aproximou, enfiou as mãos dentro do short e colocou tudo de volta no lugar. Mas quando se levantou, olhou para o outro lado do capô e viu-se encarando o marido, que estava ali parado esperando. O mecânico do seguro, entretanto, teve de tomar três pontos na testa.

Dado o gosto masculino por variedade sexual, a verdadeira lição desses diários sobre sexo é quão raramente os homens escolhem exercitá-la. Sim, alguns têm casos, mas apenas uma minoria. Eles podem ter tido uma noite de sexo casual, ou um ou dois casos que duraram algumas semanas, talvez meses — pequenos lapsos em dez, vinte, trinta anos de casamento. Apenas uns poucos são transgressores em série. Todos nós conhecemos um mulherengo, aparentemente incapaz de manter fechado o zíper da calça. Mas eles são raros se comparados aos homens que fazem de tudo para se manter no bom caminho — a despeito de seu persistente interesse por sexo.

Apesar de toda a conversa na mídia sobre a proliferação dos casos, a verdade é muito menos interessante. *Lust in Translation* foi um livro extremamente sensacionalista publicado há alguns anos pela jornalista Pamela Druckerman, do *Wall Street Journal*. Ela viajou pelo mundo tentando estabelecer as diferenças culturais nas regras da infidelidade — as mulheres francesas seriam mais relaxadas em relação às amantes dos maridos? Os homens japoneses acham mesmo que não estarão traindo se estiverem pagando? As suculentas anedotas de Druckerman atraíram muita publicidade, mas a mensagem que normalmente era negligenciada estava oculta nas estatísticas que ela conseguiu reunir. Pesquisa após pesquisa revelava pouquíssimos homens ou mulheres tendo casos. Apenas 4% dos homens italianos e americanos relataram ter sido infiéis nos anos anteriores, 7% dos homens britânicos e um índice incrivelmente baixo de 2,5% dos australianos. Em geral, é sobretudo nos países africanos com atitudes culturais muito diferentes que surgem números verdadeiramente grandes, com mais de um terço dos homens de Togo, Camarões e Costa do Marfim relatando infidelidade nos anos anteriores.[16]

É verdade que essas pequenas porcentagens anuais sobem ao longo de um casamento duradouro, mas não se pode negar que a maioria dos homens se mantém fiel pela maior parte do casamento. E os outros? Bem, alguns têm as próprias ideias quanto ao que é quebrar as regras. De todos os homens que escreveram para mim sobre como lidam com isso, Chris talvez tenha sido o mais intrigante. Com um pouco de adulação, ele concordou em me contar tudo sobre sua "vida extraconjugal estilo Bill Clinton".

Chris declara não acreditar em fazer sexo fora do casamento, mas simplesmente ama tudo o que diz respeito às mulheres: "Deslumbrantes, misteriosas, inatingíveis. Adoro flertar com elas, o contato visual, as surpresas e as infinitas piadas." É a caçada, o jogo que instiga esse homem de 45 anos que passou toda a juventude tentando descobrir como atrair as mulheres

> Fui um adolescente tão triste e solitário que ter uma mulher que eu gosto comigo é absolutamente fantástico. Quando uma mulher gosta de mim fisicamente, reescrevo aquela desolada solidão adolescente, e o total isolamento se transforma na mais maravilhosa proximidade. E sinto que as conheço. Elas adoram inteligência, humor, sucesso, interesse em seus sentimentos e, sobretudo, desprendimento. Elas odeiam carência. E eu lhes dou o que querem. Sou obcecado e penso nelas — e em sexo com elas — o tempo todo.

Mas ele não está interessado em de fato *fazer* sexo com elas. "Gosto que pensem que tenho motivos nobres", diz ele, mas a verdade é mais complexa:

80 O que os homens querem na cama

Sinto que o sexo normalmente encerra a caçada e a excitação, e não quero pôr um fim à proximidade. Eu adoro proximidade. Sou próximo de minhas ex e continuo sendo amigo quando gosto de alguém. Sexo traz complicações. Sentimentos desiguais, um corre atrás depois de fazer sexo, o outro foge. Sexo acaba com o mistério, com a caçada. Minha traição tem um nível de moralidade, sou puro. As mulheres confiam em mim porque sentem que não ofereço perigo. Além do mais, eu as confundo — elas não estão acostumadas com homens que não querem penetração. Detesto camisinhas, e realmente não quero pegar nada. Todas as mulheres, sobretudo minha esposa, são espertas, e a dor que minha mulher enfrentaria se eu fosse pego traindo seria insuportável. Além disso, meus filhos, que são meu mundo, meus pais e todas as outras pessoas me odiariam se eu fosse pego. Sou um péssimo mentiroso, infelizmente para mim — eu irradio o que estou pensando, então sempre achei isso muito conveniente. Quando o assunto da fidelidade aparece, posso colocar a mão no coração e dizer que nunca fiz sexo com Monica Lewinsky ou com qualquer outra, por sinal. Então, por muitas razões, não quero sexo. Por razões astutas, nobres ou práticas.

Então, sem "sexo" — mas ainda restam algumas possibilidades em aberto.

Faço tudo da cintura para cima. É ótimo. Qualquer coisa abaixo da cintura corta o meu tesão, a não ser que eu esteja apaixonado, e, quando é o caso, quero muito o que existe da cintura para baixo. Mas, para mim, amor é algo raro, então normalmente não estou interessado no que há lá embaixo. Então, sem sexo. Eu adoro proximidade, adoro carícias, detesto sexo sem amor, penso em relacionamentos o tempo todo. Minha fórmula é: se as faço rir, consigo qualquer coisa. Estou acariciando seios enquanto elas estão rindo. Elas não se sentem ameaçadas porque é tudo uma brincadeira de amigos, não passa disso. Elas cedem a mim. A maioria são garotas que conheço há mais de vinte anos, e já passei muito tempo falando da vida delas e brincando. É nosso segredinho. Há quanto tempo faço isso? Dez anos. Desde que venci meu pânico de mulheres. Com que frequência? Sempre que possível, aonde quer que eu vá, acho. Sempre existe alguém. Se acho que estou traindo? Sim.

Ele menciona o relacionamento com uma mulher que vê regularmente há quatro anos, um relacionamento restrito a conversa, piadas e alguns toques aqui e ali. "Será que ela quer mais? Talvez, mas tenho a impressão de que o que elas realmente gostam é que eu fale. Nunca é algo como: 'Ah, por favor, não tire a mão de dentro da minha blusa', mas: 'Não vá embora, precisamos conversar mais.'"

Ele acredita que o que essas mulheres realmente querem é a rara e íntima troca verbal, e elas aceitam que suas mãos vagueiem como parte do trato. O que as mulheres tiram de tais aventuras é uma questão intrigante: a maioria das pesquisas sugere que as mulheres que se envolvem em casos têm mais propensão a ser motivadas pelas necessidades emocionais. Mas também sempre houve *algumas* mulheres interessadas em pura aventura sexual. Em 1973, Erica Jong escrevia sobre seu sonho de um sexo totalmente sem amarras, um encontro sexual entre perfeitos estranhos — sua famosa "foda sem zíper": "Sem zíper porque, quando vocês se encontravam, os zíperes caíam como pétalas de rosas, roupas de baixo eram sopradas pela brisa como a penugem do dente-de-leão [...] A foda sem zíper é a coisa mais pura que existe, e é mais rara que um unicórnio."[17]

Como é fascinante encontrar, entre os meus colaboradores, casais que estão explorando a rara necessidade feminina e usando-a para melhorar o relacionamento. Doze dos cerca de 150 colaboradores mencionaram aventuras com swing, *ménages* ou uso da internet com os parceiros para todo tipo de emoções sexuais. Essa é outra interessante evolução sexual proporcionada pela internet. Ela não apenas permitiu acesso gratuito à pornografia como tornou a foda sem zíper de Erica Jong uma possibilidade real e fascinante. Os sociólogos britânicos Laura Rival, Don Slater e Daniel Miller estudaram esse novo playground sexual e encontraram mulheres que participavam e apreciavam a internet especialmente como um lugar onde podem "explorar desejos que são tabu, constrangedores ou perigosos demais para a vida off-line: como bissexualidade, exibicionismo, sexo grupal e promiscuidade".[18]

A decisão de se envolver em swing normalmente era motivada pelo homem, mas as mulheres participavam de forma ativa e, no final das contas, acabavam obtendo tanta diversão quanto, ou até mais, com a experiência como um todo. Megan (53 anos) é um bom exemplo. Ela vivia um casamento feliz havia mais de 35 anos quando seu marido confessou que queria vê-la com outro homem. "Nossos filhos saíram de casa, e ficamos com tempo livre, então decidimos que deveríamos viver a vida ao máximo e fazer algumas das coisas que nunca fizemos na adolescência ou com vinte e poucos anos", explica ela.

82 O que os homens querem na cama

Nada mais justo, mas imagine a surpresa dessa mãe católica de três filhos, que se casou virgem, ao descobrir que uma das coisas que seu marido tinha em mente era observá-la fazendo sexo com outro homem. "Fico perplexa com o fato de que se possa viver com seu parceiro por trinta anos e não conhecer verdadeiramente as fantasias e os desejos secretos dele", diz Megan, acrescentando, previsivelmente, que demorou um bom tempo para concordar em explorar a brilhante ideia do marido.

Mas, afinal, eles decidiram realizar a fantasia dele, e nos últimos cinco anos, os dois entraram na cena do swing. "Conhecemos sites de encontros adultos, que é como nos comunicamos com pessoas que têm os mesmos interesses. Evidentemente, em um relacionamento como o que tenho com meu marido, existem regras estritas que devem ser seguidas quando participamos desses jogos, pois não queremos nenhuma complicação que possa magoar alguém", diz ela, explicando que, entre outras regras, eles sempre fazem sexo seguro.

Às vezes, eles fazem swing com outros casais, mas, com mais frequência, desfrutam um *ménage* — "no qual meu marido permite que eu me divirta com um solteiro mais jovem enquanto ele assiste ou participa. É uma experiência fantástica para nós, e melhorou muito nossa vida sexual. Estamos com 50 e poucos e somos casados há 35, então temos um relacionamento bom e sólido, que não é ameaçado por essas atividades, apenas aprimorado". Eis um típico registro do diário:

Sábado, 29 de setembro de 2008 — Diário de Megan

Hoje foi uma noite planejada por nós durante a semana. Eu ia receber um jovem vigoroso de 30 anos para se juntar a mim em um pouco de atividade extracurricular, com a permissão de meu marido. Nosso amigo chegou, e eu estava vestida de acordo: saia curta, meia-calça, ligas, salto alto, blusa decotada. Meu marido fica muito excitado — ele adora que eu me vista assim. Enquanto conversávamos com nosso amigo, ele admirava minha roupa e minha silhueta. Então fomos para o quarto, e ele pediu que eu me despisse, deixando apenas as meias, as ligas e os sapatos. Enquanto o fazia, meu amigo deitou-se na cama, apoiado nos cotovelos, e admirou meu corpo. Ele disse que adorava me ver nua e falou como eu era linda e atraente, e que não conseguia tirar os olhos de meus seios fartos e de meus mamilos grandes. Tivemos momentos sensacionais, e meu marido se juntou a nós, fazendo um *ménage* que não vou esquecer tão cedo.

Não é incomum ver mulheres que foram relutantemente persuadidas a fazer swing abraçarem esse estilo de vida incomum. "Eu me adaptei na hora!", escreveu Kate (54 anos), outra de minhas colaboradoras, que foi encorajada pelo parceiro, Patrick, a se envolver usando sites de sexo na internet para conhecer novos parceiros.

> Ele me apresentou ao conceito de não monogamia — o fato de que não podemos esperar que todas as nossas necessidades sejam satisfeitas por uma única pessoa —, e ficou feliz por eu explorar outros relacionamentos. Sinto que poderia escrever um livro sobre esses sites de sexo. Tive 21 amantes do sexo masculino e cinco do sexo feminino nos três anos em que estou com Pat.

É claro que nem tudo é tão fácil — Kate atualmente é monógama, pois cansou-se das complicações que surgem nessas complexas interações. "Só acho que esse negócio de relacionamento aberto é exaustivo demais, pois a sociedade parece não saber o que fazer com isso. Pode ser muito frustrante — são muitos jogadores", conclui ela.

Kate é uma mulher com forte impulso sexual — seu parceiro, Patrick (61 anos), reconhece que estava interessado em um relacionamento aberto porque não conseguia acompanhar a intensa sexualidade dela. Mas também existem mulheres com impulsos sexuais menos intensos descobrindo que recobram magicamente a libido quando se deparam com novos parceiros. Há poucos anos, a escritora Gabrielle Carey, de Sydney, fez uma matéria sobre mulheres libidinosas de meia-idade, sugerindo que as mulheres dessa faixa etária também podem ser consumidas por desejos impróprios. Ela mencionou uma discussão no rádio que falava sobre o fato de tantas mulheres terem perdido o interesse em sexo. "Eu resisti à vontade de ligar com um comentário que parecia absolutamente óbvio: 'As mulheres de meia-idade não perderam o interesse pelo sexo. Elas só perderam o interesse em fazer sexo com seus maridos.'"[19]

Ela está certa, é claro. A baixa libido experimentada por tantas mulheres em relacionamentos longos normalmente se revigora como por milagre se aquela mulher encontra um novo homem. Mulheres de todas as idades que se veem solteiras, ou que ingressam em novos relacionamentos, se beneficiam da emoção do novo — um corpo desconhecido, novos cheiros, um toque estranho. Além disso, para algumas há um arrebatamento sexual

84 O que os homens querem na cama

adicional por se sentirem "apaixonadas". O impulso sexual alegre e pulsante de mulheres que vivem novos relacionamentos é muito diferente da libido frágil e negligente que acomete tantas mulheres acomodadas ao relacionamento, e que tantas vezes sufoca a vida de seus casamentos.[20]

Em *Sex at Dawn*, Ryan e Jetha falam sobre as mulheres de meia-idade da Europa e dos Estados Unidos que viajam ao redor do mundo — para Istambul, Bali, Gâmbia, Tailândia e Jamaica —, sugerindo um número estimado de 80 mil mulheres que vão à Jamaica com o intuito de "alugar um rasta" todos os anos.[21] Mulheres procuram sexo — a busca por variedade sexual não é restrita aos machos da espécie.

Ainda assim, é raro que essa busca adquira um papel tão central na vida das mulheres. Os psicólogos se referem à procura por novidade sexual como "o efeito Coolidge", que recebeu esse nome por causa do gracejo do presidente Coolidge para sua esposa sobre o infatigável apetite de um galo.[22] Existe um sólido corpo de pesquisa sobre o efeito Coolidge que demonstra claras diferenças entre os níveis de curiosidade sexual de homens e mulheres. Normalmente, é o efeito Coolidge que leva os homens a apresentar suas parceiras a atividades incomuns como swing, que ambas as partes podem acabar aproveitando.

Já houve ocasiões em que meus colaboradores acharam que suas aventuras de troca de casais se tornaram um pouco quentes demais para aguentar. A história de Megan é típica:

> Há cerca de seis anos, eu estudava direito e vivia on-line fazendo pesquisas e trabalhos, o que me deixava entediada, então, entrava no chat do Yahoo. Lá, acabei me envolvendo com um homem em especial — ele era obcecado por se masturbar para mim, e me tornei obcecada por me masturbar para ele. O sexo virtual com ele se tornou um encontro diário, melhorando o sexo entre mim e meu marido, porque ele assistia sem que o homem do outro lado da câmera soubesse que ele estava ali, e depois nós fazíamos um sexo quente e maravilhoso quando eu saía do chat.

Megan acabou desistindo de seu companheiro sexual virtual quando ele começou a se tornar nocivo, acusando-a de transar com outras pessoas e até mesmo rastreando seu histórico na web de sua nova casa em Londres.

Mas vi outros casais que conseguiram evitar esse tipo de problema. Muitos relatam que, usada de maneira cuidadosa, a aventura ocasional de swing acrescenta um *frisson* à atividade sexual. Amanda (37 anos) explica que seu envolvimento foi resultado de uma noite em que fazia um chat íntimo com seu marido, Kevin, que estava fora do estado. Rex, um amigo que ela conhecia havia muito tempo, de 22 anos, ficou on-line, e ela começou a conversar com ele em outra janela. Amanda explica que Kevin pensou que seria divertido dar a Rex um pouco de excitação: "Ele agiu como uma espécie de diretor, dizendo-me o que fazer [...] como tirar minha blusa e depois meu sutiã. Foi divertido e cheio de risadas. Rex adorou!"

As coisas caminharam a partir daí. Em outra ocasião, os dois deram um verdadeiro show para Rex. Primeiro, Amanda fez sexo oral em Kevin, seguido por uma transa vigorosa, enquanto a webcam permitia que Rex fosse o *voyeur*. Agora, o casal participa de alguns serviços de encontros sexuais, nos quais atrai um grande número de interessados — o que não é de surpreender, considerando as fotos que exibem do atraente corpo dela (que tiveram a gentileza de compartilhar comigo!). Eles receberam mais de mil mensagens de pessoas interessadas — principalmente homens, mas alguns casais —, o que levou a algumas aventuras cuidadosamente escolhidas, que em geral ambos aproveitaram.

O impressionante é que essas são pessoas normais, "respeitáveis" — o tipo de gente que todos conhecemos. Entre seus amigos e seus colegas de trabalho, provavelmente existem casais que já exploraram esse tipo de experiência sexual — com discrição e cuidado e um mínimo de risco. A internet derrubou o caráter de atividade ilícita e desfrutada por uns poucos excêntricos do swing, e o tornou uma solução convencional que muitos casais estão escolhendo para acrescentar uma chama extra a um relacionamento sério. Evidente que isso pode trazer complicações, como ciúme, inseguranças e jogos que criam tensões, mas muitos dizem que funciona.

"Existe um número infinito de maneiras de adaptar uma parceria flexível e amorosa a nossos apetites ancestrais", sugerem Christopher Ryan e Cacilda Jetha em *Sex At Dawn*.[23] O ponto de partida deve ser a compreensão desses apetites, reconhecendo as diferenças marcantes entre a disposição sexual de homens e mulheres e descobrindo a melhor maneira de superá-las e manter-se conectado.

4
Preenchendo a lacuna
O gosto pelo não convencional

O embevecido "Alô, mamãe!" de Hugh Grant quando descobre a enorme calcinha modeladora de Bridget Jones foi uma das cenas hilárias que transformaram *O diário de Bridget Jones* em um sucesso tão grande. A cena foi eleita um dos dez melhores momentos do cinema naquele ano e levou diversas celebridades a mostrar as próprias calçolas. Mesmo assim, ainda é uma surpresa descobrir que não é apenas Hugh Grant que fica especialmente excitado com calcinhas grandes.

Os homens têm uma atração pelo que é incomum sexualmente. Alguns adoram calcinhas enormes, outros se excitam com o crepitar de uma capa de chuva de borracha ou com sapatos femininos, pés, *golden showers*, chicotes e correntes. Os homens superam em número as mulheres (em vinte para uma) nas categorias de parafilias graves como pederastia, estupro ou exibicionismo. Esse território obscuro está além do alcance desta discussão, mas eles são muito mais propensos a ter uma eventual peculiaridade sexual, um impulso erótico inofensivo, embora incomum, que permeie suas fantasias.

Meu grupo de cerca de 150 colaboradores revelou um amplo leque desses gostos sexuais incomuns — fraquezas eróticas normalmente ocultadas de suas parceiras, em geral desfrutadas em particular. Muitos homens nunca se atrevem a verbalizar esses desejos secretos — temendo, com razão, o ridículo e o desprezo das mulheres, que consideram difícil imaginar o apelo do sexualmente bizarro. Mas o desejo sexual funciona de uma maneira muito misteriosa. Existem bons motivos para os homens serem inclinados a adquirir esses gostos — seu arranjo psicológico os torna vulneráveis a desenvolver interesses sexuais incomuns bem cedo, hábitos dos quais é muito difícil se livrar, como apreciar a aparência e a textura de calcinhas sedosas e macias. Diversos colaboradores meus ficam excitados com calcinhas femininas, preferindo em geral as pequenas, um pouco de renda, uma delicada tanga ou um fio-dental vermelho. Ainda assim, Connor (45 anos) gosta de algo muito mais generoso, como sua esposa Ruby sabe muito bem. Às vezes, ela arranca determinadas páginas dos catálogos de lingerie da Target e do Kmart para que ele não "se sinta encorajado". Ambos se lembram muito bem do dia em que tudo começou.

Ruby vem de uma criação católica muito protegida. "Ambos éramos praticamente virgens quando nos casamos", explica Connor. Quase virgens, com exceção das carícias durante o namoro, que normalmente aconteciam no carro de Ruby. Foi ali que ele encontrou pela primeira vez o que se tornaria seu capricho sexual favorito: "Nós estávamos no Datsun 120Y de Ruby e nos acariciávamos de um jeito muito íntimo. De repente, descobri que conseguia colocar a mão por baixo do vestido dela. O luar estava bem intenso para me deixar ver o que hoje em dia é chamado de calcinha 'Bridget Jones'. Ela era de algodão e tinha uma textura maravilhosa", diz Connor, deliciado por ter a sorte de explorar totalmente aquela calcinha.

Connor está convencido de que aquele incidente, e os encontros subsequentes com as substanciais roupas de baixo de Ruby, "gravaram" para sempre as calcinhas de vovó em sua lista de preferências sexuais. "Por mais estranho que pareça, associo calcinhas e cuecas de algodão a bom sexo", diz ele. Não que faça sexo com frequência. Ele explica que vive uma vida de monge; são quase dez anos desde que viu Ruby usando sua roupa de baixo: "Não conta se as calcinhas estão no varal ou na pilha de roupas limpas."

O casal não faz sexo há quatro anos, de forma que às vezes Connor se reconforta aliviando-se com as calcinhas de Ruby para adicionar um pouco de emoção. Eis um relevante registro do diário:

Eu me masturbei depois que Ruby foi dormir e usei uma de suas calcinhas velhas. Há alguns anos, quando estávamos nos mudando, ela fez uma grande limpeza na gaveta de lingerie, livrando-se de tudo o que estava pequeno e gasto demais. Consegui surrupiar algumas. Às vezes, as visto enquanto estou me masturbando, mas elas acabam ficando gastas demais e as jogo fora. Portanto, o suprimento está diminuindo.

Por que calcinhas de algodão? Como um homem pode obter excitação sexual a partir de roupas de baixo grandes, saltos altos, capas de chuva de borracha ou, o que é bem mais preocupante, meninos ou meninas? Em primeiro lugar, é preciso dizer que a versão convencional dessas peculiaridades sexuais é algo que muitos de nós conhecemos e entendemos. É muito fácil que um item de vestuário, um perfume ou uma música adquira um simbolismo erótico, proporcionando-nos um *frisson* ao se associar a uma experiência altamente sexual. Calcinhas sedosas e macias são um item clássico de colecionador. Há alguns anos, uma estudante de Cingapura de 18 anos ganhou uma fortuna vendendo pela internet tangas, calcinhas e sutiãs usados para financiar seus estudos. Seu sucesso levou a uma enxurrada de imitadoras — e o negócio parece estar em expansão. Naturalmente, isso deixou muitos homens brincalhões interessados em vender as próprias cuecas e shorts de futebol suados, mas a triste verdade é que eles não têm muitas chances de encontrar compradoras. Vamos encarar os fatos: mesmo as mulheres mais apaixonadas raramente roubam as camisetas do amante para cheirar quando ele não está por perto.

Como expliquei, colecionar calcinhas usadas e cheirar lingerie são hábitos peculiarmente masculinos. Os homens são muito mais propensos a adquirir gostos sexuais atípicos como "parafilias" — "*para*" de "além" ou "fora de" e "*filia*" de "ligação com" —, impulsos eróticos que às vezes os colocam em grandes problemas. De acordo com a bíblia da psiquiatria internacional (o *DSM-IV-TR Handbook of the American Psychiatric Association*), o verdadeiro parafílico deve ter um desejo sexual recorrente, fixo, compulsivo, sexualmente motivado, pessoal ou socialmente inadequado e que interfira na capacidade de afeição recíproca.

A razão pela qual os machos da espécie parecem ser particularmente inclinados a se prender a preferências sexuais incomuns e arriscadas pode ter algo a ver com sua comparativa falta de flexibilidade erótica, de acordo com *Sex at Dawn — The Prehistoric Origins of Modern Sexuality*.

Os autores, Christopher Ryan e Cacilda Jetha, explicam que o comportamento sexual das mulheres normalmente é muito mais maleável que o dos homens. "Os jovens machos passam por um breve período no qual sua sexualidade é como cera quente esperando para ser moldada, mas a cera rapidamente esfria e se solidifica, mantendo a forma para sempre. Nas fêmeas, a cera parece continuar macia e maleável ao longo de suas vidas."[1]

A sexualidade feminina parece, para a maioria das mulheres, incluir a liberdade de mudar conforme a vida se transforma ao redor delas, mas em geral os homens ficam presos. Como psicólogo evolutivo, Christopher Ryan utiliza pesquisas com animais para ilustrar essa noção de flexibilidade, descrevendo o trabalho do neurocientista Keith Kendrick e de seus colegas, realizado na Inglaterra, que envolvia trocar os filhotes recém-nascidos de ovelhas e cabras, de forma que os cordeiros eram criados por cabras adultas e vice-versa. Quando os animais atingiam a maturidade sexual, eram reunidos à própria espécie, sob os olhos atentos dos pesquisadores. As fêmeas provaram ser muito tranquilas em relação à escolha de parceiros, acasalando com machos de ambas as espécies. Mas os machos demonstraram uma decidida resistência a se aventurar fora da espécie com a qual haviam sido criados — mesmo depois de já estarem entre a própria espécie por três anos.

Ryan e Jetha argumentam que esse tipo de pesquisa sugere "fortes diferenças no grau de flexibilidade erótica (volubilidade) nos machos e nas fêmeas de várias espécies, incluindo a nossa".[2] Incluindo a nossa? Bem, sim — as evidências deles são baseadas apenas em ovelhas e cabras. Os autores também possuem evidências da diferença humana de gênero em relação à flexibilidade por causa do trabalho com a professora de psicologia Meredith Chivers, da Queens University, em Ontário. Chivers conduziu uma série de experimentos para medir a reação sexual de homens e mulheres, tanto homossexuais quanto heterossexuais, a uma variedade de vídeos sexuais. Ela mostrou a eles todo tipo de imagens sexuais: casais fazendo sexo, mulher com mulher, pessoas se masturbando, uma mulher nua fazendo uma rotina de exercícios, um homem nu na praia. E também incluiu o acasalamento de bonobos — uma espécie de macaco.[3]

As mulheres provaram ser muito versáteis, demonstrando uma reação sexual a praticamente tudo o que viam. Não que necessariamente tivessem consciência do que acontecia nas suas partes baixas, onde o fluxo de sangue genital estava sendo medido por um aparelho chamado pletismógrafo. Elas normalmente relatavam que não estavam excitadas ao assistir a casais de lésbicas ou de gays, e muito menos com os bonomos cruzando, mas seu fluxo sanguíneo indicava o contrário. E ainda que muitas tenham alegado ficar mais excitadas pelo sexo heterossexual, essa inclinação para o convencional não foi ratificada pela agulha do pletismógrafo. Existe todo tipo de pesquisa demonstrando essa conexão entre o que as mulheres experimentam em nível físico e o que experimentam conscientemente — o que, como ressaltam Ryan e Jetha, é exatamente o que a teoria da flexibilidade erótica prediz: "Talvez o preço da maior flexibilidade erótica das mulheres seja uma maior dificuldade em saber — e, dependendo das restrições culturais que podem estar envolvidas, em aceitar — o que elas estão sentindo."[4]

90 O que os homens querem na cama

No entanto, a mente e os genitais masculinos estão de acordo, e o pênis sobe e desce no ritmo das preferências declaradas. O gráfico de fluxo sanguíneo peniano indicava inchaço quando homens heterossexuais assistiam a mulheres com homens, mulheres com mulheres e mulheres nuas — mas raramente quando homens apareciam na tela. Observar mulheres nuas causou pouca reação para a maioria dos homens gays. E os macacos? Bem, os bonobos criaram uma excitação ocasional em alguns homens, mas em nada comparável à reação masculina às fêmeas da própria espécie.

Ryan e Jetha sugerem que a preferência sexual dos homens raramente muda do que quer que capture sua fantasia sexual no começo da vida: "Uma vez determinado, o erotismo masculino tende a manter seus contornos ao longo da vida, como concreto que foi assentado." Ao contrário das mulheres, que parecem manter a flexibilidade para responder a situações eróticas que fogem às suas preferências declaradas, os homens acham difícil seguir o fluxo. É por essa razão que tantas vezes os praticantes de swing relatam que, com frequência e de forma inesperada, as mulheres veem-se desfrutando dos prazeres do corpo de outra mulher, embora, mesmo em um entrelaçado de corpos ofegantes, os homens heterossexuais afastem-se desesperadamente de peitos peludos ou coxas musculosas.

A flexibilidade das mulheres lhes permite reagir a pressões sociais, abandonando mais facilmente interesses sexuais e ignorando desejos inapropriados. É o homem que se vê incapaz de se livrar de desejos sexuais arraigados que podem colocá-lo em todo tipo de problema como, por exemplo, quando uma esposa ultrajada descobre sua paixão por *golden showers*. Explicando que tratamentos puramente psicológicos para parafilias sérias raramente são bem-sucedidos, Ryan e Jetha concluem:[5]

> A maioria dos pesquisadores e terapeutas concorda que essas fomes sexuais incomuns são quase exclusivamente vistas em homens, parecem estar relacionadas às impressões precoces e são difíceis, se não impossíveis, de alterar depois que a cera macia da infância se solidifica [...] Quando a idade de maleabilidade é ultrapassada, os homens parecem ficar presos à impressão que receberam: borracha ou couro, S ou M, cabra ou ovelha.

Em seu livro *The Social Dimensions of Sex*, Roy F. Baumeister e Dianne M. Tice ressaltam que muitos homens com necessidades sexuais incomuns são bastante específicos e inflexíveis em relação a ter exatamente o que querem:[6]

Por exemplo, alguns homens consideram excitante ser repreendidos ou insultados por uma mulher antes do sexo, e podem pagar a uma prostituta para agir de acordo com um roteiro e dizer precisamente as coisas que eles querem. Mas se a mulher se desvia disso, o homem perde a excitação e fica irritado. Ele quer que ela diga exatamente determinadas coisas, em uma sequência específica.

Os autores veem isso como uma evidência da inflexibilidade do desejo masculino. As parafilias masculinas demonstram pouca maleabilidade: "Os homens não as adotam como podem fazer com um hobby, nem acham fácil se livrar delas." Os homens são "brinquedos da natureza", sugerem os autores, citando a evidência de que a natureza opera de maneira mais poderosa sobre eles.[7]

Existem muitos homens — e algumas mulheres — que vivem bem com suas peculiaridades sexuais, às vezes encontrando parceiros dispostos a satisfazer seus desejos. Vários colaboradores meus gostavam de um pouco de sadomasoquismo. Eis um homem divorciado, Joel (67 anos), falando sobre suas festas BDSM (envolvendo sadomasoquismo, além de *bondage* e disciplina):

> Nos últimos anos, eu descobri as alegrias do BDSM e tenho tido muitas parceiras, uma das quais vive comigo. Nós frequentamos festas de BDSM por todo o país, sejam públicas ou particulares. Essa atividade me proporcionou um novo interesse pela sexualidade em suas diversas formas. Nenhum mal é causado às mulheres que participam, e todas são ávidas/dispostas nos relacionamentos. Sinto-me como um rapaz outra vez, fazendo abertamente o que sempre mantive como um segredo obscuro em minha juventude. Agradeço a Deus pela internet e por uma atitude social mais aberta em relação ao estilo de vida escolhido pelas pessoas.

É engraçado como as calcinhas femininas lideram o departamento de fetiche sexual. Alex (65) é outro homem interessado por calcinhas, mas esse afortunado tem a esposa, Amelia, a seu lado:

> Comecei a usar calcinhas com a aprovação de minha esposa. Na verdade, ela foi comigo comprar as primeiras. Isso é apenas parcialmente sexual, porque elas têm uma textura agradável, são muito confortáveis e leves. O primeiro lote era de algodão, e eu podia usá-las por baixo de minhas roupas de boliche. As cuecas normais que tenho usado por muitos anos possuem elásticos e bainhas muito grossos, e normalmente me ferem na virilha. Minha esposa não tem

problemas com isso, e até insinuou que um dia talvez usasse uma cueca minha para dormir — algo que eu gostaria que ela fizesse. Além do mais, isso nos deu um ponto em comum sobre o qual conversar. E o sexo também melhorou!

Certa vez, Alex se viu trabalhando para uma empresa que fazia roupas de baixo — um prazer verdadeiramente esplêndido para esse fetichista de calcinhas, ainda que ele reconheça que a emoção do desfile de roupas de baixo tenha em algum momento se desgastado. Mesmo assim, é a ideia de Alex usando as calcinhas da esposa sob seus shorts que considero pessoalmente deliciosa — quantas coisas não sabemos!

Porém, muitas pessoas têm mais dificuldade em realizar suas excentricidades com os parceiros. Há mais de trinta anos, quando eu era editora da revista adulta de sexo *Forum*, recebi uma carta muito irritada de um inglês com fetiche por capas de chuva de borracha que tinha imigrado para a Austrália e estava chocado por se ver privado de seu prazer sexual predileto. Seu objeto do desejo simplesmente não existia naquela nova e ensolarada cidade. "Eu lamento muito que na Austrália, tirando os longos períodos de alta umidade, o uso de capas de chuva pelas mulheres não seja comum. É muito frustrante para mim", escreveu ele, explicando que tinha visitado lojas de departamentos apenas para ouvir que capas de chuva de borracha não estavam mais disponíveis. A coisa mais próxima que ele conseguia encontrar era o vinil, e o cheiro e o ruído simplesmente não eram os mesmos.[8] De todas as reclamações sobre a Austrália, essa, sem dúvida, sobressai.

A borracha ainda era popular entre os fetichistas britânicos na época, de acordo com os editores do Reino Unido de minha revista. Pelo visto, tudo começou com as babás britânicas, que usavam aventais de borracha para dar banho nas crianças de que cuidavam, e com frequência deitavam os meninos em um forro de borracha. Em climas frios, mães ou babás protegiam menininhos inquietos dentro de capas, e o rigoroso treinamento para usar o penico daquela época resultava em forros de borracha para os que molhavam a cama, e em repreensão de mães e babás pelos lençóis molhados. A sugestão é que borracha, genitais e mulheres irritadas se fundiram, levando a borracha a se tornar um fetiche sexual, às vezes acompanhado do desejo de ser dominado. Alguns desses homens com gosto por capas de chuva encontravam mulheres dispostas a ceder a seus desejos. Um casal escreveu para a *Forum* relatando que tinha feito um acordo de realizar uma sessão de capa de chuva uma vez por semana, além de a esposa concordar em usar capas de chuva de borracha em público sempre que parecesse que ia chover — algo bastante generoso, considerando o clima britânico.[9]

Mas essas mulheres adaptáveis são raras. Temendo a reação das parceiras, poucos entre os meus colaboradores se atreviam a verbalizar seus desejos incomuns para elas, mas era interessante ver alguns homens buscarem conforto em práticas sexuais excêntricas quando se viam em um casamento sem sexo. A esposa de Jacob, com quem é casada há 30 anos, perdeu o interesse por sexo depois da menopausa.

> Nós ainda nos acariciamos, mas não há mais sexo envolvido — não nos últimos cinco anos. Eu tento entendê-la, mas de fato é muito difícil para mim. No entanto, eu a estimo profundamente e quero manter-me fiel a ela. Meu impulso sexual não diminuiu nem um pouco, e costumo me masturbar três ou quatro vezes por semana, ainda que isso não tenha o contato físico que eu realmente desejo dela.

Então, Jacob (59 anos) viu um artigo que o levou em uma direção incomum:

> O artigo sugeria que, para alguns homens adultos, fraldas podiam fornecer uma sensação de alívio sexual e contentamento gratificante. Achei ridículo (até mesmo "pervertido") e tentei tirar aquilo da cabeça. Mas, por fim, não consegui mais aguentar e estava disposto a tentar praticamente qualquer coisa — até mesmo fraldas. Reunindo toda a minha coragem, acabei comprando fraldas para incontinência e as coloquei, sentindo-me completamente estúpido e envergonhado — e, ainda assim, estranhamente excitado. Para minha perplexidade, relaxei quase de imediato e fui tomado por uma sensação tranquila de estar sendo cuidado, de ter permissão para relaxar. Isso aconteceu há cinco anos. Hoje em dia, uso fraldas regularmente sempre que sinto necessidade de alívio sexual. Sem elas eu não conseguiria mais funcionar sem problemas, pois estaria frustrado demais por meu impulso sexual intacto, o que me afetaria tanto mental quanto fisicamente. Minha esposa sabe de tudo, e é tolerante, mas preferiria que eu me tornasse assexuado como ela.

Sabemos muito pouco sobre como esses estranhos hábitos e desejos sexuais se desenvolvem, mas parece que, particularmente com as parafilias mais sérias,

94   O que os homens querem na cama

muitas vezes resultam de uma infância problemática. Há duas décadas, o famoso pesquisador John Money criou a noção de "mapas amorosos" para descrever traços cerebrais aparentemente indeléveis que acabam definindo o que excita sexualmente as pessoas. Ele sugere que desenvolvimentos eróticos anômalos são geralmente causados por experiências familiares e sociais traumáticas, resultando em um mapa amoroso distorcido, que é solidificado em fantasias, sonhos e, às vezes, em atividade sexual, particularmente durante a adolescência, quando surge uma maré de sensações sexuais. Money propôs uma janela de desenvolvimento crítica — entre os 5 e os 8 anos, quando as conexões cerebrais relevantes são feitas. Se as influências durante essa "janela de desenvolvimento" forem distorcidas e destrutivas, um menino pode crescer com um desejo inalterável, e quase irresistível, de reencenar os mesmos padrões com os outros.[10]

Mais uma vez, é o homem que tem uma propensão especial para carregar o legado desse tipo de infância problemática. O sociólogo Edward Laumann e seus colegas da University of Chicago usaram uma grande pesquisa nacional sobre saúde e ciências sociais para traçar que fatores prediziam problemas sexuais na vida adulta. Eles descobriram que as experiências sexuais da infância tinham efeitos mais fortes e duradouros nos homens do que nas mulheres.[11]

Um de meus colaboradores, Oliver, teve exatamente o tipo de criação emocionalmente danosa que leva homens a ter um mapa amoroso distorcido. Sua primeira carta para mim indicava práticas sexuais obscuras que o faziam odiar a si próprio e se sentir envergonhado. Logo depois, ele enviou uma descrição longa e detalhada de uma infância terrível. Seu pai desempregado bebia muito, e o grande consumo de álcool todas as noites alimentava sua raiva e sua agressividade.

> Minhas memórias de infância são marcadas por momentos terríveis. Todas as noites meu pai chegava do bar muito bêbado e brigava com minha mãe. Tenho lembranças vívidas de pratos cheios de comida do jantar sendo arremessados para a rua enquanto meu pai declarava que a comida não era digna de o cachorro comer, memórias de amigos de infância chocados com esse homem bêbado brigando cruelmente com a mulher e com os filhos. Mas o pior era a violência e o sangue; essas memórias me magoam e assombram até hoje. A dor está comigo agora, quando penso na violência recorrente.
>
> Uma noite, enquanto eles brigavam, decidi que ia lhes dizer para parar. Corri para a sala de estar, e a visão quase me fez vomitar. Lá estava aquele tra-

balhador de construção rude e musculoso segurando aquela linda e pequena mulher em uma chave de pescoço, socando-a sem parar. Na manhã seguinte, ela havia partido, e minhas irmãs limpavam o sangue do carpete. A tragédia era que minha mãe não tinha habilidades profissionais, sua educação era limitada, não possuía carteira de motorista, e meu pai lhe tirara a confiança com aqueles socos. Então ela sentia que não tinha para onde ir e não podia deixar os filhos com um bêbado louco, de forma que precisava voltar para casa. A agressividade dele também não era apenas contra minha mãe; quase todas as noites eu levava surras de seu cinto de couro por causa de algum crime insignificante, como acordá-lo quando estava dormindo. Era comum eu ir para o colégio com manchas roxas e marcas em minhas pernas e costas.

Oliver molhava a cama, e normalmente o fazia durante seus cochilos da tarde.

Durante a pré-escola, eu vivia envergonhado por acordar com a calça molhada e ter que vestir outra, emprestada. Lembro-me fortemente que, certa vez, molhei a calça em casa, aos 5 ou 6 anos. Como não tinha roupas de baixo limpas, minha mãe me fez usar uma calcinha de minha irmã, talvez como forma de punição. Fiquei perplexo ao perceber como ela era diferente de minhas cuecas. Era bonita, com pequenos babados de renda. Fiquei secretamente excitado por causa dela! Daquele dia em diante, sempre que conseguia encontrar um momento secreto, eu entrava no quarto das garotas ou na lavanderia e colocava suas lindas calcinhas. Certo dia, meus pais descobriram que eu as usava na hora de dormir ou de tomar banho, e ficaram muito zangados, chegando a me dar uma surra de cinto. Acho que isso só serviu para me tornar mais discreto e envergonhado em relação a meus desejos. Uma vergonha e uma discrição que se mantêm até os dias de hoje.

A roupa de baixo feminina encontrou um lugar em seu mapa amoroso, e, como predisse John Money, a onda de testosterona da adolescência cimentou esse desejo.

Na época em que eu estava chegando à puberdade, minhas irmãs usavam lingeries de mulher, incluindo algumas bastante sexy. Meus pais e minhas irmãs raramente ficavam em casa nas noites de sexta e de sábado, e eu era considerado velho o bastante para ser deixado sozinho. Essas noites se tornaram meu momento. Eu colocava minha música favorita bem alto e inspecionava o guarda-roupa de minhas irmãs. Lembro-me de um adorável conjunto branco que consistia de uma camisola longa de *chiffon* de seda e renda que eu adorava. Nunca conseguia resistir à tentação de experimentá-la, e a combinava com meias com arremate de renda e ligas, um sutiã e a calcinha de renda ou de seda mais sexy que conseguisse encontrar.

Outros interesses sexuais também estavam surgindo.

Por volta dos 10 anos, meu amigo de infância e eu descobrimos o prazer de brincar com nossos pênis. Provavelmente, isso começou quando encontramos algumas revistas pornográficas no galpão do pai dele. Nós as olhávamos juntos e acariciávamos um ao outro. Os toques e as carícias rapidamente evoluíram para sexo oral e anal, e aos 12 anos poucos eram os dias em que não "fazíamos sexo", como já chamávamos, e isso consumia a maior parte do tempo que passávamos juntos. Evidentemente, nunca permitíamos que ninguém mais participasse dessa parte de nosso mundo. Mesmo naquela época, sabíamos que aquilo era nossa vergonha e nosso segredo. Esse relacionamento sexual durou até mais ou menos meus 16 anos, quando nos mudamos e eu nunca mais o vi.

Agora com 42 anos, Oliver é um homem que sempre se definiu como heterossexual — teve um casamento de 23 anos que terminou recentemente. Ele não fantasia ou sonha com homens, e diz que eles nunca o excitaram, mas aqui, também, o mapa sexual precoce continuou a seduzi-lo. Na festa de aniversário de 21 anos da irmã, um Oliver bêbado de 14 anos viu-se em seu quarto com um homem. "Creio que ele tinha uns 20 anos. Estávamos deitados no chão brincando com os pênis um do outro, e ele me disse para lhe fazer sexo oral. No dia seguinte, eu estava muito envergonhado pela ação e mais envergonhado ainda por ter respondido fisicamente e gostado."

Cinco anos depois, ele conheceu a esposa — inteligente, sensível e engraçada —, que o ajudou a recompor sua vida. A vida sexual inicialmente bem-sucedida dos dois logo chegou ao fim depois que eles tiveram três filhos. Ela era muito conservadora sexualmente — "sexo oral, arte erótica (ou seja, pornografia) e qualquer coisa 'incomum' a repeliam". Nos últimos cinco anos de seu casamento, ele não tinha permissão sequer de beijá-la ou tocá-la, e dormia em outro quarto. A perda daquele relacionamento sexual amoroso foi um imenso golpe:

> Tudo o que eu sempre quis foi que a mulher que eu amava me quisesse. Que olhasse para mim e dissesse: "Você é um grande homem, você é sexy, você me deixa excitada, vamos para a cama." Quando o resto do mundo é ruim, é maravilhoso chegar em casa para braços amorosos e alguns minutos ou horas de prazer.

Mas não era para ser. Ele lidou com isso arranjando algumas noites de sexo casual insatisfatórias e, como é possível imaginar, viu-se atraído para a gaveta de lingeries da esposa, vestindo ocasionalmente suas roupas de baixo. Ela nunca descobriu: "Nunca tive coragem de contar, pois ela era muito 'convencional' sexualmente, e eu tinha vergonha."

Nos últimos anos, a vida sexual de Oliver mudou dramaticamente — através da internet. Ele começou a usar as salas de bate-papo, seguiu para o sexo virtual e uma série de romances pela internet, e então descobriu espaços para "papos-calcinha", nos quais podia conversar com outros homens que usavam lingerie. Logo estava fazendo sexo virtual com homens travestidos, e dali partiu para todo tipo de aventuras sexuais: encontrar outros travestis, participar de festas de swing, orgias e por aí vai. Ele escreve regularmente, relatando sua última aventura sexual. "Ah, Deus, estou indo cada vez mais fundo", escreveu recentemente, mencionando que visitara um calabouço. Embora reconheça que aproveita muitas das experiências sexuais, ele costuma ser solitário, luta com a culpa que sente pelo que faz e escreve poesias tristes sobre sua ânsia por uma mulher que o aceite: "E se eu lhe mostrar meu lado escuro, você me abraça esta noite?"

O vasto mundo sexual que se abriu como resultado da internet dá às pessoas uma oportunidade irrestrita de explorar e realizar suas fantasias. Mas sempre houve válvulas de escape, é claro. Uma de minhas colaboradoras é Mia, uma ex-dominatrix profissional de 60 anos que estava interessada em contribuir para este projeto com sua imensa experiência com homens. Ela passou dez anos trabalhando como uma "dominatrix e disciplinadora tradicional inglesa" e não lhe faltavam clientes. Mia diz que durante toda a história os homens tiveram esse tipo de predileção: homens que querem ser dominados, homens que têm fetiches sexuais, homens com necessidades sexuais fortes e incomuns, e sempre houve mulheres trabalhando profissionalmente para provê-los.

> Ajudaria se as esposas pudessem ao menos aceitar essas fantasias, e não considerá-las repulsivas! Conheço alguns homens — mais que alguns — que adoram vestir sedosas roupas de baixo femininas, mas eles mantêm isso em segredo para as esposas, pois "sabem" que isso lhes causaria total "repugnância". Há outros que adoram ser dominados sexualmente — mas também não ousam contar às esposas. Esses homens vinham até mim em desespero, eles amavam muito as esposas e não sonhariam em ser infiéis, e me ver não era ser infiel em suas mentes.

Mia acha que realizar fantasias não é como abrir a caixa de Pandora, levando a um comportamento sexual sempre mais selvagem e destrutivo. Em geral, a satisfação das fantasias apenas sacia uma profunda ânsia, deixando o homem mais feliz e pronto para seguir com sua vida normal. Ela dá um exemplo:

> Um homem veio até mim dizendo que, cinco anos antes, sua mulher morrera em um acidente de carro. A polícia fora a sua casa para informá-lo sobre isso, e ele disse que daquele momento em diante ficou paralisado no tempo e não conseguiu mais desenvolver um relacionamento. Ele fora a vários psiquiatras e conselheiros, sem sucesso, e eu era sua última esperança. Quando sua esposa estava viva, uma das coisas que eles faziam juntos era [...] os dois "curtiam" saltos altos. Ela desfilava para ele em saltos altos, usando lingerie sexy e uma capa, e ele ficava sentado se masturbando para ela. Será que eu poderia recriar aquilo para ele? Ele trouxe alguns saltos altos, e fiz o que ele descreveu. Nada aconteceu. Ele voltou duas semanas depois e tentou de novo. Nada aconteceu. Na terceira vez, ele se sentou e disse que era o aniversário dele. Eu perguntei: "O que você quer de presente?", e ele disse que adoraria ter um orgasmo. Então investi tudo em andar para lá e para cá, e aconteceu! Ele me levou a um de seus restaurantes como agradecimento e, alguns meses depois, me ligou e disse que já era capaz de seguir em frente e ter um relacionamento, de forma que não precisaria tornar a me ver.

Para mim, a ilustração mais intrigante do fascínio masculino pela experiência sexual atípica é o homem que está curioso em transar com ambos os

sexos. Há muito tempo sei que existem homens que se consideram heterossexuais legítimos, mas mesmo assim fazem sexo com outros homens. Embora
haja algumas pesquisas sobre o assunto, até o começo deste projeto de pesquisa eu nunca tivera chance de falar com esses homens sobre o que está acontecendo em suas cabeças. A primeira pista de que um de meus colaboradores
vinha explorando esse território foi um comentário de Gavin, um aposentado
de 64 anos. Ele explicou que sua vida sexual recente se acomodara a um padrão muito menos frequente do que ele gostaria: "Quando chegou a aposenta-
doria, eu ainda tinha vontade de fazer sexo três ou quatro vezes por semana,
mas ela estava considerando apenas uma vez por semana."

No final de sua carta, ele mencionava que tivera uma pequena atividade
sexual extra:

> Foram algumas sessões com dois homens locais que conheci pela internet com
> pontos de vista e história semelhantes, e que pensavam o mesmo no sentido de
> que todos queremos algo a mais quando ficamos mais velhos, mas arranjar
> uma amante é óbvio demais, pois todos temos isso em casa. Entretanto, a exci-
> tação da experiência sexual HH [homem/homem] era demais para resistir e,
> por toda a atividade na internet, suponho que haja muitos como nós por aí.

Não há motivo para ter uma mulher como amante porque isso eles têm em
casa. Não é intrigante? Para Gavin, verdadeira variedade significa algo totalmente novo: outro homem. Após um pouco de persuasão, ele escreveu sobre
suas experiências HH:

> Com o advento da internet no cotidiano, não é difícil encontrar homens com
> interesses similares usando sites adultos de encontros. Há cerca de sete anos,
> encontrei-me com um homem com a mesma idade e pontos de vista que eu
> para masturbação mútua, que rapidamente evoluiu para sexo oral em nossos
> dois primeiros encontros. Achei a experiência irresistível basicamente por
> causa do tabu. Desde então, fiz sexo oral com dois outros, cada vez com cerca
> de dois anos de intervalo — então, você pode perceber que não é minha
> razão de viver.

Ele não está verdadeiramente interessado nos homens, mas em certas práticas sexuais, como o sexo oral, e, mais especificamente, sexo anal: "Fazer anal

100 O que os homens querem na cama

é aparentemente um evento bastante comum hoje em dia. Uma grande porcentagem das mulheres fica muito satisfeita com isso e, é claro, existem trocentos gays que veem a prática como a norma. Logo, se é tão bom, por que não posso experimentar?"

Gavin se tornou curioso simplesmente porque os homens lhe ofereciam a oportunidade de experimentar prazeres sexuais que a esposa lhe recusava. Os homens nunca tiveram nenhum apelo para ele:

> Acho que em minha juventude eu era tão homofóbico quanto qualquer rapaz da época. Não comecei a pensar em homens como parceiros sexuais em potencial até depois dos 50 anos, e então só os via como objetos de uma fantasia que, originalmente, nunca passou de receber sexo oral.

Outros homens se aposentam e dedicam-se ao golfe, ou ao boliche, mas Gavin tinha outros planos: "Quando me aposentei e passei a ter mais tempo para mim, não foi um grande passo considerar encontrar um parceiro e ver se seria confortável. Acabei percebendo que não tenho verdadeira repugnância a fazer sexo oral se chegar a esse ponto." Através de chats adultos, ele entrou em contato com outros homens na mesma situação e viveu algumas pequenas aventuras cuidadosamente orquestradas. Ele teve apenas três parceiros, e os encontrou um total de oito vezes ao longo de cinco anos. "Todos os três eram pais de família casados, aposentados, ativos, heterossexuais e com boa saúde. Todos tinham o mesmo ponto de vista que eu sobre a vida em geral, e nenhum de nós queria que as esposas tomassem parte naquilo."

Eis a descrição de Gavin de seu encontro com um desses homens:

> Tínhamos nos encontrado na praia não muito tempo depois de nosso primeiro contato virtual com a intenção de ficar juntos, mas não deu certo, por causa dos compromissos de nossas respectivas famílias. Quando as coisas finalmente se acertaram, coloquei meus tacos de golfe no carro e fui para a casa dele. John me esperava com uma xícara de café e um pornô de mulheres maduras no DVD. Dedicamos a parte do café a conversas gerais, ou seja, filhos/trabalho/família, e então passamos às coisas boas. John tirou sua bermuda e se sentou a meu lado na sala, usando uma camiseta e um anel peniano em um belo pau circuncisado semiereto que eu estava vendo pela primeira vez na vida real. Já tínhamos trocado imagens de nossos paus pela internet e, recentemente, até

mesmo imagens de nós mesmos usando vibradores anais. Logo tirei minhas roupas, e nos sentamos um ao lado do outro simplesmente sentindo as coisas e seguindo a ação na tela, mas não demorou muito e eu estava de joelhos diante dele...

É um pensamento intrigante esses dois homens grisalhos de família fazendo travessuras em uma sala de estar suburbana. Eles pararam antes de chegar ao sexo anal — porque não tinham camisinha —, de forma que isso continua na lista de desejos de Gavin para uma ocasião futura. Ele se sente um pouco culpado pela coisa toda, mas se consola pensando que quando algo não está no menu em casa, faz sentido comer fora de vez em quando.

Se considero isso traição? Sim, acho que sim, mas esse é um evento que minha esposa simplesmente não pode me oferecer, e durante toda a minha vida sempre estive preparado para experimentar tudo que fosse um novo desafio. Se vou continuar quando tiver feito o ato completo [sexo anal]? Provavelmente não, por causa do risco envolvido e da dor que deve causar. Eu só gostaria que nossos valores sociais pudessem ser mais tolerantes em relação a essa experimentação, mas isso não vai acontecer. Sempre pensei que existiam muitos como eu por aí, e com o anonimato da internet descobri que não sou estranho, nem estou sozinho.

Ele certamente não está sozinho. Lembra-se de Oliver, o homem que lutava contra seus demônios sexuais? Ele também se define como "curioso", e ocasionalmente procura outros homens, simplesmente pela variedade. Mas, como deixa claro, seu interesse é passageiro, e assim que o encontro sexual termina, ele vai embora:

Mais ou menos 15 segundos depois do orgasmo quando estou com um homem, eu só quero me vestir e dar o fora dali. Os corpos masculinos são horríveis. Meus Deus, se eu fosse mulher não deixaria nenhum chegar perto de mim! Tudo nas mulheres é glorioso: a risada vibrante, o sorriso meigo, os olhos brilhantes, a pele macia, o cheiro doce, o gosto íntimo. A suavidade de seu beijo, a maneira como elas nos abraçam e nos fazem sentir valorizados e desejados. A fome entregue de sua paixão, os sons que elas emitem quando estão excitadas ou tendo um orgasmo. Tudo nas mulheres é verdadeiramente divino. Homens? Peludos, suados, ávidos, impetuosos, rudes, horríveis (meu Deus, eu sou um deles!).

Patrick é outro homem que já desfrutou eventuais aventuras com outros homens. Ele deixa muito claro que elas têm mais a ver com o corpo que com o homem em si. "Não era uma atração verdadeira por 'homens', era uma fascinação por paus e o desejo de ter um para manipular, chupar e fazer gozar", explicou ele, sugerindo que era "preencher uma lacuna" que não podia ser preenchida de nenhuma outra forma.

"A curiosidade me levou até ali; acho que podemos chamar isso de um desejo por variedade ou de uma sensação de aventura, ou a percepção, quando envelhecemos, de que a vida é curta. Como disse um cara: 'Eu não quero ir para o túmulo me perguntando sobre essas coisas.'"

É essa a questão, como podemos ver. Os homens passam muito tempo de suas vidas pensando em sexo. Eles sonham e anseiam por aventura sexual, por experimentar alguma coisa nova. E, dada a oportunidade, sejam quais forem os riscos, muitos se sentem tentados a agarrar a chance de preencher a lacuna. Para alguns, isso significa procurar um tipo específico de aventura erótica, às vezes bastante bizarra, que pode ter suas raízes no começo de sua história sexual. Como joguetes da natureza que são, seu gosto pelo sexualmente incomum é o hábito de uma vida inteira.

5
Quando ele está com dor de cabeça
Homens com baixa libido

"Novo estudo sobre sexo" anunciava o colorido e-mail apresentando o desenho de um beagle confuso. E continuava: "Pesquisas revelam que a posição sexual mais usada pelas pessoas casadas é a posição cachorrinho. O marido senta e implora. A esposa rola e se finge de morta."

Existem dezenas de piadas como essa. E é isso o que é tão notável sobre a questão do desejo desigual. Muitos homens passam a vida conjugal desejando mais sexo, mas lidam com sua situação com estoicismo notável, afastando a frustração através da troca de piadas que oferecem o conforto de saber que eles não estão sozinhos. Muitos diários masculinos me deixaram perplexa, perguntando-me como era possível para tantos homens manter uma tolerância tão grande diante da constante rejeição.

Mas alguns homens são diferentes. Em ambos os meus projetos, surgiu um pequeno grupo de homens que não conseguem lidar com as decepções, que acham que uma dieta contínua de rejeição acaba desanimando-os para o sexo. Homens como Michael. Ele tem apenas 52 anos — não é mais um rapaz, mas também não está exatamente velho. Michael entrou em contato comigo para dizer que perdera o interesse por sexo. Depois de 25 anos de casamento, ele ainda considera sua esposa, Emily, muito atraente, "linda como um todo", em suas próprias palavras. Ele a ama ardorosamente: "Amo Emily, eu a amo tanto que adoraria fazer um sexo fantástico com ela."

Mas desistiu complemente de dizer quanto se importa com ela, e dificilmente a toca hoje em dia. Ele quer que ela note que algo está errado, quer que ela perceba que não está tudo bem no casamento.

> Tentei falar com ela sobre esse assunto, mas isso só causa discussões, negação e acusações de irracionalidade. Quase sempre, acaba se tornando um esforço grande demais, e após ficar esperançoso e me decepcionar de novo, tudo o que

resta é a necessidade carnal, e com a prática isso pode ser afastado do pensamento ou gasto na academia, ou vez ou outra pela masturbação. É apenas isso — alívio.

Veja, a necessidade carnal ainda existe. Mas o desejo de evitar novas repetições do destrutivo ritual que acabou com a atividade sexual deles se torna mais importante. Ele já está farto. Eis sua descrição de um conflito recente:

> Isto foi o que aconteceu na manhã de sábado: ambos acordamos. Eu coloquei meu braço ao redor de Emily e, de uma maneira não muito sutil, mas suave, pus minha mão sobre seu seio direito. "Pare, isso é horrível", disse ela. Pode me chamar de insensível, mas coloquei a mão na barriga dela. "Pare, isso é horrível." Naquela noite, Emily sugeriu uma rapidinha. Eu não tinha desejo algum de sequer tocá-la.

O que está acontecendo aqui? Michael está certo em descrever essa interação como tóxica — sua abordagem foi um pouco agressiva, e não é de surpreender que tenha sido rejeitada. Depois ele se vingou recusando-a quando Emily se predispôs a uma rapidinha.

A interação entre eles nem sempre foi assim. Michael escreveu alegremente sobre os primeiros anos do casamento, quando eles tinham o que ele descreve como "sexo perfeitamente normal e funcional". Mas, pouco a pouco, o sexo se tornou uma obrigação, do tipo "tire a roupa, deite-se na cama, mexa-se um pouco e obrigado". A atividade sexual deles se tornou previsível e pouco ousada.

> Na maior parte do tempo, as coisas se resumiam ao que minha esposa queria. Às vezes, como um dono que joga um osso ao cachorro, ela usava uma lingerie bem cara que eu lhe comprara. Nunca com frequência suficiente, mas sempre havia esperança. Às vezes, eu parava durante o sexo porque Emily estava fazendo por fazer, afastando-me com as mãos e pensando em qualquer outra coisa que não sexo. Assim eu não quero, obrigado.

Ele não consegue lidar com a sensação de alienação que surge durante esse processo.

> Quando ela não concede nada, emocional ou fisicamente, é um desinteresse que impede a intimidade. Há alguns anos, minha dignidade entrou em cena.

O sexo tinha se tornado um meio para o orgasmo, e nem isso era muito divertido. E, assim, agora nem me dou ao trabalho. Pensei ativamente em não querer mais fazer sexo e, na maior parte do tempo, não quero mais.

Então, aqui temos um homem que deliberadamente desligou seu impulso sexual, porque essa era a única maneira que ele tinha para lidar com a frustração de seu casamento:

Adquiri um impulso sexual baixo. Não é como quero ser, é como sou agora e, até onde sei, é incurável. Não é fácil e não acho que seja bom para a saúde mental de ninguém, mas a rejeição e a "resposta" que recebo significam que não sinto desejo com frequência. Apesar de meus melhores esforços, às vezes eu cedo — o desejo de ser tocado e a necessidade de contato pele com pele são simplesmente grandes demais. Fazemos o que é basicamente um sexo desinteressado, e me sinto triste depois, quase sujo, porque tenho uma visão idealista do que o sexo deveria ser. Não espero uma transa ardente e louca sempre — não sou tão iludido —, mas às vezes seria bom.

Michael descreve a si mesmo como alguém muito infeliz. Ele se pega fantasiando sobre fazer sexo com outras mulheres, mas elas sempre se parecem com Emily.

Só quero minha mulher. Já passei do estágio de conversar com ela sobre isso, porque é perda de tempo. Ela realmente não entende qual é o problema — com exceção de que *eu* sou o problema. Então, há coisas sérias em que pensar: posso viver com Emily? Posso viver sem ela?

Os homens com impulso sexual baixo estão na mídia. Recentemente, houve um fluxo constante de artigos e novos livros sendo publicados sobre esposas famintas por sexo, mulheres reclamando que não fazem sexo suficiente com seus parceiros. Todos os tipos de teorias estão sendo propostos sobre os motivos do desinteresse desses homens, desde problemas físicos, como baixa testosterona, problemas de saúde como depressão, distrações como casos e, para uma minoria, um baixo impulso vitalício.

Entre meus colaboradores, foram as vozes de homens como Michael que mais se destacaram — homens que tinham um impulso forte, mas que aos

106 O que os homens querem na cama

poucos foram perdendo o interesse depois de anos se humilhando por sexo. Talvez isso não seja uma surpresa, já que eles basicamente escreveram em resposta à minha pesquisa sobre desejo desigual, explicando que os anos de constante rejeição acabaram com seu interesse por sexo.

Ainda assim, uma das poucas grandes pesquisas sobre baixo impulso nos homens — publicada no livro *He's Just Not Up for It Anymore* — revelou que uma das principais razões para o desinteresse dos homens era o fato de que suas esposas pareciam não *gostar* de sexo. Para 61% dos mais de mil homens entrevistados, esta é a razão.[1] Enquanto ressaltam que alguns dos homens podem não estar fazendo nada para tornar o sexo agradável para as parceiras, os autores, Bob Berkowitz e Susan Yager-Berkowitz, reconhecem que muitos deles podem ser bons amantes ou fazer de tudo para ser, mas quando suas parceiras param de transar, eles se sentem rejeitados e perdem o interesse.

Um número ainda maior de homens — 68% — deu como razão para sua falta de interesse o fato de que suas parceiras não eram sexualmente aventureiras o bastante, o que, segundo os Berkowitz, também pode ser um código para "ela não me deseja o suficiente".[2] Os autores relatam que muitos de seus entrevistados reclamaram de que suas esposas nunca tomavam a iniciativa e concluem que, na cabeça dos homens, a palavra "aventureiro" parece significar "qualquer sinal de entusiasmo, uma sugestão sedutora, ou toque, uma sensação de ser desejado". Então, de acordo com essa pesquisa, a batalha pela frequência sexual pode estar no cerne da baixa libido de muitos homens.

Michael, portanto, parece ter muita companhia entre os meus colaboradores. Este é Mario, um homem de 47 anos que se descreve como "velho resmungão", que decidiu desistir do sexo. Depois de 20 anos sendo recusado, ele está farto:

> Eu deveria conseguir simplesmente ligar o desejo como uma torneira, mas e o fato de que fui rejeitado como homem da maneira mais básica? Quando estar interessado em fazer sexo com sua parceira se tornou culpa *minha*? Eu achava que querer transar com a parceira, desejar sua esposa, era uma coisa boa. Por que ela ficaria surpresa por eu não estar interessado em algo que parecia dar a ela tão pouco prazer?

Ben é outro. Ele tem apenas 37 anos, e é casado há dez, mas nos últimos quatro anos, sua esposa vem lutando contra a depressão pós-parto. Evidentemente, isso acabou com a libido dela e, portanto, deixou-o desconfortável por querer sexo:

Com nossa situação atual, eu me sinto inadequado. Sou casado com uma mulher que não gosta muito de ter intimidade comigo, e tenho a tendência a levar isso para o lado pessoal, ainda que algumas das razões possam ser atribuídas a fatores que estão além de meu controle. Estou em um estágio em que não gosto mais de sexo, sinto-me culpado quando transamos. Minha esposa parece só participar para dizer que participou, e raramente chega ao orgasmo hoje em dia. Ela já não gosta tanto de ser tocada, as preliminares se foram e ela preferiria simplesmente dar uma rapidinha. Perdeu todo o impulso sexual, o que provavelmente se deve à depressão. Tentei conversar, mas ela fica na defensiva e acha que a estou culpando.

É fácil ver como essa situação evoluiria. Os homens querem ser desejados. Quando se veem em uma situação na qual sua parceira não está interessada, eles começam a questionar a própria capacidade de ser desejados, perdem a confiança e se sentem depreciados e enfurecidos. Então, como resultado, alguns se fecham e as excluem. Para homens como Michael, isso é doloroso e leva a uma eterna luta conjugal. Mas é fascinante encontrar outros homens que parecem aceitar a própria sorte.

Van tem 50 anos e ressalta que sua situação é mais fácil de enfrentar nessa idade do que teria sido algumas décadas antes. Ele tomou a decisão racional de desistir do sexo para manter a paz em seu relacionamento. Como acontece com muitos casais, o relacionamento sexual começou bem: "Eu sempre tive bastante energia sexual e sabia como agradar às mulheres — tive boas relações sexuais em meus dias de solteiro."

Mas, aos poucos, as batalhas sobre o suprimento de sexo deles começaram para valer:

No começo era uma questão de frequência. Eu era o tipo de cara que gostava de fazer sexo de três a quatro vezes por semana, e ela, menos de uma vez por semana. Essa incompatibilidade causou muita frustração e infelicidade — a clássica controvérsia. Mas, então, a polêmica transformou-se em frustração para ambas as partes. Eu era acusado de simplesmente querer sexo, ela não percebia que sexo e intimidade eram ligados. Comecei a entrar em pânico, temeroso e zangado diante da ideia de viver minha vida com alguém que eu percebia não estar realmente interessada em resolver o problema. Aos poucos fui cortando todos os aspectos de intimidade do casamento — acabaram-se as mãos dadas, as refeições agradáveis, os "encontros" — basicamente por raiva e frustração. Eu estava querendo me vingar dela por não se esforçar tanto quanto eu. Ela sentia que simplesmente não era seu papel mudar, que eu tinha de me ajustar. Ela também estava assustada e zangada diante da ideia de viver o resto da vida sem sua versão de como deveria ser a intimidade.

Van descreveu como seu "medo paralisante de ser rejeitado" acabou levando a uma abordagem diferente, ou seja:

[Uma tentativa de] cortar tudo, buscando contentamento na falta de controvérsia, evitando a constante polêmica que a incompatibilidade sexual traz. Depois do pânico, veio uma aceitação do fato de que talvez não fosse tão ruim não ter intimidade — afinal de contas, muitas pessoas vivem sem ela, por que eu não conseguiria? A ausência de controvérsia em um casamento é melhor que abrir um segmento da experiência matrimonial que constantemente causava conflito (ausência de compatibilidade sexual). Hoje em dia, a polêmica se acomodou na seguinte dinâmica: sem nenhuma intimidade, sem brigas, uma atitude "contente por existir".

Agora ele está contente. "Estou em aceitação. Tem funcionado bem até agora, mas o jogo está no começo [...] veremos", ponderou.

É interessante especular quantos casais caem nesse tipo de relacionamento sem sexo. Denise Donnelly, uma professora de sociologia da George State University, usou os dados da National Survey of Families and Households para concluir que 16% das pessoas casadas não tinham feito sexo no mês anterior ao estudo.[3] Ela relata que esses casais são mais propensos que outros a já ter considerado o divórcio, e normalmente têm casamentos menos felizes. Donnelly encontrou casais em que ambos os parceiros se acomodavam alegremente em um confortável casamento sem sexo, ainda que muitos tenham chegado a esse estado apenas depois de anos de tensão por causa do desejo discrepante.[4]

Parece raro encontrar o nível de serenidade demonstrado por Van, e que aparentemente é compartilhado por sua esposa. Mesmo mulheres que têm sido sexualmente indiferentes muitas vezes relatam não conseguir lidar com o desinteresse de um parceiro que antes era ávido. "Eu não sabia o quanto significava para mim tê-lo me desejando", disse uma mulher cujo marido parou de se aproximar dela por causa de problemas de ereção.

Também tive colaboradores que ficaram perplexos ao se verem rejeitando as parceiras, homens surpresos, culpados e confusos com sua falta de desejo sexual. Este é Aaron (34 anos), casado há 11 e com dois filhos. Ele é um atarefado contador que constantemente pega trabalho extra para ajudar com as finanças da casa. Aaron escreveu para mim pela primeira vez dizendo que eles estavam lutando para salvar o casamento:

> Para ser honesto, sexo é o ingrediente principal, entre outros, de nossos problemas. Eu me dei conta de que esse problema sexual vem convivendo conosco desde o primeiro dia do casamento. Meu desejo por sexo é mínimo se comparado ao de minha esposa. Na verdade, digamos apenas que o apetite sexual dela é normal e que o meu é quase inexistente.

Aaron explica que ele sempre teve uma desculpa para não estar interessado em sexo e as lista:

- Universidade; eu estava estudando quando era recém-casado.
- Trabalho.
- Estresse.
- Dificuldades financeiras.
- Filhos.
- Problemas de saúde.
- Mudança.
- Trabalho de novo.
- As desculpas habituais não relacionadas.

Ainda assim, quando a esposa ameaçou deixá-lo, ele foi forçado a confrontar sua falta de interesse por sexo:

> Tudo se resumia ao fato de que eu estava permitindo que outras questões e eventos sem importância suplantassem meu amor por minha esposa. Sou eu que me viro e dou as costas a ela. Sou eu que rechaço seus avanços. Neguei esse

fato por muito tempo, e recentemente admiti o problema, mas pode ser tarde demais.

Agora ele entende como tem sido frustrante para ela: "Minha esposa parece pensar que não a amo, mas eu a amo de verdade; meu problema é que não consigo demonstrar. Prometi a ela em diversas ocasiões que vou consertar as coisas, mas não levei a sério até que recentemente ela ameaçou me deixar", escreveu ele, explicando que, ainda que tenha prometido que vai mudar, sua resolução nunca dura muito tempo, e constantemente eles se veem na mesma encruzilhada de antes.

Ele menciona um recente sábado, quando tiveram a noite para si próprios, as crianças estavam na cama — o momento perfeito para ter intimidade: "Mesmo assim, eu escolhi sentar ao computador e trabalhar. Pode parecer que não estou priorizando minha esposa. Na cabeça dela, pelo visto, o problema é com ela, que talvez não seja suficientemente sexy ou tenha outro problema qualquer."

Em pesquisas anteriores que conduzi sobre desejo desigual, eram sobretudo as mulheres que ficavam perplexas por seu desejo perdido, mulheres que me apresentavam listas de razões para não querer sexo. Em apenas dez dos 98 casais que tomaram parte no projeto era a mulher que desejava mais sexo que o homem.[5] Provou-se muito difícil encontrar homens com baixo impulso dispostos a falar de como se sentiam. Então, desta vez, tentei deliberadamente atrair homens nessa situação para fornecer algum insight sobre a experiência. Mais uma vez, fui soterrada pelas parceiras infelizes desses homens, ávidas para falar sobre como é viver com a rejeição sexual.

Assim como para os homens nessa situação, as parceiras de homens desinteressados sexualmente reclamam que não é apenas do sexo que sentem falta, é da intimidade:

Sou uma mãe de 42 anos com três filhos pequenos. A desigualdade no desejo é inversa em meu relacionamento. Sou eu que tenho o impulso sexual mais forte, e meu marido é quem fica contente em ler um livro ou ir dormir. Passei os últimos dez anos tentando lidar com menos sexo em minha vida, mas é muito difícil. Na maior parte do tempo, sinto exatamente o que sua pesquisa mostrou que os homens sentem: raiva, rejeição e ressentimento. Tentei me convencer de que sexo não importa muito, e sei que meu marido me ama. Mas,

Quando ele está com dor de cabeça 111

como a maioria de seus objetos de pesquisa, lamento a falta da intimidade que vem com o sexo. Ainda quero e preciso ser desejada. Nunca esperei ter uma vida assim aos 42 anos. Eu me pergunto como vou tolerar os próximos quarenta anos.

As mulheres relatam tentar de tudo para seduzir os maridos, sem sucesso, como essa mulher explica:

Tenho 39 anos e me tornei dona do meu nariz quando fiz 35. Minha libido é alta, e é devastador estar com alguém que nunca toma a iniciativa e simplesmente não parece interessado. Ele tem 41 anos. Mesmo quando faço um esforço enorme (na maioria das vezes) para comprar novas lingeries, ficar bonita, estar com um peso saudável e pentear o cabelo do jeito que ele gosta, tentar ser sexy, usar um bom perfume e ser muito atraente e engraçada, ele nunca toma a iniciativa. Quando o assunto é sexo, eu sempre faço todo o trabalho (em cima) e sempre sou eu a procurá-lo. Isso abalou meus sentimentos, arruinou minha autoconfiança, e acho que esses deveriam ser os melhores anos para mim, mas, em vez disso, estou muito sozinha, choro e me sinto totalmente rejeitada.

E até mesmo mulheres mais jovens se veem nessa situação:

Tenho 22 anos e estou morando com meu namorado há três meses. Ele tem 23, e namoramos há dois anos. Ele nunca teve muito interesse por sexo. Desde o começo. É claro que me pressionou para transar na primeira vez, acho que só para ver se conseguia. Mas, desde então, nada. Ele não "se dá prazer", não vê pornografia, seus amigos mandam imagens de garotas nuas que ele olha, mas é só. Transamos mais ou menos uma vez a cada duas semanas. E só depois que jogo indiretas por três dias, acabo me cansando e tomo a iniciativa. Parece que estou morrendo. Ele faz eu me sentir muito pouco querida, desanimada, indesejável. Ainda assim, quando fazemos sexo, é incrível. Tentei conversar com ele sobre isso, e ele simplesmente fica me encarando.

Essas mulheres não estão lidando com homens que começaram com um forte impulso e depois o perderam. A maioria deles, como Aaron, parece nunca ter tido muito interesse. E, como ele, muitos passam anos negando a situação, fingindo que aquilo não está acontecendo, recusando-se a buscar ajuda.

O que os homens querem na cama

Existem homens que parecem ter um impulso baixo. Sandra Pertot é uma terapeuta sexual de Newcastle com mais de trinta anos de experiência nesse campo. Em seu livro *When Your Sex Drives Don't Match*, ela diz que existem homens e mulheres que sempre tiveram baixa libido, "ainda que haja a crença de que qualquer homem que diga que nunca se masturbou está mentindo, existem homens jovens que não têm necessidade alguma de experimentar a masturbação". Pertot descreve um grupo de homens e mulheres que tem uma "libido desinteressada", que vive tranquilamente sem sexo e que talvez considere o ato uma experiência agradável, mas não acha que o prazer que lhes proporciona vale o esforço, porque preferiria estar fazendo outras coisas.[6]

O que confunde tudo é que alguns desses homens se comportam de maneira muito diferente no começo do relacionamento. Minha pesquisa sobre desejo discrepante demonstrou que mulheres cujo impulso sexual diminuía frequentemente relatavam ser muito interessadas em sexo quando começaram com seus parceiros. A explicação para esse interesse inicial parece se dever em parte a substâncias químicas cerebrais liberadas quando entramos no que os psicólogos chamam de "limerância" — aquela emocionante fase "apaixonada" de um relacionamento romântico. Essas substâncias químicas da paixão — adrenalina, noradrenalina, dopamina, serotonina e feniletilamina (FEA) — são neurotransmissores, que ajudam a regular os sinais elétricos entre as células nervosas do cérebro. São essas substâncias químicas que causam a embriaguez emocional associada aos intoxicantes sentimentos da "paixão".

Helen Fisher, antropóloga da Rutgers University, sugere que a dopamina é a principal causa da excitação sexual que sentimos nesses momentos. Fisher e seus colegas escanearam o cérebro de homens e mulheres apaixonados, rastreando a atividade da dopamina associada a esses sentimentos. Eles usaram tecnologia de imagens de ressonância magnética funcional (fMRI) para tirar fotografias do cérebro apaixonado. Estudantes apaixonados eram escaneados enquanto olhavam a foto de um conhecido e, de novo, enquanto olhavam para a foto de sua cara-metade. Quando os pesquisadores compararam as imagens, descobriram atividade neural intensificada nas partes do cérebro ricas em dopamina. Os estudantes que fizeram mais pontos em um questionário que media a paixão demonstraram atividade particularmente intensificada no núcleo caudado, uma região do cérebro relacionada à paixão.[7]

Claramente, a química cerebral é apenas parte da história. Entretanto, quando dois amantes ficam juntos pela primeira vez, existe também a incalculável emoção daquele novo corpo, do primeiro beijo, de novos cheiros e sensações, inebriantes faíscas de romance. Não é possível distinguir o impacto psicológico da novidade e da excitação dessas experiências de nenhuma agitação química que possamos estar experimentando no momento.

Mulheres que costumam ter pouco interesse em sexo geralmente se comportam de forma muito diferente no começo do relacionamento. Elas fantasiam sobre sexo, querem fazer sexo o tempo todo, comportam-se como uma pessoa com alto impulso sexual. Da mesma forma, homens com um impulso naturalmente baixo começam o relacionamento interessados em sexo, reagindo ao estímulo químico e psicológico da paixão. Mas isso não dura. A vida útil da fase "apaixonada" é de nove meses a dois anos antes que haja uma mudança na química do cérebro, quando as substâncias envolvidas no afeto — como a ocitocina e a vasopressina — tornam-se mais dominantes, suprimindo a avidez sexual e o amor romântico.

Em seu livro *The Sex-Starved Wife*, Michele Weiner Davis destaca que o homem com baixo impulso que está sempre excitado durante esse período de paixão costuma ficar empolgado com sua recém-descoberta energia sexual. Ele tem propensão a dizer a si mesmo "Essa mulher consegue me excitar", convencido de que finalmente encontrou uma pessoa para aumentar seu impulso sexual. Com frequência, esses homens se preocupam por não ser como os jovens amigos "tarados" que nunca param de falar sobre sexo — então é um alívio quando eles se sentem "normais". Mas quando o impacto das substâncias químicas do cérebro enfraquece, e eles retornam ao baixo nível de interesse, costumam ficar tão confusos quanto a parceira com essa queda no desejo.[8] Eles começam a dar desculpas, ter dores de cabeça, a parceira se sente enganada e questiona o relacionamento como um todo.

Eis uma mulher descrevendo esse cenário no fórum do meu site:

> Adoro meu marido, e ele me adora também, mas não nos divertimos no quarto. Nunca. Antes de nos casarmos, há 28 anos, o sexo era normal e frequente. Entretanto, depois de nossas núpcias, tudo acabou. Eu tinha 20 anos e era perdidamente apaixonada por ele. Ainda sou. Porém, recuso-me a ficar sem sexo, então, em vez de abandonar uma vida que, fora isso, era adorável, embarquei em diversos casos. Para mim, funciona. Ele não sabe ou, se sabe, finge que não vê.

Audrey é outra mulher cuja vida conjugal teve um fim abrupto. Ela fez sexo exatamente duas vezes nos últimos 17 anos. Sua vida sexual terminou 18 meses depois que ela deu à luz o segundo filho do casal — que agora tem 19 anos. Audrey escreveu:

> Eu tinha apenas 37 anos quando meu marido parou de querer transar comigo. É uma situação devastadora, e não consigo encontrar nenhuma informação sobre isso. Se um homem não procura ajuda, o que pode ser feito? Essa experiência destrói completamente a confiança de uma mulher de que ela é desejável.

O casal agora está entrando na casa dos 50. Durante muito tempo, ela tentou encontrar a resposta para a indiferença do marido, tocando no assunto com ele de vez em quando, mas não chegou a lugar algum. Houve uma época em que ele a culpou pela falta de interesse — "fazendo-o se esforçar demais para ter um segundo filho, sendo agressiva e mandona demais" —, contudo, enfim confessou que não se interessava por sexo.

> Pedi a ele (muitas vezes, angustiada) que procurasse ajuda, para se juntar a mim em um aconselhamento ou eu me juntar a ele. O que mais me magoou não foi ele não se interessar por sexo, mas em 17 anos não ter nenhuma inclinação a fazer algo a respeito — por mim.

Bem, o que ele poderia fazer em relação a isso? Para começar, é importante com homens que têm baixo desejo excluir todos os fatores psicológicos e fisiológicos que podem estar reduzindo o interesse. Michele Weiner Davis debate a longa lista em detalhes: doença cardiovascular, diabetes, problemas endócrinos, problemas crônicos (como uma doença do fígado ou mal de Parkinson), anemia ou artrite, alcoolismo e o impacto de drogas, depressão, tristeza. E existem problemas como obesidade, dificuldade para dormir, falta de exercício, preocupação com a imagem corporal, problemas no relacionamento como perda de atração, raiva, ressentimento, mágoa. Além disso, existem várias circunstâncias pessoais que podem causar impacto sobre o impulso sexual: perda de emprego, um histórico de abuso sexual, emocional ou físico, conflito sobre orientação sexual, compulsões sexuais, infidelidade.[9]

Muitos desses fatores têm menos probabilidade de se aplicar a uma situação como essa, na qual o impulso do homem cai nos primeiros anos em que o casal está junto. Uma possibilidade, para um pequeno grupo desses homens, está relacionada aos hormônios. Assim como a libido feminina pode cair durante a menopausa em virtude de mudanças hormonais, também o impulso

Quando ele está com dor de cabeça 115

masculino pode ser afetado por hormônios, como a testosterona. Um em cada duzentos homens sofre de deficiência de testosterona — às vezes como resultado de distúrbios genéticos, danos aos testículos ou, raramente, falta de hormônios produzidos pelo cérebro. Mas o processo de envelhecimento também afeta os níveis desse hormônio, e alguns estudos demonstram que um em cada dez homens mais velhos tem baixa testosterona. Os níveis de testosterona chegam a um pico durante a adolescência e depois caem cerca de um terço entre os 30 e os 80 anos, ainda que alguns homens mantenham níveis altos durante toda a vida. Homens com níveis baixos de testosterona às vezes demonstram outros sintomas além da falta de impulso, como mudanças de humor, falta de concentração, baixa energia, força muscular reduzida, osteoporose, fadiga e problemas de ereção. Quando a testagem revela que os níveis estão baixos, terapia de testosterona — na forma de injeções, implantes, cápsulas orais, adesivos cutâneos, cremes e géis — pode fazer uma grande diferença para a libido. Entretanto, essa terapia não é aconselhável para homens com certas doenças, como câncer de próstata e alguns outros problemas nesse órgão.

Quando homens mais velhos param de repente de tomar a iniciativa no sexo, pode ser que o problema seja preocupação com falha da ereção. A pesquisa de Berkowitz descobriu que 39% das mulheres acreditavam que os parceiros tinham perdido o interesse em sexo por causa de disfunção erétil (embora apenas 30% dos homens admitissem que isso era parte do problema).[10] Nessas situações, às vezes os homens evitam o sexo em vez de arriscar se expor a uma decepção maior. O mais triste é que com frequência isso significa que evitam todas as carícias e intimidade para que não levem à atividade sexual na qual temem não conseguir ter um bom desempenho. Alguns homens já me escreveram contando sua total devastação pela perda das ereções e admitindo que estavam evitando se aproximar das parceiras — Keith (ver Capítulo 7) é um bom exemplo. Ele acabou perdendo seu casamento quando se afastou da esposa por causa de sua preocupação com as ereções.

As consequências sexuais do tratamento para o câncer de próstata também podem destruir a intimidade conjugal. Leah é uma mulher muito decepcionada. Após um primeiro casamento violento, ela tirou a sorte grande, casando-se com um homem amoroso, atencioso e apaixonado.

Não tínhamos férias, mesmo com as crianças, tínhamos luas de mel, e eram maravilhosas. Nossa ligação sexual era muito forte e intensa, e esse padrão manteve-se até a época em que ele foi diagnosticado com câncer de próstata

116 O que os homens querem na cama

aos 65 anos. Mesmo então, depois do diagnóstico, tirávamos férias de uma semana como forma de distração do horror que entrara em nossa vida, e fazíamos amor pelo menos duas ou três vezes por dia.

Eles tiveram momentos terríveis desde então — o marido ficou com uma incontinência severa depois da cirurgia e, ainda que conseguisse ter ereções usando Caverject, ela não conseguia lidar com a incontinência. Depois de quatro anos, o câncer voltou, e ele colocou implantes de hormônio, o que acabou com sua libido. Recentemente, ele fez uma cirurgia que eliminou o problema da incontinência, mas sua libido desapareceu por completo e, com ela, qualquer desejo de dar prazer à esposa. Leah escreve com amargura sobre as consequências para ela:

> Então, aonde isso nos leva sexualmente? Tenho 65 anos, ainda sou considerada uma mulher atraente, amo meu marido e ainda o desejo. Mas parece que acaba aí. Sei que ele me ama, faz elogios frequentes e nos damos maravilhosamente bem, ainda que ele não me toque intimamente há muito tempo e tenhamos discussões por causa disso, pois acredito que um marido tem a obrigação de tentar satisfazer qualquer necessidade sexual de sua parceira/esposa, independentemente da idade dela. Quando não consigo dormir e estou muito tensa, pratico o "autoamor", como prefiro chamar, e também uso um vibrador de vez em quando, mas isso me deixa muito, muito zangada, pois meu marido poderia facilmente satisfazer minhas necessidades; porém, não o faz, e não sou uma pessoa zangada por natureza. Muitos de meus sentimentos sexuais têm de ser suprimidos, e sinto que é muito injusto uma mulher ser colocada nessa posição.

Alguns homens lidam com a situação de forma muito diferente. Max tem 72 anos, um veterano de um casamento de 50 anos. Ele está se recuperando de uma cirurgia no coração, tomando medicamentos pesados, e por um bom tempo não teve um vislumbre de ereção. Mas isso não o impediu de transar com a esposa, Molly. Aqui está ela, escrevendo sobre sentir falta da visão "daquela magnificente masculinidade em toda a sua glória":

> O pobre sujeitinho era uma sombra do que foi um dia. Quando a saúde de Max começou a se restabelecer depois da ponte de safena, ambos esperávamos que, assim que ele estivesse totalmente recuperado, as coisas melhorariam. No en-

tanto, infelizmente, isso não aconteceu, e Max queria muito fazer amor. Sua afeição e seu desejo por mim eram lindos, e algo que vou valorizar sempre. É difícil colocar em palavras o que sua gentileza e seus toques suaves, beijos e carícias significaram para mim. Foi uma demonstração de quão profundamente ele me adorava e queria estar comigo, e me senti muito especial com isso. Com o tempo, fomos ficando cada vez mais horas, com Max sendo muito paciente e me dando prazer, ainda que ele próprio não pudesse ter um orgasmo. Houve ocasiões em que eu agradeci aos céus por não haver mais ninguém em casa para ouvir minhas reações a seu toque. Eu ficava incomodada por ele não ir a lugar algum, mas ele dizia que sentia prazer com minhas reações. Ainda me entristeço quando olho para o que era um magnificente pináculo de masculinidade e que agora é como uma erva murcha que foi pisoteada.

Então, um homem amoroso consegue lidar com seu pênis tristemente murcho e ainda se delicia em fazer amor ardente com a esposa. Não é maravilhoso?

Mesmo sem ereção, mesmo sem libido, um homem ainda pode escolher dar prazer à esposa. Em geral, os homens que estão nessa situação podem aprender que vão se divertir se "simplesmente fizerem" — mas é difícil convencê-los.

Em *Por que elas negam fogo*, propus que mulheres com baixo impulso deveriam "simplesmente fazer" para explorar se conseguiam aproveitar a atividade sexual sem desejo prévio. Esse conselho foi baseado em uma nova pesquisa canadense de Rosemary Basson, que descobriu que muitas mulheres não têm desejo espontâneo, mas, desde que tenham uma "disposição para ser receptivas", ficam excitadas e chegam ao orgasmo. Nem sempre é preciso querer fazer sexo para acabar aproveitando muito.

Essa proposta criou uma controvérsia enorme, mas também atraiu um fluxo constante de e-mails de mulheres dizendo que a atitude funcionou para elas. (Muitas dessas cartas estão no fórum do meu site — http://www.bettina-arndt.com.au/forums/ [em inglês].) Dado o entusiasmo com o qual homens carentes de sexo adotaram essa ideia e tentaram persuadir as parceiras a participar, é interessante ver homens com baixo impulso resistindo tão vigorosamente contra uma proposta similar.

Ainda assim, muitas mulheres persistentes parecem conseguir convencer seus homens a levar o assunto a sério. Rebecca vem tentando reanimar sua vida amorosa com o marido, Charlie, depois de anos de rejeição sexual:

Para ser honesta, não era do ato sexual em si que eu sentia falta, mas da intimidade. Eu tentei de tudo: comprei lingerie sexy (embora por causa do meu peso não tenha me sentido muito confiante com ela); tentei andar nua na frente dele; tentei noites românticas; tentei deixá-lo com ciúme; tentei filmes pornográficos etc., mas nada pareceu funcionar. Quase três anos se passaram e não transamos. Eu ainda precisava me sentir desejada, amada e valorizada.

Charlie sempre era muito atencioso com ela.

Se eu estava preparando o jantar na cozinha, ele vinha por trás de mim e me abraçava ou beliscava minha bunda. Nós ficávamos de mãos dadas. Charlie sempre me dizia o quanto me amava. Ele me comprava presentes. Sempre nos beijávamos quando nos encontrávamos, quando nos despedíamos e quando íamos dormir, mas ele parou de me beijar na boca. Foi muito estranho, pois eu sabia que ele me amava, mas ainda me sentia isolada e sozinha. Se eu tomasse a iniciativa do sexo, era rejeitada, e acabei me tornando relutante em tentar, por medo da rejeição.

Como a maioria das mulheres nessa situação, ela começou a se perguntar se ele estaria fazendo sexo em outro lugar:

Eu me perguntei se ele era gay. A certa altura, até perguntei para ele. Ele negou. Achei que Charlie poderia estar tendo um caso, e perguntei isso a ele. Charlie negou. Comecei até a procurar um detetive particular para segui-lo, mas lá no fundo não acreditava que ele estivesse tendo um caso, então não cheguei a dar continuidade a isso. Mesmo assim, não havia sexo. Eu pensava nisso o tempo todo. Tentei perder peso, mas, quanto mais triste eu ficava, mais comia. Já estava vestindo 48! Perguntei a Charlie se era meu peso, ele disse que não. Parei de tomar pílula anticoncepcional — era inútil. Ele nem ficou sabendo. Eu não tomava pílula havia dois anos, e Charlie nem sabia. Minha autoestima começou a cair ainda mais. Eu estava envergonhada e devastada.

Em dado momento, ela pensou em ver se era atraente para outros homens:

Decidi ter um caso. Talvez outro homem me achasse desejável. Comecei a reparar em outros homens de uma maneira como não fazia desde que conhecera

Charlie, e certa noite saí com o único propósito de transar com um estranho. Mas não consegui. Não fui capaz de trair Charlie. Eu o amava, e não queria que meu casamento acabasse.

Então, depois de longos três anos sem sexo, ela tomou uma decisão:

Eu tentaria mais uma vez ou então iríamos dormir em quartos separados. Eu tinha parado de me vestir e de tomar banho na frente dele, pois achava que ele se tornara um estranho, e não me sentia mais à vontade ficando nua diante dele. Percebi que estava vivendo como uma "colega de quarto" com meu melhor amigo. Disse a Charlie que precisávamos ter uma conversa séria, e encontrei um momento em que nós dois poderíamos dedicar nossa atenção total ao assunto. Eu disse a ele que como não transávamos havia cerca de três anos, não me sentia mais confortável com ele, e precisávamos encerrar a farsa sobre essa parte de nossa vida. Ele pareceu genuinamente surpreso. Não conseguia acreditar que fazia tanto tempo que não tínhamos intimidade. Eu estava escrevendo um diário, então sabia muito bem quanto tempo fazia. Perguntei outra vez se ele era gay, se estava tendo um caso, se eu não era uma boa amante e se o problema era meu peso. O que era? Ele não sabia. Perguntei se ele ainda se masturbava. Charlie disse que não e que já tinha parado há muito tempo. Ele não tinha mais desejo. Será que havia alguma coisa errada com sua saúde? Ele disse que tudo estava funcionando perfeitamente bem. E que me amava. Eu sabia que ele me amava, mas como sua melhor amiga. Eu disse que precisava ser desejada, me sentir uma mulher, que também tinha necessidades. Charlie estava perturbado de verdade, e não queria que tivéssemos quartos separados. Debatemos que aquilo podia ser depressão, o peso dele, sua falta de exercícios etc. Ele perdeu um pouco de peso (não muito) e concordou em tentar qualquer outra coisa para identificar o problema. Eu tinha feito muita pesquisa sobre o tópico, e cheguei à discussão armada com uma lista de coisas para investigar e experimentar. Acho que minha abordagem, e o fato de que Charlie percebeu como aquilo se tornara um problema para mim, foi o que o motivou. Ele concordou em experimentar primeiro pílulas de ervas que prometiam aumentar a libido, e se isso não funcionasse, ir consultar nosso clínico geral, fazer terapia, o que fosse necessário. Simplesmente ouvi-lo dizer aquilo me ajudou a relaxar. Eu não estava mais sozinha.

O confronto finalmente levou a um progresso. Ela comprou as pílulas de ervas, e cerca de três semanas depois, ele disse que queria tentar.

Marcamos um "compromisso". Foi uma noite muito interessante, e dormimos juntos outra vez. Desde então, temos marcado vários "compromissos" e feito sexo entre uma e três vezes ao mês. Já faz uns sete ou oito meses, e está indo muito bem. O conceito de "compromisso" é interessante e funciona até certo ponto, ainda que não seja exatamente como eu gostaria. Mesmo assim, é muito melhor que nada, e tivemos uma noite mais espontânea desde então, um encontro muito romântico e perfeito. É exatamente o que eu quero? Não. Mas tudo está muito melhor, e eu o amo por tentar. Eu o amo por me amar e se importar comigo o bastante para mudar as coisas.

Em um ponto durante os últimos sete meses, as coisas começaram a desanimar outra vez: "Perguntei a Charlie se ele tinha parado de tomar as pílulas. Ele recomeçou imediatamente. Se acho mesmo que são as pílulas de ervas? Não sei. Entretanto, creio que ele acredita que são as pílulas de ervas, e é isso que importa."

É uma história fascinante. Rebecca deve estar certa sobre as pílulas de ervas — não existem evidências de que algum produto derivado de ervas influencie a libido, mas o efeito placebo é muito poderoso. Além disso, há o fato de marcar uma data para o sexo, de forma que ele tem tempo para se convencer a "simplesmente fazer" pelo bem de seu casamento. Agora que eles voltaram a desfrutar alguma atividade sexual regular, Charlie está até demonstrando algum desejo espontâneo — o que é uma experiência comum. Desenferrujar com sexo constante parece mesmo ajudar pessoas com baixo impulso.

Rebecca encontrou uma solução, mas note que a iniciativa partiu completamente dela. Parceiras de homens com baixo impulso têm de encarar o fato de que, se quiserem uma vida sexual, esta dificilmente vai acontecer se elas não tomarem a iniciativa. Muitas mulheres altamente sexuais não se arriscam a ser rejeitadas pelos parceiros. Muitas mulheres têm dificuldade em tomar a iniciativa do sexo, quanto mais forçar o assunto, como Rebecca fez. Em *The Sex-Starved Wife*, Michele Weiner Davis relata que mulheres casadas com homens de baixo impulso quase nunca iniciam o sexo; em casamentos nos quais o homem tem baixo desejo, quase 37% faz sexo menos de uma vez por mês. As mulheres tendem a se retrair e se tornar temerosas quando são rejeitadas

Quando ele está com dor de cabeça 121

pela primeira vez, diz Weiner Davis, contrastando esse comportamento com a persistência de muitos homens quando são sexualmente recusados.[11]

Weiner Davis recomenda às mulheres que sejam criativas e ajudem os amantes a encontrar novamente o interesse no sexo. Ela desaconselha a ser crítica demais e conversar o tempo todo com o parceiro sobre o que está errado com ele. "Muitas mulheres falam, falam e falam na esperança de que algum dia suas palavras alcancem esses homens", diz ela, aconselhando as mulheres a parar de tagarelar e partir para o ataque; a se concentrar nos momentos em que o homem demonstra mais interesse e tentar recriar o que estava acontecendo então; a concentrar-se nas exceções — o que ela ou ele estava fazendo de diferente quando o relacionamento sexual era melhor? E trabalhar para modificar as expectativas — em vez de esperar rejeição e procurar sinais de que ele não está interessado, agir como se esperasse que ele quisesse fazer sexo e o desfrutasse.

"Eu sei, eu sei, preciso substituir a sorte pela determinação", escreve Ellie, de 42 anos, em um de seus diários regulares, lamentando ter tanto medo de tomar a iniciativa no sexo com seu marido. Após um começo de casamento sexy — "Descobri que tinha um apetite insaciável, e Miles nunca teve problemas em me satisfazer" —, o casal recentemente chegou a um período difícil. Eles trocaram de país, perderam membros da família, e Ellie ainda está se recuperando do choque de descobrir que seu marido teve um caso há seis anos. Quando ela o confrontou, na época, ele disse que não a desejava mais. "Essas palavras ecoam na minha cabeça até hoje."

Ellie demonstrou grande determinação para lidar com o caso:

> Uma coisa engraçada aconteceu comigo. Após o choque inicial, algo me possuiu, e eu fiz de tudo para provar a Miles que era desejável. Perdi peso. Comprei um guarda-roupa novo e mais sexy. E meu apetite por sexo era voraz. Desde então, passei a tomar a iniciativa, e posso contar nos dedos de uma das mãos as vezes em que Miles iniciou o sexo.

Quando ela começou a escrever para mim, seus diários eram cheios de angústia, de desejo por mais sexo, de preocupação se Miles estava interessado e de desejo de iniciar o sexo, mas com medo de ser rejeitada. Nas raras ocasiões em que o sexo acontecia, Ellie ainda se preocupava com o que estava faltando. (Infelizmente, Miles não estava disposto a participar do projeto dos diários.)

122 O que os homens querem na cama

Segunda-feira, 23 de março de 2009 — Diário de Ellie
Nós transamos!

Esta noite teve a rotina de costume, fui me deitar e adormeci sozinha, até que Miles foi para a cama. Quando ele se aninhou a mim, começou a acariciar meus seios, o que é o sinal habitual de que quer fazer sexo. Tirei a camisola de renda preta e me deitei para desfrutar a adoração. Depois de um pouco de masturbação mútua e de meu clímax, ficamos de lado até que cheguei novamente ao orgasmo. Então, Miles me pegou por trás — parece que essa é a única posição em que ele consegue chegar ao orgasmo ultimamente —, até chegar ao clímax. Não durou mais de dez minutos desde o momento em que Miles começou a acariciar meus seios até ele ter um orgasmo. Ao menos conseguiu manter a ereção durante esse tempo, e foi ele quem tomou a iniciativa, mas ainda assim me senti decepcionada com a experiência como um todo. Depois que tive certeza de que ele estava dormindo, fui à sala de estar para ler, tentando afastar esses pensamentos. Antes fazíamos amor, mas agora é só sexo. Sinto falta das preliminares, especialmente dos beijos, e do depois. Detesto o fato de que Miles meio que vira para o outro lado e dorme depois que transamos. Gostaria de não ter tanto medo de iniciar o sexo hoje em dia. Gostaria de não ter medo de dizer o quanto gosto de transar com ele; porque, acredite ou não, nesses dez minutos em que nossos corpos estavam entrelaçados e ele estava dentro de mim, eu me senti muito feliz.

Ao longo daquelas primeiras semanas em que Ellie me escreveu, ela não conseguia afastar a negatividade, a preocupação de que Miles pudesse se apaixonar por uma jovem e sexy asiática (eles estavam morando na Tailândia) ou o medo de que ele não a considerasse desejável. Também surgiu a questão de que ele vinha tendo problemas com ereções, o que podia contribuir para sua relutância em fazer sexo. Mesmo assim havia sinais de que ele vinha se tornando mais carinhoso, ela desejava que ele a tocasse, lhe desse mais "adorações" — a palavra especial deles para toques e carícias íntimas no corpo um do outro.

Sexta-feira, 27 de março de 2009 — Diário de Ellie
Acordei sozinha e me satisfiz esta manhã.

Miles e eu passamos o dia em casa, e sempre que nos cruzávamos, nos beijávamos, abraçávamos ou fazíamos uma miniadoração. Em geral, isso parte de mim, mas não é incomum Miles apertar meu bumbum, me dar um beijo no pescoço ou algo assim pelo menos uma vez por dia. Quando dou a Miles esse tipo de afeição hoje em dia, sempre o faço um pouco sobressaltada por medo de ser rejeitada ou de ele sentir repulsa por mim. Quando ele demonstra esse tipo de afeição, ainda que eu sempre goste, fico insegura em relação aos motivos — estou recebendo esse carinho porque ele quer fazê-lo ou só por hábito, porque estou aqui e alguma asiática jovem e bonita não está, de modo que ele tem de se contentar comigo? Sei que deveria apenas aproveitar o momento quando acontece, mas com tudo o que se passou entre nós nos últimos seis anos, sinto que preciso sempre ter cuidado. Ele me disse que estou forçando a barra e que deveria deixar as coisas fluírem, mas como vou conseguir fazer isso?

Sábado, 4 de abril de 2009 — Diário de Ellie

A melhor parte do dia logo se tornou a maior decepção. Quando cheguei à cozinha esta manhã — não sou de acordar cedo —, Miles já estava acordado, em seu computador. Ele veio me dar o habitual beijo e abraço de bom-dia, mas eu estava no clima para mais, então persisti no beijo e comecei a passar as mãos pelas costas dele e o puxei para mais perto. Para minha surpresa, ele respondeu, acariciando meus seios, e senti o início de uma ereção. Isso me deixou muito excitada, mas, quando eu estava prestes a levá-lo de volta para a cama, ele interrompeu tudo me beijando no pescoço, seu sinal habitual de "chega", e foi fazer café. Estou acostumada com isso, não que torne as coisas mais fáceis, mas fiquei muito confusa por ele ter parado, porque estava começando a ter uma ereção. Eu não disse nada, mas pensei naquilo o dia inteiro. O que aconteceu?! Estou muito confusa, não sei como me sentir. Talvez esteja tão acostumada à rejeição que estou ficando entorpecida.

Quarta-feira, 8 de abril de 2009 — Diário de Ellie

Já faz uma semana que transamos.

O dia começou mal. Pouco antes de acordar, sonhei que Miles e eu estávamos fazendo amor, mas depois ele olhou o relógio e me afastou, dizendo que tinha de ir trabalhar. Acordei excitada, e Miles ainda estava na cama, então me aninhei a ele, querendo começar o dia da melhor maneira possível. Mas quando comecei a passar a mão em seu peito, ele a segurou. Ainda que tenha sido sutil, foi um sinal claro de que as coisas não iriam mais longe. Então ele se levantou, e eu fiquei me sentindo frustrada e ressentida. Eu ainda estava excitada, então me satisfiz, ainda que tenha levado algum tempo para me libertar daquela sensação ruim e aproveitar o momento. Quando me levantei, ainda estava irritada e queria perguntar a Miles por que ele tinha me interrompido; mas não desejava começar o dia de forma negativa para nós dois, então deixei para lá.

Eu a encorajei a seguir o conselho de Michele Weiner Davis sobre agir de maneira positiva. Aos poucos, apareceram sinais de que estava funcionando:

Quinta-feira, 9 de abril de 2009 — Diário de Ellie

Eu estava acordada quando Miles foi para a cama. Quando demos um beijo de boa-noite, eu quis mais. Tinha acabado de reler o conselho de Michele Weiner Davis: "Em vez de esperar rejeição e procurar sinais de que ele não está interessado, aja como se esperasse que ele quer fazer sexo e desfrute." Beijei Miles com um pouco mais de paixão. Foi muito bom ele ter correspondido. Evidentemente, quando começo a beijar, sempre quero mais, e acabamos transando. Tudo terminou em menos de cinco minutos, e Miles conseguiu chegar ao clímax sem nenhuma ansiedade sobre o desempenho. Acima de tudo, eu me senti satisfeita, e não ressentida depois. Um passo na direção certa, eu diria.

E aqui está ela, escrevendo sobre uma volta para casa depois que Miles passou algumas semanas viajando. Em geral, esse seria um momento estressante, porque ela teria expectativas de um reencontro sexy, que muitas vezes não dava certo. Desta vez, as coisas foram um pouco mais fáceis.

Quinta-feira, 23 de abril de 2009 — Diário de Ellie

Que pena! Eu estava muito animada pela volta de Miles esta noite, mas meia hora após ele entrar pela porta fiquei menstruada; então, sexo estava fora de questão. Mas foi a chegada menos estressante que ambos tivemos em muito tempo. Ele me beijou na boca, e nosso abraço foi mais que o habitual, que é o mesmo que ele dá às filhas. Nada pareceu forçado, o que foi ótimo. Parece que não esperar ser rejeitada por Miles está funcionando.

Domingo, 26 de abril de 2009 — Diário de Ellie

Por causa de meu medo de rejeição nos últimos anos, abri mão de coisas como tomar banho juntos, mas hoje eu dei o braço a torcer e entrei no chuveiro com Miles. Estava um pouco temerosa, mas deu tudo certo. Não fizemos sexo, mas não era esse o objetivo. O objetivo era fazer algo íntimo e, independente do que acontecesse, não me sentir rejeitada. E tudo funcionou de maneira positiva. Desfrutei de seu toque e tenho certeza de que ele desfrutou do meu.

Terça-feira, 28 de abril de 2009 — Diário de Ellie

Eu sabia que faríamos sexo esta noite, porque Miles desligou os computadores cedo, tomou banho e escovou os dentes antes de se deitar — ele não fazia nenhuma dessas coisas desde sábado. Tudo terminou muito rápido, mas Miles não teve nenhum problema erétil, e eu tive dois orgasmos pequenos, o que não é ruim. Mas fiquei querendo mais, então tentei deixá-lo com vontade de novo. Mas foi em vão, porque ele respirou fundo, me beijou, me desejou boa noite e virou as costas para mim. Foi um sinal bastante claro de que não haveria mais sexo algum. Normalmente, eu ficaria muito magoada, mas consegui deixar para lá; o que tiver que ser, será. Então, beijei seu ombro e disse "boa noite". E, pela primeira vez depois de um incidente como esse, consegui dormir. Simples assim.

Em maio, eles saíram em um final de semana muito bem-sucedido juntos, que incluiu massagem um no outro e sexo maravilhoso — pela terceira vez na semana. Em junho, ela relatava que estava cada vez mais relaxada sobre a ocorrência do sexo, sobretudo em momentos-chave antes e depois das viagens de negócios dele: "Tenho sentido que se fizermos sexo, ótimo; se não, claro que vou ficar decepcionada, mas que se dane. Sinto que estamos nos tornando marido e mulher novamente, e não colegas de quarto que transam de vez em quando."

Claro, não foi um progresso contínuo — houve incidentes que levaram Ellie a ainda temer que ele estivesse sendo infiel, e ela acha difícil quando ele a recusa. Ainda assim, os dois estão muito mais próximos agora, pois ele deixa claro que está desfrutando muito mais a atividade sexual deles, mesmo que ela sempre tenha que arrastá-lo para longe do computador.

Weiner Davis recomenda que as mulheres adquiram um "desligamento zen" do problema: "Você presume que seu marido não vai mudar, e em vez de levar para o lado pessoal e concentrar toda a sua existência na infelicidade que sente porque seu relacionamento sexual é menos do que poderia ou deveria ser, decide aceitar e encontrar paz com o que ele é."[12] Foi fascinante ler os diários de Ellie e vê-la aos poucos conseguir essa paz em seu casamento. E Miles? Podemos apenas presumir que o marido de Ellie percebeu a crescente harmonia em sua vida amorosa. Mas será que ele percebe como é sortudo por ter uma mulher tão brava e obstinada, claramente dedicada a mantê-los conectados.

6
A grande jaula da domesticidade
Lidando com o desejo discrepante

Quando eu trabalhava como terapeuta sexual, no começo dos anos 1970, toda a conversa era sobre novas pesquisas que demonstravam a incrível capacidade feminina de sentir prazer sexual. A psicanalista Mary Jane Sherfey publicou seus provocativos artigos predizendo que os homens lutariam com os apetites sexuais das mulheres. "A fome sexual da mulher e sua capacidade de cópula excedem completamente as de qualquer homem", escreveu ela, baseando-se nas novas revelações dos pesquisadores sexuais William Masters e Virginia E. Johnson sobre a capacidade feminina de múltiplos orgasmos. Sherfey argumentou que os homens tinham mantido sob controle o vasto potencial erótico das mulheres sugerindo que "a supressão por forças culturais do impulso sexual e da capacidade orgástica excessivamente altos das mulheres tem sido uma preocupação importante de quase todas as civilizações".[1]

Os homens não querem esposas ardentes, proclamou Barbara Seaman, a fundadora do movimento feminista Women's Health, em seu livro de 1972, *Free and Female*. "Eles temem que se estimularem ou derem prazer a uma mulher, ela pode começar a gostar demais, e então, presumivelmente, vir a ser infiel. (Ou ela poderia se distrair da cozinha ou de lavar meias)", acrescentou ela em tom provocativo.[2] Seaman previu que, um dia, haveria bandos de mulheres avidamente sexy e vorazes. Mas, nesse meio-tempo, "já é difícil o suficiente convencer nossos maridos e amantes de que também temos apetite sexual, que pode ter um ritmo diferente do deles, mas que é tão normal quanto e (em uma mulher excitada) tão urgente quanto".[3]

Quarenta anos depois, uma história muito diferente está dominando a mídia. Milhões de mulheres não querem sexo, anunciou Oprah Winfrey, dizendo à sua vasta audiência que a baixa libido feminina hoje em dia é "grande, grande, grande, grande". Seu desfile de convidadas descreve a culpa e a vergonha de nunca desejar sexo. "Eu sinto pavor. Seria ótimo se nunca mais fizesse sexo", diz uma jovem. "Nunca estou com vontade. Tenho medo de que ele se canse de um casamento sem sexo e vá embora", explica outra.

O problema para muitas mulheres casadas hoje em dia não é tentar extinguir as chamas do desejo — é se lembrar de quando tiveram o menor vislumbre de interesse em fazer sexo com o marido. Nossa cultura atual espera que as mulheres tenham um apetite sexual saudável, ainda assim, dentro do casamento ou relacionamento, a maioria dos homens agora clama por mais atividade sexual — como minha pesquisa anterior demonstrou.[4] Esses homens escreveram de forma eloquente sobre seu desespero ao passar a vida implorando por sexo a suas amadas parceiras. As mulheres explicaram que, apesar de entenderem o ressentimento dos parceiros, sentem que não podem evitá-lo; é raro que queiram fazer sexo. Essa é uma situação comum em relacionamentos longos. Mais de 55% das mulheres têm baixa libido, de acordo com o levantamento *Sex in Australia*, envolvendo quase 20 mil participantes.[5] Em 2006, pesquisadores alemães descobriram que, depois de quatro anos de relacionamento, menos de metade das mulheres de 30 anos queria sexo regular.[6] Enquanto sem dúvida existem mulheres que mantêm um forte apetite sexual ao longo do casamento, elas são a grande minoria.

O problema parece ser inato. Muitos concluem que o impulso fraco das mulheres é ligado a baixo nível de testosterona; as mulheres têm de dez a vinte vezes menos desse hormônio vital que os homens. Psicólogos evolucionistas argumentam que mães não são feitas para ficar transando o tempo todo, então, sua libido frágil e negligente garante que elas cuidem dos filhos. E a razão para tantas mulheres começarem com um impulso sexual forte e depois perderem o interesse parece dever-se à química cerebral associada à fase "apaixonada" do começo dos relacionamentos que, por alguns anos, alimenta o que chamo de "madeira molhada", que é a libido feminina normal — que se apaga com facilidade e é difícil de acender. O homem movido por testosterona é muito mais propenso a ser abençoado com uma chama eterna.

"Sabe aquela cara que as mulheres fazem quando querem transar? Pois é, nem eu", brinca o comediante Steve Martin.

No ano passado eu me vi em um painel em um festival de escritores com uma das melhores escritoras de ficção erótica da Austrália, Linda Jaivin. Seu último livro, *A Most Immoral Woman*, é baseado na história verdadeira do jornalista australiano fanfarrão George Ernest Morrison — correspondente do *London Times* em Pequim — e seu encontro com a sedutora Mae Perkins, filha de um senador californiano. O libidinoso Morrison encontra uma igual na desinibida e sexualmente voraz Perkins, que "parecia uma dama, era mulher da cabeça aos pés, mas tinha prazer como um homem".[7]

Linda Jaivin se baseou nos diários de Morrison e nas cartas de amor de outro homem para Mae para contar a história dessa luxuriosa mulher. O que aconteceu com Mae depois que ela e Morrison se separaram é um mistério; tudo o que sabemos é que ela se casou no final dos anos 1930 e morreu sem filhos, na casa dos 70 anos. Podemos apenas imaginar se, como muitas de minhas colaboradoras casadas, seu vigoroso impulso cedeu sob o peso da recém-descoberta domesticidade. Minha pesquisa demonstrou que muitas mulheres que reclamam de baixa libido relatam que quando eram solteiras adoravam sexo e nunca estavam satisfeitas. Transavam como coelhos, alegremente, nos primeiros anos do casamento — só para depois ver essa luxúria desaparecer por completo. Ainda assim, frequentemente a libido perdida revive como por milagre ao encontrar um novo homem.

Jaivin brincou que minha pesquisa era toda sobre "sexo em cativeiro" enquanto ela escrevia sobre "sexo na natureza" — e que existe um abismo enorme entre os dois. É verdade, claro. A história de Jaivin sobre a Srta. Perkins é toda sobre uma mulher desinibida de seu tempo que estava feliz em desafiar as convenções e desfrutava uma luxúria constantemente renovada por uma sucessão de novos homens. Hoje em dia, existem muitas mulheres que acasalam na natureza — jovens solteiras, mulheres divorciadas, mulheres de todas as idades em novos relacionamentos que descobrem que um novo homem dá um ânimo a seu apetite. Mulheres casadas que têm casos, que estão em relacionamentos abertos ou que fazem swing surpreendem-se ao se ver loucas por sexo, pensando nisso o tempo todo, quando por anos o assunto não lhes passou pela cabeça.

Bem, algumas pensam demais em sexo — mas não sexo com o marido. Recebi esta intrigante carta em resposta à minha sugestão de que muitas esposas temem a mão que se esgueira na direção delas no meio da noite:

> Sou uma mulher de 41 anos e estou no fabuloso pico de meus poderes sexuais. Depois de 15 anos de casada, tenho certeza de que sei tudo o que há para saber sobre o que aconteceu com o sexo após o casamento. Deixei meu marido há dois anos e meio, quando não aguentei o peso de não querer fazer sexo com

ele, mas querer transar com qualquer um com batimento cardíaco e temperatura corporal acima de 32ºC, a qualquer momento, em qualquer lugar. Desde então, eu vinha tendo casos intensos e incríveis relacionamentos sexuais. É completamente errado dizer que mulheres casadas temem a mão vindo sobre os lençóis para acariciá-las à noite. A verdade que as mulheres têm tanto medo de revelar é que temem apenas a mão *dele* vindo sobre os lençóis para acariciá-las. Elas reagiriam, com paixão explosiva, à mão de quase qualquer outro homem vindo sobre os lençóis para acariciá-las.

Não sei se é bem assim. A julgar por minha pesquisa, a maioria das mulheres casadas não está deitada na cama ansiando por mãos estranhas. Muitas relatam que sexo simplesmente não está em seus planos, que elas não têm desejo espontâneo ou desejos sexuais de nenhum tipo quase nunca. Mas, se acabam sozinhas, em um novo relacionamento, é aí que sua libido volta a funcionar.

Veja este amuado ex-marido, totalmente perplexo que a ex-mulher tenha encontrado seu encanto na recente solteirice:

> Minha mulher e eu nos separamos há uns 18 meses porque tínhamos nos tornado apenas colegas de quarto. Enfim, minha pergunta é como ela reencontrou a libido de repente agora que nos separamos? Por que voltou agora, quando, não importando o quanto eu insistisse, parecia ter sumido para sempre na época em que éramos casados? É muito frustrante eu ter passado anos sem poder transar e, agora, algum outro sujeito se dar bem.

Sim, é enlouquecedor, de fato.

Passei os últimos anos concentrada em por que isso acontece — o negócio de "sexo em cativeiro". O termo vem do livro homônimo da terapeuta norte-americana Esther Perel, que fala do impacto da vida doméstica sobre a conexão erótica dos casais. Perel demonstra que o potencial sexual de uma mulher com frequência é distraído por sua conexão íntima e carnal com os filhos, o que a leva a rejeitar seu homem — "o guardião da chama" —, que continua movido pelo desejo.[8] O poema de D.H. Laurence, *Wild Things in Captivity,* enfeita a epígrafe do livro de Perel: "A grande jaula de nossa domesticidade mata o sexo em um homem, a simplicidade do desejo é distorcida e desvirtuada."

130 O que os homens querem na cama

Porém, em geral, os homens não são os únicos a reclamar do fato de a grande jaula destruir seu interesse — as mulheres têm muito mais propensão a sofrer esse desejo distorcido. Homens estão sempre enviando cartas que falam do que é ser rejeitado e nunca se sentir desejado. Fico perplexa com seu estoicismo e com o meticuloso relato de sua privação. Na primeira vez em que escreveu para mim, Connor (45 anos) explicou que levava uma vida de monge: "Ruby e eu não transamos há mais de quatro anos. Desde que nosso filho mais novo nasceu, ela tem tratado sexo como uma coisa nojenta que não quer mais fazer. A última vez em que fizemos sexo com as luzes acesas deve ter sido há 12 anos."

Ao longo dos três meses em que escreveu para mim, Connor relatou que ele e sua esposa estavam se comunicando melhor, parcialmente como resultado de terem lido *Por que elas negam fogo*. Ele descreveu diversas conversas emotivas e um grande aumento nos abraços e beijos. Então, enfim recebi um e-mail animado:

"Em 25 de maio, depois de 1.630 dias de abstinência, Ruby e eu fizemos sexo. Foi incrível." Ele não conseguiu resistir a um pós-escrito: "Acho que isso significa que eu não deveria contar com mais sexo até outubro de 2013, baseado na seca anterior." É bom ele conservar o senso de humor. Durante minha pesquisa era ótimo ouvir tantos casais relatando que ao falar do assunto e descobrir como é estar na situação do outro conseguiam diminuir a tensão, e em geral acabavam fazendo mais sexo e melhor. Há pouco tempo, falei em um evento do Dia Internacional da Mulher em uma pequena cidade do interior. Expliquei por que as mulheres preferem comer chocolate, as diferenças biológicas na libido e o impacto da rejeição. Uma mulher foi até mim depois e me agradeceu, com lágrimas nos olhos. "Agora vejo que tenho sido injusta com meu marido por todos esses anos", disse ela.

Mas essa compreensão nem sempre é suficiente. Por todo o mundo, a pesquisa pelo Viagra cor-de-rosa continua, e companhias farmacêuticas competem para encontrar soluções para o baixo desejo das mulheres. Nem todas as mulheres desinteressadas querem uma pílula cor-de-rosa, é claro. Muitas argumentam que isso não é problema delas — os homens simplesmente têm de lidar com o próprio desejo. É intrigante como a frequência com que as histórias que os homens trocam quando estão no balcão de um bar é baseada na suposição de que as mulheres simplesmente não estão interessadas. Há aquela sobre o grupo de homens casados jogando golfe. No quarto buraco, acontece a seguinte conversa:

Primeiro homem: "Vocês não imaginam o que tive de fazer para conseguir vir jogar golfe neste final de semana. Tive de prometer à minha esposa que vou pintar todos os cômodos da casa no final de semana que vem."

Segundo homem: "Isso não é nada, eu tive de prometer à minha esposa que vou construir um deque novo para a piscina."

Terceiro homem: "Nossa, vocês têm sorte! Eu tive de prometer à minha esposa que vou reformar a cozinha para ela."

Eles continuam a jogar quando percebem que o quarto homem não disse uma palavra sequer. Então perguntam: "Você não falou nada sobre o que teve de fazer para conseguir vir jogar golfe neste final de semana. O que aconteceu?"

Quarto homem: "Eu coloquei meu despertador para as 5h30. Quando disparou, eu desliguei, dei uma cutucada na minha esposa e perguntei: 'Golfe ou sexo?' Ela respondeu: 'Não esqueça o casaco.'"

Mesmo assim, muitas mulheres são infelizes por ter "perdido a libido" e estão loucas para encontrar uma solução. Sempre que as companhias farmacêuticas procuram voluntárias para novas drogas para aumentar o impulso feminino, ficam soterradas de mulheres querendo participar. Até hoje a testosterona se mostrou o tratamento mais efetivo, e cerca de metade das mulheres que a tomam responde com aumento do desejo. Mas existem outras possibilidades no papel. O Flibanserin, uma droga originalmente designada como antidepressivo, está se mostrando promissora como tratamento para o baixo desejo sexual em mulheres na pré-menopausa, diz Susan Davis, professora de saúde da mulher na Monash University e líder mundial em pesquisa de hormônios. Experimentos clínicos envolvendo 1.946 mulheres na pré-menopausa a partir dos 18 anos descobriram que aquelas que recebem 100mg de Flibanserin diariamente desfrutaram mais desejo e sexo melhor.

Houve um debate interessante no fórum do meu site, com homens e mulheres escrevendo sobre o que pode ser feito para preencher a lacuna do desejo. Tim, por exemplo, defendeu de forma ardente que é possível para todos os casais maximizar a qualidade e a quantidade da atividade sexual — através de

132 O que os homens querem na cama

comunicação, preparação, planejamento e esforço. E de fato ele está propondo muito esforço. Baseado no próprio empenho em seu casamento de mais de trinta anos, ele criou 37 recomendações como base para um ótimo sexo. Eis uma seleção das ideias de Tim:

- Ouvir.
- Ouvir.
- Ouvir.
- Dizer a ela o quanto gosta dela, a ama e a valoriza.
- Exercitar-se e perder peso.
- Tomar banho antes de ir para a cama com sua parceira de forma que seu corpo cheire bem.
- Escovar os dentes antes de ir para a cama, de forma que seu hálito cheire bem.
- Fazer a barba antes de ir para a cama, de forma que seu queixo não arranhe as partes macias de sua parceira.
- Começar a "conversa romântica" pelo menos 12 horas antes, via ligações telefônicas ou mensagens de texto dizendo que quer fazer amor.
- Organizar família/babás para cuidar das crianças por algumas horas em uma tarde de final de semana para que vocês possam relaxar, comunicar-se/fazer amor.
- Evitar álcool (um depressivo) por pelo menos 72 horas antes da atividade sexual.
- Evitar café e outros estimulantes por pelo menos oito horas antes da atividade sexual — quanto menos estimulantes tomar, mais relaxado e paciente você estará.
- Trocar a roupa de cama para que os lençóis estejam limpos e frescos.
- Comer apenas uma refeição leve, se saírem para jantar antes da atividade sexual, para evitar que o estômago cheio atrapalhe um bom desempenho.
- Checar o ciclo dela para fazer amor quando seu desejo é maior, perto da época da ovulação.
- Escolher uma parte do corpo dela, como os pés, o pescoço ou as costas, e lhe fazer uma suave massagem.
- Arrumar a cozinha, passar aspirador na casa, limpar o banheiro, pendurar as roupas — tirar um pouco do peso das costas dela.

A grande jaula da domesticidade **133**

- Estimular sua amante com seus dedos e sua língua.
- Ir com calma.
- Ir com calma.
- Ir com calma.
- Encorajá-la a ficar por cima para que ela possa controlar a pressão em seu clitóris e seu ângulo de entrada na vagina.
- Abraçá-la e acariciá-la depois da atividade sexual, não virar as costas e dormir.
- Dizer o quanto ela é boa de cama e como o faz se sentir incrível.
- De tempos em tempos, relaxar e estar preparado para não chegar ao clímax, mas ajustar-se a movimentos que a façam se sentir bem.
- Fazer coisas que demonstrem que você a ama.

E daí por diante. Bem, a lista dele certamente impressionou algumas das mulheres que liam o fórum: "Uau! Se eu encontrasse um homem que estivesse disposto a fazer metade — até um quarto — dessas coisas, meu Deus! Eu pensaria que tinha morrido e ido para o Céu", escreveu uma mulher. Mas os homens nem sempre se interessaram pelo conselho de Tim, e um deles afirmou que as mulheres tinham ficado tão difíceis de agradar que ele se contentaria com seu alegre celibato e seu sexo solitário, obrigado.

Mesmo assim, Tim está certo. É importante ouvir o que os homens desejam, mas uma importante questão continua sem resposta: os homens estão dando às mulheres o tipo de sexo que elas realmente querem? Como uma mulher escreveu para mim:

Sem ser muito reducionista em relação a isso, diversas vezes me perguntei se as mulheres param de fazer sexo após alguns anos de relacionamento só porque estão cansadas de fingir que o sexo é bom ou de tentar torná-lo melhor. Quer dizer, as mulheres param de fazer sexo porque os homens são péssimos? E todo o esforço que as mulheres têm de fazer (mental, emocional e físico) para que o sexo valha a pena para elas se torna exaustivo. Essa foi minha experiência — e acho difícil ter alguma empatia por esses homens que se sentam em um pub e reclamam de sua falta de vida sexual, quando sua abordagem básica do sexo é uma rapidinha. Não conheço nenhuma mulher que recusaria um orgasmo. Ou prazer. Então, sem dúvida, está faltando alguma coisa se uma mulher está dizendo *não* ao sexo.

134 O que os homens querem na cama

Evidente que existe verdade no argumento dela — era óbvio que os homens de algumas das mulheres que me escreviam não sabiam o que estavam fazendo. As tentativas desajeitadas, brutas e ineptas no "amor" são o bastante para fazer qualquer mulher estremecer. Mas existem mulheres que dizem *não* ao prazer. Muitas contam em e-mails e cartas que os parceiros eram ótimos amantes e que elas desfrutavam do sexo quando acontecia — o problema era que não queriam. Preferiam fazer outras coisas, como dormir.

O debate continua. Uma mulher postou uma carta fascinante em meu fórum, descrevendo um homem com "uma habilidade espantosa de ler meu corpo como um livro, de sintonizar no que eu queria, e para usar seu pênis de forma incrível. Como consequência, sempre que ele me tocava — até no cotovelo — eu começava a ficar excitada". Ela descreve que ele a levava ao orgasmo de formas que ela nunca antes experimentara, e conclui que existem homens com uma habilidade "intuitiva" maravilhosa de lidar com o corpo das mulheres da maneira como o corpo gosta. Ela sugere que a libido feminina continuaria alta se mais homens tivessem o que ela chama de "O Dom".

Adorei o homem que respondeu ressaltando que "um homem só pode avaliar as complexidades da anatomia sexual feminina se uma mulher *disser* a ele. Quer dizer, o homem é bastante direto", escreveu ele. "Como você pode não encontrar um pênis? Um clitóris, bem... falando sério, se você não está grudada a ele precisa de um GPS com instruções guiadas por voz para encontrá-lo."

Ele ressalta que, de todas as parceiras sexuais que já teve,

nenhuma me deu um tour guiado do que gosta e de como fazer direito. Posso apenas supor que os homens descritos como tendo O Dom encontraram uma mulher que lhes deu um tour guiado detalhado do corpo feminino, de como tocá-lo da maneira certa, e ao longo do tempo lhes deram aulas avançadas nas sutilezas da sexualidade da mulher. Se os homens estão no escuro em relação à sexualidade das mulheres e ao que as excita, será que elas fracassaram em comunicar o que precisam? Será que os homens nascem com um conhecimento da sexualidade feminina? Será que as mulheres esperam que os homens leiam suas mentes? Será que os homens não percebem os sinais sutis que a mulher está dando durante o sexo?

Ele conta uma divertida história de quando era jovem, em uma boate.

Uma garota apareceu de repente à minha mesa e disse: "Você está me irritando *muito*!!! Estou te paquerando há meia hora! Será que poderia ir até ali e me convidar para dançar, *por favor*???", e voltou para sua mesa. Bem, eu não tinha percebido que ela estava flertando comigo. Será que as instruções sutis para os homens em relação ao desejo sexual são efetivas? Acredite, a abordagem bruta da moça da boate funcionou muito bem. Não me lembro de me divertir tanto ou de rir tanto quanto naquela noite. Deveria ter me casado com ela. Aposto que ela teria me ensinado "O Dom".

Talvez ele tenha razão.

Descobrir se as mulheres querem alguma coisa especial atraiu a atenção de um dos verdadeiros gurus que escrevem sobre esses assuntos. David Schnarch é um terapeuta norte-americano que escreve de forma brilhante sobre sexualidade e relacionamentos. Seu livro *Passionate Marriage* foi um best-seller internacional, e há pouco tempo, ele publicou um livro de auto-ajuda, *Intimacy and Desire — Awaken the Passion in Your Relationship*. Ele diz que, em sua experiência profissional, as mulheres são *mais* interessadas em sexo que os homens. "Muitas mulheres querem fazer sexo com frequência — se o sexo é bom. As mulheres se preocupam mais com a qualidade do sexo. Muitas são mais interessadas e informadas sexualmente que os maridos."[9]

Schnarch alega que muitas mulheres são parceiras com baixo desejo *e* esposas famintas por sexo. "É possível ser ambas as coisas, e muitas mulheres o são. Isso as deixa confusas", diz ele, descrevendo minuciosamente uma de suas clientes, Nicolle, que não estava interessada em sexo, mas não sabia por quê. Nicolle achava o sexo com seu marido, Phillip, entediante: "Eles sempre faziam a mesma coisa. Era previsível. Não era interessante. Phillip chegava ao orgasmo rápido demais. Não era romântico. Não era satisfatório. Nicolle reconhecia que era culpada em parte. Ela também era preguiçosa. Não colocava no sexo a energia que deveria", explicou Schnarch.[10]

A terapia do casal girava em torno de Schnarch ensinando-lhes a "foder". Ele usa a palavra deliberadamente para descrever um "tom único de compromisso e experiência [...] Foder personifica uma avidez lúbrica e lasciva por prazer [...] uma deliciosa e cobiçosa libertinagem. É o oposto da baixaria; é o sexo ornado por virtuosidade erótica. Existe uma intenção deliberada de despertar (e satisfazer) a paixão".[11]

Bens danificados

Há uma cena maravilhosa nas histórias sexuais de um de meus colaboradores, na qual Alex, 77 anos, descreve conversar enquanto toma uma cerveja com seus três cunhados em uma reunião de família. De alguma maneira, os quatro homens começaram a falar da falta de sexo em seus casamentos. Alex explica: "O mais velho disse que viver com a esposa era como viver com uma freira, nada ontem, nada hoje e nada amanhã. O segundo mais velho disse que, quando os filhos chegaram, ele se tornou um homem esquecido. O terceiro contou que dissera à esposa que se ela não 'comparecesse' com frequência, ele procuraria em outro lugar — ela não compareceu, e ele procurou." E Alex estava no mesmo barco, após ter batalhado muito para tentar convencer a esposa de que aproveitar o sexo não era moralmente errado. O ponto em comum era a mãe das mulheres. Uma mulher que descrevia os homens como "animais" e alertava as filhas sobre os horrores dos deveres conjugais.

Falar abertamente sobre sexo e lidar com o desejo desigual é muito difícil para a maioria dos casais. Mas tudo é muito mais difícil quando uma criação sexualmente repressiva e uma história sexual problemática são adicionadas à mistura. Era muito triste ler as histórias de colaboradores que lutavam para deixar esse tipo de coisa para trás. Em geral, o impacto em seus relacionamentos, e em seus parceiros, é vitalício.

Não é de surpreender que homens com esse tipo de criação não queiram discutir seus sentimentos sobre questões sexuais, muito menos participar de um projeto sobre sexo. Mas suas parceiras falaram, mulheres como Lauren (61 anos), que passou o casamento de 36 anos tentando aprender sobre prazer sexual com um marido sexualmente reprimido cujas ansiedades constantemente atrapalhavam. Ela escreveu:

> Quando era recém-casada e começava a ficar excitada com a penetração acontecendo naturalmente, ouvia: "*Pare, pare* ou eu gozo!" Então eu parava. Sempre fui uma boa garota e fazia o que agradava aos outros. Lamento por aquela linda jovem, começando a florescer, mas cortada no botão. Hoje em dia, sei que meu marido não é indelicado — só ignorante e inepto.

E ansioso. Lauren passou anos cedendo às inseguranças do marido:

> Meu marido achava preliminares desagradáveis, e eu sentia que estava incomodando por pedir o que me excitava. Nos primeiros anos, eu dizia que preferia ficar de calcinha, pois a estimulação clitoriana era mais agradável através do tecido macio. Entretanto, ele dizia que achava aquilo intimidador, então eu precisava tirá-la — e ficar sem prazer. Eu estava sempre disponível para ele, nunca disse não, sempre esperava que daquela vez funcionasse. Eu era generosa com massagens e sexo oral, e ele sempre se divertia — até que comecei a verbalizar minha insatisfação. Até eu começar a exigir um pouco mais, ele era carinhoso, beijava muito bem e sempre me abraçava na cama.

Agora ela não ganha nem mesmo isso. Quanto mais eu tentava fazer com que ele se abrisse a novas possibilidades, mas ele se retraía.

> Eu gostaria de ter ido a uma dessas apresentações eróticas para descobrir do que tratam. Certa vez, quando passava por um local que oferecia strippers e outros entretenimentos excitantes, eu disse: "Vamos entrar?" A resposta foi: "Acho esse tipo de coisa cafona — tão sórdida!" Sabe, ele é um bom homem, mas muito puritano. Preciso que meu marido fale e escute, mas ele não fala sobre nada íntimo.

Na época em que Lauren escreveu para mim, seu marido estava tomando pílulas para pressão sanguínea havia seis anos e era impotente. Agora, ela sente que perdeu sua chance:

> Eu me sinto roubada! Fui aventureira com trabalho e viagens, mas minha vida sexual inadequada me faz achar que vivi apenas pela metade. Toquei no assunto cerca de seis vezes durante o mesmo número de anos, mas ele simplesmente permanece calado. Em certa ocasião, eu até disse: "Acho que deveríamos ter quartos separados — você não está interessado em intimidade, então, qual é o objetivo?" Nada, ele apenas desviou os olhos. Então estamos basicamente na seca há cinco anos — um beijo rápido na bochecha e nada mais.
> Cheguei à conclusão de que talvez a aceitação seja a saída mais amigável. Porém, há outra parte de mim que quer experimentar o sexo sobre o qual li e ouvi. De certa forma, sei que meu relacionamento não

> vai dar certo, mas ainda o mantenho, com a esperança de que as coisas melhorem. O que quero é que ele diga "Olhe, sinto muitíssimo que isso tenha acontecido — deve ser uma grande decepção para você". Seria muito bom para mim se minha decepção fosse reconhecida.
>
> Ela está determinada a resolver a questão. Ficou muito encorajada ao ler sobre as outras mulheres (no Capítulo 5) que estavam com o mesmo problema e conseguiram fazer alguma coisa. Seu plano mais recente é tentar marcar sexo com o marido. "Mas isso vai requerer muita preparação de minha parte, pois sei que ele deve simplesmente se retrair, mas é uma ideia genial!" A esperança é a última que morre.

Schnarch acha que muitas pessoas não sabem do que ele está falando quando descreve esse tipo de experiência erótica extrema. Quando dá workshops profissionais, ele sempre pergunta se a plateia entendeu aonde ele está querendo chegar: "Invariavelmente, aqueles cuja resposta é 'sim' se revelam através de um instantâneo, mas de certa forma constrangido, sorriso."[12] Sugerindo que menos de uma a cada quatro pessoas entende de "fodas", ele menciona questionar a plateia em uma conferência de terapia conjugal e de família na qual apenas 8% reconheceram ter tido essa experiência — o que significa que frequentemente nem os próprios terapeutas têm conhecimento do que torna o sexo verdadeiramente especial.[13]

Esse é um problema real. Além de não sabermos se os terapeutas experimentam ótimo sexo na vida pessoal, é preocupante que a maioria das pessoas que busca ajuda para problemas sexuais acabe nas mãos de terapeutas sexuais com muito pouco conhecimento das complexidades dos relacionamentos, ou consulte terapeutas conjugais com pouco interesse ou experiência em questões sexuais. Schnarch é um dos poucos terapeutas com base sólida em ambas as áreas que entende que ótimo sexo não é um ato mecânico, uma questão de apertar os botões certos, mas uma mistura complexa de fatores de relacionamento e personalidade, além de aspectos da história pessoal que podem atrapalhar a atividade sexual bem-sucedida.

A minuciosa descrição de Schnarch sobre como ele guiou Phillip e Nicolle através de suas várias dificuldades é uma leitura instrutiva. Nicolle conhecia a foda por causa de sua experiência com antigos amantes, mas tinha medo de que Phillip se sentisse ameaçado se ela lhe contasse isso. Ela tentara encorajá-

-lo, mas ele não tinha interesse. Phillip estava recuando porque, devido a um pai descontrolado, ele temia a própria agressividade. Schnarch os guiou em exercícios destinados a ajudá-los a se tornar mais relaxados física e emocionalmente um com o outro, então começou a trabalhar o medo que Phillip tinha de atingir o clímax rápido demais. O casal foi encorajado a usar sexo oral, a se sintonizar um com o outro, para ajudar Nicolle a aprender a se revelar, e para Phillip regular sua ansiedade durante o sexo, relaxar e deixar Nicolle "comê-lo". (Schnarch fala muito de "comer" e "ser comido".) O progresso foi lento, Phillip remoeu questões do passado, e Nicolle reagiu ao nervosismo dele. Ainda assim, aos poucos, Phillip aprendeu a confrontar seus medos, e Nicolle começou a deleitar-se com sua sensualidade.[14]

A questão não é apenas um homem saber o que fazer — a virtuosidade erótica requer duas pessoas que estão tanto abertas às infinitas possibilidades do prazer sexual quanto dispostas a se arriscar. Schnarch trabalha com as complexidades que governam o desejo, questões críticas como o senso individual de self: "Seus hormônios podem estar a mil e você pode estar excitadíssimo, mas um fora do parceiro pode acabar com tudo", escreve ele.[15]

Mas como não existem muitos Schnarchs no mundo, poucos têm a sorte de se beneficiar de seus serviços. E simplesmente não é fácil para os casais ter essa abordagem psicológica de relacionamento sozinhos, mesmo com seu maravilhoso livro para guiá-los.

Por isso é estimulante ser contatada por tantos casais que estão encontrando as próprias soluções para os problemas de desejo desigual. E uma abordagem que funciona para alguns é a controversa ideia do "simplesmente faça" que expliquei em *Por que elas negam fogo*. A proposta e o uso do slogan da Nike vem da conhecida terapeuta norte-americana Michele Weiner Davis, que argumenta que o desejo é uma decisão — não se pode esperar que ele chegue, é preciso fazê-lo acontecer. Weiner Davis sugere que é inútil se preocupar com as razões pelas quais as mulheres não estão interessadas em sexo — sempre haverá muitas crianças choronas, estresse, cansaço, irritação pelo marido não ajudar com o trabalho doméstico. "Saber por que você não está tão interessada em sexo não vai aumentar nem um pouco seu desejo. Fazer alguma coisa em relação a isso vai", diz ela.[16]

Fundamental para esse argumento é a recente pesquisa da professora Rosemary Basson, de British Columbia, que demonstrou que muitas mulheres experimentam excitação e orgasmo quando fazem sexo sem desejo prévio. Basson descobriu que mulheres que estão em relacionamentos longos podem raramente pensar em sexo ou ter desejo espontâneo por atividade sexual.

Mas, ainda que possam não estar "no clima" para começar, quando começam a fazer amor o desejo pode ser despertado, e elas vão experimentar prazer sexual e talvez até um orgasmo. Desde que haja "disposição para ser receptiva", o resto acompanha, informa Basson.[17]

Também existem novas pesquisas de Ana Carvalheira e seus colegas do Instituto de Psicologia Aplicada, em Lisboa, Portugal, que descobriu que, entre as mulheres que têm facilidade para ficar excitadas, 15,5% relataram que só fazem sexo se sentirem desejo sexual no início, enquanto 30,7% tipicamente ou sempre experimentavam desejo apenas depois que ficavam excitadas. Mulheres em relacionamentos longos faziam sexo sem desejo sexual (42%) com mais frequência do que aquelas em relacionamentos curtos (22,4%).[18]

A sugestão não é que as mulheres devam suportar sexo sem vontade, mas que coloquem o barco na água, comecem a remar e vejam o que acontece. Se ficarem excitadas, ótimo, mas, se não ficarem, não precisam continuar, não precisam transar, podem simplesmente dar prazer a ele usando as mãos ou a boca. E meu livro deixou muito claro que isso vale para ambos os lados — os homens também deveriam "simplesmente fazer" se são eles que rejeitam constantemente as parceiras. Sim, entendo que às vezes existem restrições anatômicas no caso de homens com o equipamento falhando, mas mesmo assim eles têm mãos e lábios, e a capacidade de fazer amor com uma mulher de todas as maneiras que ainda a façam se sentir desejada e desejável. Hoje em dia também existem curas milagrosas para ereções debilitadas, desde que o homem esteja disposto a enfrentar o problema.

A ideia do "simplesmente faça" está mudando a vida de alguns casais. Eis uma mulher que escreveu em meu fórum sobre isso:

> Li seu livro há cerca de nove meses. Eu ri e chorei. Também pensei muito sobre os diários e decidi aceitar o conselho de Bettina e simplesmente fazer. Meu marido e eu temos feito a cada dois dias há oito meses. Ele não sabe que tomei essa decisão, mas está claro para ele que houve uma mudança monumental em minha maneira de pensar, e ficou muito feliz com isso.

Ela explicou que o casal tinha passado por alguns anos muito tensos depois da descoberta de que seu filho era severamente autista:

> Guardei muitas de minhas emoções por um longo tempo, e não conseguia ver que isso estava danificando meu relacionamento com meu marido. Eu passava

quase todo o tempo sendo uma supermãe, e o resto na academia — exercitando meus demônios! Em janeiro deste ano, meu marido explodiu. Quer dizer, ele *realmente* explodiu. Durante anos, fizemos sexo uma vez a cada duas semanas ou uma vez por mês, e ele reclamava, se queixava, insistia etc. No começo, me magoava muito que ele parecesse não entender que o diagnóstico me desequilibrara. Então, simplesmente comecei a ignorar tudo aquilo. Mesmo assim, ainda me sentia muito culpada todas as noites, e começamos a dormir em quartos separados — ele ronca muito. Finalmente ele estourou, mas por coincidência eu tinha acabado de ler seu livro, e em vez de ignorá-lo outra vez, realmente pensei sobre tudo aquilo. Foi o momento perfeito, e provavelmente a razão pela qual meu casamento sobreviveu. O livro me ajudou a ver o outro lado da história — o lado masculino. Eu entendia o que todas as mulheres estavam dizendo, mas era como ouvir a mim mesma e algumas de minhas amigas — não muito útil. Eu precisava muito ouvir homens dizendo como se sentiam e como era devastador para eles serem rejeitados pelas mulheres que amavam. Aquilo partiu meu coração. Comecei a entender que meu marido apenas me amava muito e queria ter intimidade comigo. Ele me disse francamente uma noite: "Não me importo se a casa está uma bagunça ou se comemos sanduíches no jantar, só quero fazer amor com você." Então, aqui estamos, oito meses depois. Estamos fazendo com muita regularidade a cada duas noites, e ambos perdemos peso, porque, com frequência, comemos sanduíches no jantar. Eu comecei a me divertir — fiz minha primeira ligação para marcar uma transa ontem. Estou esperando receber uma multa de velocidade pelo correio, porque fui para casa muito rápido. Estou muito mais relaxada em relação a meu corpo e a mim mesma como esposa, se é que isso faz sentido. Meu marido também mudou. Ele está ajudando mais em casa, me faz tirar uma soneca no final de semana e sai com as crianças. Uma vez por mês, sempre em uma sexta-feira, almoçamos em um bom restaurante. Ele está muito mais atencioso. Um dia, durante as férias escolares, ele chegou em casa com flores e chocolates porque sabia que o dia fora estressante — meu filho tinha comido o peixinho dourado da minha filha.

Outra mulher escreveu para dizer que é frequentemente acusada pelas amigas de ser "tarada", porque faz questão de ter intimidade com o marido pelo menos duas ou três vezes por semana.

Vivo cercada por donas de casa com vários filhos que sempre me perguntam por que quero fazer sexo com meu marido com tanta frequência. Eu ouço comentários como: "Eu passo o dia me doando. Por que precisaria fazê-lo depois que as luzes se apagam?" Eu explico às amigas que muitos maridos têm empregos que odeiam para que as esposas possam ter uma vida confortável. "São nove horas por dia. O que é uma transa de meia hora comparada a isso?"

O raciocínio dela é simples: "Às vezes os homens não conseguem se expressar como as mulheres — precisam fazê-lo fisicamente —, e ao privá-los dessa válvula de escape, vocês estão se privando do amor deles." Mas as conversas dela não foram muito longe.

Depois de cinco anos dessas discussões, eu simplesmente me fecho quando esse assunto aparece. Meu círculo social me vê como uma depravada, mesmo que minhas práticas sexuais sejam relativamente normais. Fico triste por ver que dar prazer físico ao marido, esteja você "no clima" ou não, é uma coisa negativa.

Não funciona para todos, mas, como descobriram alguns de meus colaboradores, pode quebrar o impasse emocional e ajudar os casais a encontrar maneiras de se conectar.

Muitos homens têm escrito para dizer que leram o que as colaboradoras disseram em *Por que elas negam fogo* e estão fazendo grandes esforços para dar o que suas esposas querem. Um deles explicou que seu casamento voltou aos eixos depois de ler o livro e começar a participar do fórum:

Isso me deu a coragem de começar discussões sobre sexo com minha cara-metade, o que antes era um assunto delicado. Os últimos meses foram emotivos, mas agora chegamos a um entendimento. Embora eu não faça sexo à vontade, tenho um sexo de muito melhor qualidade e com mais frequência desde que preste um pouco de atenção à minha esposa, ouvindo-a e até mesmo antecipando suas necessidades. Parece simples e banal, mas consigo o que quero dando antes a ela o que ela quer. Não me entenda mal, não se trata de colocar notas de cem dólares sob o copo d'água dela na mesinha de cabeceira todas as noites. Para mim, trata-se de ajudá-la emocionalmente a enfrentar todas as dificuldades que tem ao cuidar das crianças. É claro, ela ouviu o meu lado magnificamente e demonstrou verdadeiro remorso pelo estado em que estávamos. Nas últimas seis semanas, experimentei fortíssimos sentimentos de raiva, frustração, isolamento, desespero, e depois reconciliação, empatia, prazer, alegria, amor, amor, amor.

A grande jaula da domesticidade **143**

Existem, é claro, muitos livros de autoajuda que podem auxiliar os homens a entender os sentimentos femininos sobre essa questão. Adam (47 anos) é casado com uma mulher dez anos mais nova que ele e que nunca teve muito interesse em sexo. Ele tentou de todas as formas torná-lo agradável para ela, mas nada parecia mudar. Depois de anos lutando contra o problema, sua mulher implorou que ele lesse o livro *Perfectly Normal: Living and Loving with Low Libido*, de Sandra Pertot. Ela lhe disse que o livro colocava em palavras o que ela sempre sentia. Adam explica como isso mudou sua forma de pensar e ajudou o casal a lidar com a questão:

A ideia do livro é que algumas mulheres não querem fazer sexo sempre. Em geral, essas mulheres raramente pensam em sexo por várias semanas ou meses (talvez anos). Sexo é uma função fisiológica que pode ser usada para ter filhos, mas serve para muito pouco além disso. Elas são apenas mulheres normais! Pertot sugeriu que se um homem aceitasse que sua esposa não quer sexo não porque o rejeita, mas simplesmente porque não é importante para ela, o relacionamento se tornaria mais tranquilo e significativo. Isso quer dizer deixar de pressioná-la para transar e deixar a iniciativa por conta dela. Mas é difícil. Na minha opinião, era razoável de minha parte esperar sexo como parte do casamento, e quando eu não conseguia transar, ficava mal-humorado, sarcástico e desagradável. Eu estava convencido de que minha esposa vinha fazendo um jogo de poder, usando sexo de forma manipuladora e controladora. A ideia de que se ela não queria transar era porque simplesmente não pensava no assunto não parecia ser verdade.

Mas refleti sobre isso. Bastante e cuidadosamente. E percebi que sempre tinha interpretado o fato de minha esposa não querer sexo a partir de minha própria perspectiva, e nunca da dela. E mesmo que ainda estivesse excitado e frequentemente irritado porque queria muito fazer sexo, comecei a conseguir não levar aquilo para o lado pessoal. Ainda não me sinto muito bem me masturbando, mas comecei a fazê-lo quando ela não está por perto, principalmente para que ela não interprete que a estou pressionando.

O resultado da minha maneira atual de lidar com minhas necessidades sexuais foi que nosso relacionamento ficou mais relaxado e nossa comunicação melhorou. A estratégia envolve que eu não negue minhas necessidades sexuais, mas não espere que minha esposa as satisfaça. Sou responsável por elas, e normalmente as resolvo me masturbando. O melhor de tudo é que ela, às vezes, faz sexo comigo nas manhãs de domingo. Não todas as sema-

144 O que os homens querem na cama

nas, porque isso poderia se tornar uma expectativa, mas com uma frequência suficiente para que eu perceba que ela se importa bastante para fazer algo que não quer especialmente fazer, reconhecendo que eu mudei. Se tenho sorte, às vezes consigo fazer isso três domingos seguidos antes que ela perca a vontade, ou algo impeça. Se alguém tivesse me dito que eu estaria feliz vivendo assim, mesmo há três anos, eu teria dado uma risada. Provavelmente teria dito que arranjaria sexo com outra pessoa. Mas aqui estou eu, ainda um homem de uma mulher só e, pelo que sinto, em um relacionamento mais comprometido.

Tudo depende de ambos os lados ouvirem um ao outro e se sentirem ouvidos. É muito inspirador ouvir de casais que fazem isso e encontram as próprias soluções para o problema do desejo discrepante — algumas muito criativas. "Será que me tornei um marido submisso?", pergunta Nathan (43 anos), de brincadeira, descrevendo o elaborado jogo que inventou para manter uma saudável tensão sexual em seu casamento com Alice (53 anos). Eles estão juntos há vinte anos.

A história dele é como muitas outras: "Uma fase inicial na qual mal conseguíamos desgrudar um do outro. Seguida por um compromisso de vida, filhos e uma intensidade sexual decrescente." A reação de Nathan à falta de sexo em seu casamento foi típica:

> Recolher-se a um mundo particular de masturbação, surfar na internet e periodicamente ficar irritado com Alice por seu desinteresse em sexo. Caímos em uma rotina da vida de casados: juntos, mas cada vez mais sozinhos. Claramente, tudo isso é autodestrutivo. Nada em meu comportamento fazia Alice se sentir sexy e desejada. A ideia de que, de alguma forma, ela me decepcionara sexualmente criou um ciclo de reações negativas de tensão e desconfiança. Eu me tornei um homem egoísta avaliando criticamente a falta de interesse de Alice. Ironizando e questionando seus avanços sexuais (quando ela os fazia) como uma tentativa falsa de aplacar seu homem exageradamente carente.

Então, Nathan teve uma inspiração.

> Decidi que tinha de haver outra maneira. Então passei o controle para Alice. O objetivo era deixá-la dar o tom sexual de nosso casamento, e eu me concentra-

ria em seu prazer. Ela decidiria se, quando e como eu podia chegar ao orgasmo, e eu pararia de surfar na internet. Ela, por sua vez, tornaria nosso casamento mais sexual com provocações e um reconhecimento de meu desejo e de minha sexualidade. Pedi a ela que pensasse mais em sexo e que me provocasse. Para me deixar excitado e duro às vezes. Ela fez tudo isso e mais, conforme sua confiança aumentava.

Então, agora existe muito mais provocação por parte de Alice, algumas brincadeiras sexy, o que aumenta a tensão. Nathan explica: "Por exemplo, se estou lavando a louça, ela pode me dar um tapinha na bunda ou passar a mão em minha virilha e me provocar. 'Não sabia que você ficava excitado lavando a louça, ela pode dizer enquanto me toca."

Quando ela o toca, ele sabe que depende totalmente dela se vai levar a algo mais. Essa incerteza é parte da excitação para Nathan. Eis um trecho de um de seus diários:

> Monto em Alice enquanto ela se deita nua de bruços. Massageio seus ombros e suas costas, e nós conversamos. É íntimo e afetivo. Então, há um momento em que ela se vira de frente. Um momento de doce antecipação para saber se ela já está satisfeita ou quer mais. Acho que, ao envelhecer, saboreio mais esse instante. Já não é uma presunção de que faremos sexo com penetração como um favor em retorno por minha massagem. Adoro a antecipação de não saber se vou ter permissão para chegar ao orgasmo, e a esperança que sempre fica é de que Alice abrirá as pernas e empurrará meus ombros gentilmente para baixo, deixando claro o que quer de mim.

Mas se isso não acontece, é o bastante para ele simplesmente dar prazer a ela.

> Isso é um verdadeiro êxtase para mim. A intimidade, o amor, os mistérios e as belezas da forma feminina me deixam perplexo. Fico admirado com a sexualidade de Alice. Considero-a poderosa, misteriosa e linda. É extremamente satisfatório sentir seu corpo reagir e regozijar-se a meu toque, dar tão intimamente sem a perspectiva de um retorno imediato dos favores dela. Saber claramente que isso é o que ela quer aumenta a noção que tenho dela como um ser sexual, e isso é muito excitante.

Alice confirma que está funcionando para ela:

Ele sempre foi um amante sensível e carinhoso, e me dar prazer é o foco principal de sua atenção, e de fato, quando fico excitada, ele fica muito mais ligado. Descobri que nosso relacionamento está muito mais relaxante, divertido e íntimo agora que podemos nos acariciar na cama ou em outro lugar como uma "provocação", sem que necessariamente seja um prelúdio para o sexo. Nathan claramente entregou a mim a decisão de transar ou não, e o poder que vem com isso também aumenta a confiança e leva a um ciclo no qual eu me sinto mais sexual. Naturalmente, acho que nos acariciamos e somos "sexuais" com mais frequência.

Esse não é um caso de "felizes para sempre", acrescenta Nathan. "Às vezes, ainda discutimos e temos conflitos sobre diferentes aspectos da vida. Mas aliviamos uma ferida aberta em nosso casamento e encontramos momentos de alegria para compartilhar. A intimidade cria um vínculo muito forte e ajuda em todas as partes de nossa vida conjugal."

Com muita frequência, apetites sexuais diferentes corroem relacionamentos amorosos e criam feridas abertas. E o processo de cura nunca é fácil. Tem sido muito emocionante ouvir de tantos casais que meu trabalho os tem ajudado a passar por isso. Este novo projeto tem como objetivo facilitar as coisas — através dos diários de homens explicando às mulheres o que é o sexo para eles. Ter homens falando sobre viver com aquela imensa energia sexual, explicando o apelo da pornografia, a emoção do novo, seu deleite no visual, suas excentricidades e peculiaridades — informações valiosas que podem ajudar as mulheres a aceitar os homens em suas vidas.

Na segunda metade de *O que os homens querem na cama*, os colaboradores falam sobre a revolução do Viagra, essa excitante nova era que mudou o jogo para homens mais velhos. Aqui, da linha de frente, está a história real de como os maravilhosos novos tratamentos para a ereção estão funcionando: como é tomar os remédios ou usar os outros tratamentos, sua efetividade, seus efeitos colaterais, como estão modificando o jogo do sexo, como é ser um homem solteiro, usando-os. E há o importantíssimo comitê de recepção — como as parceiras estão reagindo à nova concessão masculina de vida sexual? Os capítulos a seguir são sobre esse fascinante triângulo — entre o homem, o pênis e sua parceira.

Parte II

7

Meus dias de transas terminaram
A tragédia da impotência

Keith sobreviveu a um pesadelo. Ele passou de um homem feliz no casamento a uma alma frágil que perdeu a esposa, o casamento e grande parte de sua confiança.

Tudo começou há três anos, quando o equipamento sexual desse homem de 61 começou a falhar. Ele nunca tivera nenhum problema antes. "Nossa vida amorosa era boa, a atividade sexual, intuitiva, mas basicamente sem percalços." Eles eram casados há vinte anos; era o terceiro casamento dele, e o primeiro dela. Tinham dois filhos, que eram jovens adultos quando as coisas começaram a dar errado.

"Comecei a perder ereções. Fiquei totalmente devastado e com o coração partido. Uma coisa é perder uma amante, mas parecia que eu tinha perdido a *mim mesmo*. Foi como se a parte mais importante de mim tivesse morrido", explica Keith.

Olhando para trás, hoje Keith percebe que ainda que sentisse que ele e a esposa eram próximos e se davam bem, na verdade não se comunicavam sobre sexo. Simplesmente não conseguiam encontrar as palavras e a coragem para falar abertamente sobre essa parte tão íntima do relacionamento. "Eu precisava explicar meu problema a ela, dizer que a amava, que queria continuar sendo um amante para ela, mas essa parte de nossa comunicação era inexistente", acrescenta ele.

Ele não conseguia falar com ela, então parou de se aproximar. "Eu me afastei de minha esposa. Queria fazer amor com ela, mas não podia, então, construí uma parede emocional. Queria continuar sendo um bom amante, mas não sabia como fazer isso sem um pênis ereto." Essa é a questão principal. Ele explica que os dois caíram em um padrão fixo — "Preliminares, levando a relação sexual e ejaculação. Fim" —, e isso contribuiu para um imenso problema quando tiveram de lidar com as mudanças relativas à idade que estavam ocorrendo em seus corpos.

Keith diz que o verdadeiro obstáculo era sua própria mentalidade. Nunca lhe ocorreu fazer amor sem penetração, e qualquer outra coisa que eles fizessem juntos era, em sua mente, apenas parte das preliminares.

Eu era um pouco reticente em fazer sexo oral com ela, ainda que o fizéssemos em raras ocasiões. Não consigo me lembrar de Lynne fazendo sexo oral em mim nunca, ainda que deva ter acontecido uma ou duas vezes; e ela nunca me masturbou com as mãos, mas também, provavelmente, por minha influência.

Em geral, a esposa dele chegava ao clímax durante a relação sexual, deitada de bruços e estimulando a si mesma com ele por cima. "Acho que isso sempre funcionou para ela. A posição normal papai e mamãe devia ter uns 50% de sucesso, e a posição da tesoura, o mesmo."

Esses padrões, que tinham funcionado bem para eles por muito tempo, agora eram problemáticos, pois Lynne tinha secura vaginal por causa da menopausa.[1] Mas, com a falha da ereção, Keith desmoronou. Em vez de seu padrão habitual de assistir TV e irem para a cama juntos, ele começou a esperar até Lynne cochilar na sala de estar, "depois eu ia para a cama sozinho e me masturbava. Estava cada vez mais difícil, mas eu ainda o fazia. Sem isso, parecia que meu corpo ia explodir, e minha mente ficaria repleta de fantasias sexuais o tempo todo".

Ele reconhece que estava tão envolvido com o próprio drama que não deu muita atenção ao que a esposa podia estar sentindo. "Ali estava eu, torturando a mim mesmo, mas praticamente alheio a quanto magoava minha maravilhosa esposa. Até três anos depois eu não soube que minha mulher também ficara devastada pelo distanciamento em nossa relação a ponto de chorar até adormecer várias vezes." Por fim, ela deixou de dormir no quarto do casal. "Eu fiquei aliviado com isso, porque passei a poder me masturbar com mais liberdade. Ao menos ainda podia ter um relacionamento sexual comigo mesmo."

Ele foi a um médico e recebeu remédios: "Eu disse à minha esposa que tinha tomado Viagra e depois Cialis, mas não falamos sobre isso. Ou eu não era muito assertivo, ou ela não estava interessada, ou ambos." Nessa época, o casal já tinha se afastado, a tensão entre eles significava que se sentiam desconfortáveis demais para discutir o problema, e a mágoa de Lynne por causa do afastamento dele a fizera desistir do relacionamento.

Keith hoje é divorciado — o casal não conseguiu transpor aquele abismo. Primeiro, ele me escreveu explicando o impacto do capítulo sobre ereção em *Por que elas negam fogo*. Quando leu sobre como outros casais lidam com a questão da ereção, refletiu pela primeira vez sobre o que tinha acontecido entre ele e a esposa.

> Aquele foi o capítulo que me destruiu. Dormi muito mal naquela noite. Não consegui esconder. Eu me dei conta de que tinha causado tudo aquilo por nossa atividade sexual limitada e nossa falta de comunicação. Sentei-me na cama e chorei desbragadamente, parando e recomeçando durante horas, enquanto lia e pensava sobre o que tinha feito a mim mesmo e à minha pobre esposa.

É uma história trágica, mas muito comum. "O distanciamento é um problema frequente em casais que estão tendo problemas sexuais", escreve Bernie Zilbergeld em *The New Male Sexuality*, que, ainda que seja um pouco antigo, continua sendo um dos melhores livros de autoajuda para homens com problemas sexuais. "Os parceiros culpam a si mesmos e uns aos outros e param de se tocar e de se sentir próximos. Com frequência, a mulher se zanga com o homem por não estar disposto a procurar ajuda mais cedo", diz Zilbergeld.[2] Uma pesquisa conduzida pela Sexual Dysfunction Association, com base no Reino Unido, descobriu que seis em cada dez homens com problemas de ereção nunca falam com as parceiras sobre o assunto, e 21% disseram que a disfunção erétil foi a causa do término de seu relacionamento.[3]

É fácil ver como tudo isso foge do controle. Como uma mulher pode entender o que é para um homem descobrir-se "impotente", perder aquele importantíssimo símbolo pomposo e impetuoso de sua masculinidade? Um homem passa grande parte do começo de sua vida acordando todos os dias com uma ereção, sentindo o intumescido legado das aventuras noturnas de seu pênis, os suaves ciclos eréteis noturnos, que agora se sabe serem essenciais para manter aquele extraordinário e sensível mecanismo pronto para ser usado. Para o homem jovem, aquela parte quente e insistente de seu corpo sempre esteve ali, uma janela eternamente presente para seus desejos, forçando suas calças, mexendo-se, inchando, pulsando, exigindo atenção.

Clive James escreve em *Unreliable Memoirs* como foi ser adolescente no começo dos anos 1950, lutando constantemente com seu incontrolável órgão viril, que se expandia nos momentos mais inconvenientes:

152 O que os homens querem na cama

Por alguma razão, viajar na parte de cima do bonde levava a uma demonstração espontânea de força. Na parte de baixo, isso não acontecia. Eu viajava na parte de baixo sempre que possível, mas, às vezes, era obrigado a ir para cima, onde minhas calças curtas tinham muito com que lidar a partir do momento em que eu me sentava. Colocada casualmente sobre meu colo e presa por um braço negligente, minha pasta escolar Globite mantinha as coisas cobertas até chegarmos a Kogarah, mas sair do bonde era um problema. Se a última parada fosse Kogarah, eu podia esperar até todos descerem, mas, se ia até Rockdale, tinha de desembarcar de qualquer jeito. Eu podia escolher entre carregar a pasta de maneira pouco natural na minha frente ou saltar encurvado.[4]

Por sorte, ele tinha a Globite para protegê-lo.

Evidentemente, logo isso começa a mudar. As ereções constantes e indesejadas tendem a desaparecer. Quando o pênis chega à meia-idade, muitos homens têm consciência de que as ereções não são tão firmes quanto eram, e o pênis pode precisar de mais estimulação direta para estar pronto para a ação. E, ocasionalmente, o garotão deixará a maioria dos homens na mão quando beberem demais, e também vai reagir ao estresse, ao cansaço ou à distração com uma ereção inconstante, fraca ou inexistente.

Às vezes, mesmo em homens jovens, isso se desdobra em um problema mais sério — o que é chamado de disfunção erétil (DE) "psicológica" ou "psicogênica", quando o pânico de uma possível falha futura acaba causando exatamente isso. O homem que se preocupa em demasia com a possibilidade de seu pênis deixá-lo na mão vai chegar ao encontro sexual cheio de estresse e ansiedade, o que significa que adrenalina será liberada no organismo. A adrenalina é um vasoconstritor, que estreita as artérias que levam sangue ao pênis. A ereção precisa de vasodilatação, o efeito oposto. Então, com menos sangue fluindo para o pênis, a ereção desejada pode não acontecer, ou ir e vir. O homem, nessas circunstâncias, também não consegue se desligar de outras distrações, como o medo de falhar e a preocupação de não agradar a parceira, para focar em seu prazer erótico. O processo da ereção requer um foco erótico positivo, que estimula os centros de excitação do cérebro que então disparam impulsos pela espinha, e a liberação das substâncias químicas que causam a ereção. Em geral, homens ansiosos não conseguem manter o foco erótico, e fracassam em se conectar à experiência emocional e sensual, pensamentos e fantasias eróticos, ao toque, à visão, ao cheiro, a sons, toda a percepção do prazer que normalmente os deixa ligados.

Em seu excelente livro para médicos, *Management of Erectile Dysfunction in Primary Care Practice*, Rosie King levanta o valioso ponto de que DE psicogênica não é verdadeiramente uma "disfunção", porque o pênis está fazendo exatamente o que deveria nessas circunstâncias. Ela escreve:

Um homem não deve ficar excitado e ter uma ereção quando está concentrado em uma experiência não erótica. Isso é especialmente verdadeiro se ele está distraído por pensamentos ansiosos ou inoportunos, sentindo-se desconfortável ou nervoso [...] Um homem com DE psicogênica *não está excitado*, e seu pênis fica flácido, exatamente como deveria estar.

Ela sugere que os médicos deveriam tranquilizar os homens nessa situação dizendo que seu funcionamento erétil está perfeitamente normal.[5]

Brett McCann, diretor-executivo do Impotence Australia, acredita que a maioria dos homens pensa sexualmente durante o dia, e quando o faz, seu pênis acorda com regularidade. Mas quando ficam preocupados em ter ereções, esse tipo de "preliminar" tende a desaparecer, porque é muito angustiante: "Quando o homem se torna sexualmente ansioso, ele interrompe a antecipação sexual positiva e tenta ser sexual quando não está sexualmente excitado. Então, culpa seu equipamento em vez de entender que enviou as mensagens erradas ao pênis."[6]

É mais comum que a DE psicogênica aconteça de repente do que o problema se desenvolver aos poucos, e pode ser intermitente. Quando o homem não está tentando fazer sexo com a parceira, seu pênis tende a se comportar de maneira impecável — ele pode acordar com a habitual ereção matinal (ainda que nem todos com bom funcionamento as tenham), além de ter ereções noturnas e normalmente conseguir se masturbar com uma ereção firme.

Essa é a diferença do progresso lento da DE orgânica, na qual o problema se deve a causas físicas. Falhas eréteis, nesse caso, não são intermitentes, mas tendem a piorar com a idade, e normalmente ocorrem em todas as situações, de forma que as ereções matutinas e noturnas desaparecem, e até a masturbação pode produzir uma ereção fraca ou nenhuma. As ereções simplesmente somem, explica Luke, que se vê pensando na antiga canção de Joni Mitchell, *Big Yellow Taxi*: "*You don't know what you've got 'til it's gone*". [*"Você não sabe o que tem até que perca isso"*, em tradução livre.]

Aqui está ele, descrevendo como aconteceu:

Bem, a coisa não acontece de repente. Os sintomas são graduais, e você mal percebe por algum tempo. Ok, então está demorando mais para levantar — bem, você está ficando velho. De repente, você começa a pensar sobre isso e lhe ocorre que está acontecendo com mais frequência. Droga, estou virando uma estatística. Você não se desespera diante dessa ideia porque existe muita informação por aí de que você não está sozinho. Sua primeira reação é decepção. Droga. Mas depois de um tempo, você passa a aceitar e viver assim. Poderia ser diferente se você tivesse uma esposa com uma libido alta, como alguns desses patifes sortudos têm, mas para mim não foi um problema. Por causa da idade, dos filhos, da menopausa e de uma vida profissional atribulada, minha esposa não percebeu por um bom tempo.

Acima do peso e tomando remédios para hipertensão, Luke era um ótimo candidato para DE orgânica, relacionada a seus problemas de circulação sanguínea.

Há uma maravilhosa cantiga, que muitos de meus colaboradores enviaram, que resume a história de Luke:

Meus dias de transas terminaram
Minha luz piloto apagou
O que era meu sex appeal
Agora é minha mangueirinha.

Houve um tempo, por vontade própria
De minhas calças, ele pulava
Mas agora tenho um grande trabalho
Só para encontrar o danado.

Antes era embaraçosa
A forma como ele se comportava
Pois a cada manhã
Ele se levantava para me ver fazer a barba.

Agora quando a velhice se aproxima
Com certeza me deixa chato
Vê-lo com a cabecinha pendente
Me vendo amarrar o sapato.

Luke conseguiu não se desesperar, mas normalmente a ansiedade em relação à perda das ereções significa que a DE psicogênica também é parte do quadro, com vergonha, ansiedade de performance e depressão dificultando a luta do homem para fazer seu pênis subir. Os homens escrevem para mim perplexos ao ver como se sentem devastados por ter perdido o melhor amigo. "Para mim, isto não é vida, estou apenas existindo", diz um homem que não tem uma ereção desde sua cirurgia de câncer de próstata. "Não me sinto mais um homem, com esse pedaço de marshmallow entre as pernas", diz outro.

Ainda assim, os homens não falam sobre essas coisas. Uma tirada, uma piada é aceitável; mas poucos ousam lamentar em público o que para eles é uma perda imensa. E normalmente eles evitam o sexo — é muito mais fácil não entrar em contato com isso, fingir que não está acontecendo, do que colocar-se outra vez à prova e não corresponder às expectativas. Vivemos uma época em que a maioria dos homens pode ser ajudada a recuperar as ereções através de uma maravilhosa variedade de novos medicamentos e tecnologias — vou explicar isso no próximo capítulo. Mesmo assim, para cada colaborador meu que teve sucesso em encontrar uma maneira de aproveitar essas novas oportunidades e embarcar em uma vida sexual rejuvenescida, existem muitos outros que falharam, incapazes de navegar pelas águas turbulentas que ameaçavam sua vida amorosa, e às vezes o relacionamento como um todo.

Então, alguns de nós somos bons em falar de sexo. Quando nos acomodamos em nosso relacionamento, em geral fazer amor cai em uma rotina tácita, raramente questionada ou desafiada — uma rotina que com frequência depende do pênis ereto não apenas para o grande final, mas para a maior parte de ação. Não é apenas Bill Clinton que acha que sexo é penetração, e que todas as outras coisas que um homem e uma mulher desfrutam juntos é apenas algo secundário ao evento principal. Ter o pênis ereto como condutor do circo é um grande fardo para esse órgão falível, e com frequência contribui para sua derrocada.

Mas a penetração é o que a maioria de nós faz — e *muitos* de nós fazemos. Existem algumas pesquisas intrigantes de Juliet Richters e seus colegas, baseadas no levantamento *Sex in Australia,* com cerca de 20 mil pessoas, que demonstram que 95% das pessoas disseram que seu mais recente encontro sexual incluiu penetração: e 12% afirmaram que foi a única coisa no menu; 49% acrescentaram um tira-gosto envolvendo toques nos genitais dele ou dela e 32% incluíram um pouco de sexo oral além dos toques.[7] O pênis ereto é, sem dúvida, a atração principal.

156 O que os homens querem na cama

Não são apenas os homens que esperam essa performance, que contam com aquele inchaço na virilha como prova de sua potência. O que complica as coisas é que muitas mulheres gostam que os homens fiquem em alerta, e buscam aquela presença dura como um tributo à sua capacidade de gerar excitação, um sinal de que são desejadas e adoradas. Uma colaboradora explica:

> É humilhante quando o homem que amamos não consegue "levantar" porque, como mulheres, somos levadas a acreditar que, no que diz respeito a sexo, homens são como os coelhinhos da Duracell: depois de ligados, não param mais. Então pensamos que só pode haver algo errado conosco, que não somos desejáveis.

A história de Ian e Rachel demonstra como é fácil as esperanças e expectativas para um casamento desmoronarem quando aquele membro mole fica entre o casal. Duas pessoas, cada qual com os próprios medos e ansiedades, que se resumem àquele triste pedaço de marshmallow.

Ambos haviam sido casados antes, e cada qual levou para o casamento dois filhos e a carga de problemas que vem com esse tipo de união mista. Eles tiveram experiências muito diferentes na primeira vez. O primeiro marido de Rachel era controlador, perigoso, mas incrível na cama: "Éramos magníficos juntos. Nossa libido se combinava perfeitamente (não conseguíamos nos desgrudar), e fazíamos sexo com frequência." A maravilhosa vida sexual perdurou ao longo do casamento de nove anos, que terminou quando Rachel pegou os dois filhos e fugiu ao ser ameaçada pelo marido com um rifle carregado. Ian passara anos em um casamento sem sexo nem amor, o que prejudicou sua confiança sexual. Ele estava acima do peso e fumava muito, de forma que não é de surpreender que tivesse problemas de ereção em seus relacionamentos pós-divórcio. Ainda assim, quando o casal ficou junto pela primeira vez, tudo correu bem. "Nossa lua de mel foi uma delícia, porque compensamos muito do tempo perdido, e a oportunidade de um pouco de tranquilidade a dois suavizou quaisquer medos que eu tivesse sobre compatibilidade sexual. Ficávamos muito confortáveis juntos, muito apaixonados e seguros", escreveu Rachel, descrevendo o alívio por estar com seu novo, são e carinhoso marido. (No Capítulo 5, escrevi sobre a diferente química cerebral associada ao estágio inicial "apaixonado" do relacionamento — que normalmente torna as mulheres muito interessadas em sexo. Da mesma forma, para os homens, o incentivo extra no desejo que provém de estar apaixonado e se deleitando em descobrir o delicioso corpo da nova amante às vezes ajuda o homem sexualmente nervoso a passar pelas primeiras experiências sem percalços.)

Mas, depois, tudo deu errado para Ian e Rachel. Eles voltaram para seus quatro filhos e o caos doméstico. "As crianças estavam tentando chamar a atenção. Quem seria o padrasto ou a madrasta? Em semanas eu estava tendo dúvidas." Logo o casal começou a enfrentar problemas por causa de seus estilos da criação dos filhos, com as crianças descontentes piorando a briga. Pior era o fato de que a vida sexual deles foi interrompida. Rachel explica:

> Às vezes, eu me via contendo as lágrimas mesmo quando estava no trabalho, porque simplesmente não estávamos transando. Ele não conseguia. Eu achava que era ansiedade. Ele trabalhava uma quantidade absurda de horas. Na cama, ele "só queria abraçar". Para mim foi um tiro no peito: tinha deixado um homem que só estava disponível para sexo para ter outro parceiro que só estava disponível para ser o "Papai Urso" — responsável, forte para todos os outros, e totalmente indisposto para reconhecer ou nomear as próprias dificuldades.

Rachel temia ter levado os filhos de uma situação ruim para outra. A falta de intimidade sexual deixou o casal distante e infeliz.

> Sexo era algo que eu relembrava com saudade, mas sexo com Ian me deixava para morrer, me sentindo furiosa e, sinceramente, deprimida. Eu sentia sua falta de confiança comigo e reagia a ela — negativamente. Tinha perdido a paciência com as ereções fracas ou que duravam apenas instantes, e um dia parei de me importar. As horas tentando apoiá-lo e ser criativa na cama não deram em nada, e, em certo momento, comecei a achar humilhante toda aquela coisa de sexo. Ele agia como se a culpa não fosse dele, e eu agia como se não ligasse. Mantive o casamento por meus filhos, que achava já ter feito passar por bastante em suas curtas existências. Eu via que, sob o exterior mal-humorado, Ian estava profundamente triste. Continuamos brigando por anos, tentando fazer sexo muito ocasionalmente, enquanto ele trabalhava cada vez mais, ficava mais zangado, gordo, rabugento e preocupado.

Eis Ian falando dessa época terrível: "Havia uma magnífica galinha e eu não conseguia ser o galo que queria ser. Sempre desejei Rachel, e sempre de-

158 O que os homens querem na cama

sejarei. Ela exala sex appeal. Eu queria muito agradá-la, mas não conseguia, e fazer mais esforço só tornava as coisas piores para nós dois. Minha confiança era inexistente."

Toda vez que tentavam fazer amor, terminava em desastre:

Eu tentava abraçar Rachel para ver se era aceito ou rejeitado. Se havia qualquer sensação de rejeição, eu literalmente me encolhia. Se não fosse rejeitado nesse momento, nós nos abraçávamos, e eu esperava sentir alguma coisa no meu pau para ver se existia a possibilidade de ir em frente. Tinha medo de falhar, mas achava que precisava tentar. Em geral, ela tentava ajudar a começar, mas na primeira hesitação perdia a vontade, e eu percebia. Nunca me senti tão pequeno, fracassado ou inútil. Em geral, eu conseguia ficar duro, mas não mantinha a ereção por mais que alguns minutos — e, para mim, pareciam apenas instantes. Certas vezes não conseguia ter ereção alguma.

Ele tentou fazer amor com ela de outras maneiras:

Eu tentava carícias para levá-la ao clímax. Às vezes, como alívio para enormes frustrações, ela permitia, mas cada vez mais aquilo se tornou uma grande fonte de irritação. Rachel queria meu pau, não minha mão. Acho que DE não era uma coisa que ela aceitasse — aos olhos dela, o problema era nossa falta de compatibilidade ou uma falta de interesse da minha parte. Para um sujeito com o intenso desejo que eu tinha, ser acusado de não ter desejo foi um golpe muito duro.

Eles chegaram ao ponto no qual ambos evitavam sexo. "Sexualmente, as coisas não podiam ficar piores; certa vez, não nos tocamos por um ano inteiro. Alternando a hora em que íamos para a cama, conseguíamos evitar um ao outro", diz Rachel. Nessa época, ela já estava furiosa com a situação.

Eu tinha desistido. Odiava ser tocada por Ian de um jeito sexual. Sentia que ele não tinha o direito de encostar um dedo em mim. Isto é, francamente, a quem aquele homem estava enganando? Será que achava que uma garota de sangue quente se contentaria com apalpadelas pueris? Eu sabia como era o sexo real, e o que ele estava me oferecendo era muito distante daquilo

Quando Ian teve a oportunidade de ir para o exterior, eles decidiram que ele devia ir sozinho. Foi o momento decisivo. Quando Ian voltou de seu trabalho no exterior, mudou-se para outra cidade. Seu empregador exigira que passasse em testes de saúde e aptidão, e ele foi aconselhado a melhorar sua forma ou perderia o emprego. Ian começou uma dieta e uma rotina de exercícios para perder trinta quilos.

Então, finalmente os dois se reencontraram para um final de semana. Rachel descreve o reencontro:

Cheguei depois de dirigir o dia todo, saí do carro e deparei com um esbelto, bronzeado e vinte quilos mais magro homem uniformizado: meu marido! O que aconteceu em seguida ainda me faz sorrir: mal cruzamos a soleira de seu belo apartamento de solteiro e nos despimos, jogamos os lençóis para o outro lado do quarto e fizemos horas de sexo excitante, despreocupado, em plena luz do dia, antes de cair no sono nos braços um do outro. A ereção dele foi gloriosa. Eu chorei lágrimas de alívio e confusão.

A grande mudança — além da perda de peso de Ian — foi o Viagra, que lhe devolveu suas ereções e sua confiança:

Como me senti? Foi um prazer indescritível transpor o nervosismo inicial e ter uma ereção forte, e, então, desfrutar deliciosas preliminares. Penetrar e sentir meu pau ficando cada vez mais duro foi extraordinário, e ter controle suficiente (quase insuficiente, às vezes) para conseguir chegar ao clímax juntos com cada vez mais frequência foi indescritível.

O casal ainda vive separado, basicamente por razões profissionais, mas se reúne em finais de semana e feriados regularmente. Ian sempre toma Viagra, mas espera que um dia isso deixe de ser necessário.

Eu não confiaria em mim neste estágio; neste momento, falhar com Rachel é a última coisa que quero fazer. Com mais perda de peso, estando mais em forma, mais saudável e mais experiente em desfrutar minha magnífica mulher, vou continuar a diminuir as doses e deixar de tomar uma dose ocasionalmente. Meu desejo é, com sorte, chegar a um estado no qual não precise de Viagra ou de algo similar, mas o dano dos anos de um estilo de vida ruim (fumando e bebendo) podem não me permitir atingir isso completamente.

160 O que os homens querem na cama

Ele está certo. Ainda que parar de fumar possa ajudar nas ereções, em geral o dano causado ao fluxo sanguíneo peniano pelo fumo é permanente. Descobriu-se que fumar duplica o risco de problemas eréteis. O pênis é o grande aliado que anuncia o tipo de problema circulatório que pode acabar levando a pressão alta, ataques cardíacos etc. Sempre achei que deveríamos direcionar uma campanha "Pare e endureça" para os jovens fumantes. Os habituais alertas de saúde têm pouco impacto sobre jovens que estão convencidos de que são à prova de balas, mas talvez prestassem atenção a um aviso de que fumar é atirar não no próprio pé, mas na própria virilha.

O fumo prejudica o pênis de duas maneiras — primeiro, fumar tem um efeito "vasoespástico", ao fazer com que o espasmo das artérias do pênis reduza o fornecimento de sangue. Isso é incrível de se ver. Certa vez, testemunhei uma pesquisa na qual um homem ficava ligado a um pletismógrafo peniano, um aparelho que mede o fluxo sanguíneo no pênis. Assim que ele começava a fumar, era possível ver as artérias começando a se contrair e o fluxo sanguíneo a mudar. Mas também existem efeitos a longo prazo, como disfunção endotelial, que significa um colapso nos processos bioquímicos normais realizados pelas células que revestem a superfície interna dos vasos sanguíneos. Além disso, fumar causa o endurecimento das artérias (aterosclerose), e as delicadas artérias penianas costumam ser as primeiras a serem afetadas. Essas mudanças fisiológicas contribuem para estreitar as artérias penianas, levando a contração e bloqueios, resultando, às vezes, em dano permanente ao mecanismo erétil.

Rachel diz que eles estão conversando sobre voltar a ficar juntos, mas nesse meio-tempo, a vida amorosa do casal melhorou dramaticamente:

> Em cada visita continuamos a explorar as possibilidades sexuais. As ereções dele estão sempre lá hoje em dia. Não me preocupo se vão durar porque, mesmo que ele não me penetre, existem outras coisas que podemos fazer — Ian se tornou um mestre em sexo oral! Eu mudei também, porque agora simplesmente penso: "Bem, se não chegarmos lá desta vez, chegaremos na próxima."

Conversando com minhas colaboradoras sobre essa questão descobre-se como é difícil para as mulheres não culpar a si mesmas pelas ereções instáveis de seus parceiros. Lembre-se da famosa frase de Mae West: "É uma arma em seu bolso ou você está feliz por me ver?" As mulheres passam a esperar a arma no bolso como prova de sua capacidade de gerar desejo, da lascívia de seu parceiro por elas. Ameaçadas por sua ausência, elas atacam, furiosas e humilhadas. Há cerca de dois anos, Brian (45 anos), outro colaborador, percebeu que estava ficando mais difícil manter uma ereção.

O problema não era tanto *conseguir* uma ereção, mas *mantê-la*. Eu ficava duro, mas no meio do sexo acontecia um "fracasso". Pessoalmente, acho que existem muitos fatores envolvidos, como estresse, fadiga, estilo de vida pouco saudável e, talvez, idade. Eu tinha sido promovido na época, e a responsabilidade e as expectativas a mais no trabalho eram maiores do que nunca. Também tivemos um filho, e isso mudou muito as coisas para nós dois em termos de como interagíamos um com o outro e lidávamos com as necessidades de uma criança pequena. Na maior parte do tempo ainda parece que existem muitas expectativas sobre mim, e é difícil lidar com as pressões do dia a dia em todos os aspectos da vida — profissionais e domésticos.

Fracassos começaram a se tornar um hábito, e a esposa de Brian não estava feliz. Ele escreveu:

No começo, a reação dela foi "Tudo bem, não se preocupe com isso", mas quando aquilo se tornou recorrente, ela começou a ficar muito decepcionada, irada e irritada, porque se sentia indesejada e rejeitada — e expressava essas opiniões de forma muito clara. Da perspectiva dela, eu não a considerava atraente o bastante, e ela chegou ao ponto de me acusar de ter um caso — ambas as coisas falsas. Mas, da minha perspectiva, eu estava sendo obrigado a funcionar "aqui e agora" de qualquer maneira. Parecia que estava sob constante pressão todas as vezes que havia sexo envolvido. O que percebi é que no meio da casa dos 40 preciso de mais preliminares para ficar ereto. Eu disse isso a ela, mas se ela não vê uma reação imediata lá embaixo, com poucas preliminares, pensa que ele não vai ficar ereto, e toma isso como um insulto pessoal. Se me estimulo para ficar ereto de forma a conseguir penetrá-la, ela fica irritada, porque sente que não consegue me deixar excitado, e só fico excitado com a masturbação. É como um círculo vicioso muito difícil de romper.

Agora ele está tomando Viagra sem o conhecimento dela. Brian teme que, se ela souber, isso confirmaria sua opinião de que ele não a deseja mais. "É mais fácil manter minha esposa feliz do que arriscar mais culpa por causa de sua reação."

Em seu livro *All Night Long — How to Make Love to a Man over 50*, Barbara Keesling fala com as mulheres sobre as atitudes que podem fazer um homem que está envelhecendo sentir-se bem ou mal consigo mesmo:

> Pense nas mensagens que você vem mandando para o seu parceiro. Pense em suas palavras. No seu comportamento. No seu toque. Na sua linguagem corporal. Você está enviando mensagens de amor, aceitação, abertura e entusiasmo de forma consistente? Ou suas mensagens, às vezes, transmitem confusão, intolerância, frustração, culpa, julgamento, decepção, exigências, raiva ou autoflagelação? Até as coisas mais sutis — um suspiro, um dar de ombros, uma testa franzida, uma virada de cabeça — enviam fortes sinais para um parceiro sensível que está, talvez pela primeira vez, preocupado com o impacto da mudança em sua sexualidade.[8]

Brian relata que, no começo do relacionamento, a reação de sua esposa apenas o fazia se sentir pior sobre seu problema erétil.

> A reação de minha parceira sempre foi "vamos varrer isso para debaixo do tapete". Em outras palavras, ambos sabíamos que aquilo existia, que era real, mas escolhíamos não falar sobre o assunto nem tentar resolvê-lo. Nas primeiras vezes que tentamos transar, o resultado foi decepcionante para nós dois, porque eu achava difícil manter a ereção. Expliquei que estava nervoso porque era um relacionamento novo, e esse tipo de coisa podia acontecer às vezes, e que eu ia superar. Ela simplesmente encolheu os ombros, mas sua decepção ficou evidente na linguagem corporal, na expressão e na recusa de maiores intimidades sempre que a DE aparecia. Enfim, superei o problema — com o tempo fiquei mais relaxado, as ereções se tornaram mais constantes e o sexo se tornou uma experiência satisfatória para ela.

No entanto, com uma atitude como a dela não é de surpreender que o problema tenha reaparecido.

Fornecer ao pênis envelhecido o estímulo direto que ele precisa é outro obstáculo para muitos casais. Como explica a Dra. Rosie King:

> Para muitas mulheres, acariciar o pênis não faz parte das preliminares, sobretudo para as mais velhas. Elas estão acostumadas a deixar o pênis fazer seu

trabalho durante o sexo sem precisar de muito encorajamento por parte da parceira. Uma falta de estimulação direta do pênis não prejudica as ereções de jovens, mas homens mais velhos costumam precisar de uma abordagem interativa durante a atividade sexual para garantir que seu pênis fique ereto ao máximo.[9]

Muitas mulheres simplesmente não sabem que os mecanismos eréteis mudam quando o homem envelhece. Existem três formas de criar uma ereção. Primeiro, há a habitual ereção erótica. O que acontece nesse caso é que o estímulo dos centros de excitação no cérebro detona impulsos pela espinha dorsal, causando a liberação de substâncias químicas no tecido erétil do pênis. Isso, por sua vez, leva as artérias e os músculos lisos do pênis a relaxar, permitindo que os corpos esponjosos se preencham de sangue, bloqueando as veias e aprisionando o sangue no órgão.[10]

Depois vêm as ereções noturnas. Em geral, os homens experimentam de quatro a seis ciclos de ereção durante o sono profundo e movimento rápido dos olhos (REM, na sigla em inglês), durando cerca de 15 a 25 minutos e repetindo-se aproximadamente a cada noventa minutos. A conhecida ereção matinal não é, ao contrário das suposições comuns, relacionada a uma bexiga cheia (o "tesão de mijo"), mas é a última parte do ciclo final da ereção noturna. O mecanismo exato das ereções noturnas ainda não é totalmente compreendido, mas, como a ereção erótica, envolve atividade cerebral.

Mas também há outro mecanismo, mais direto — que é independente do cérebro —, que envolve um arco reflexo espinhal, um ciclo, que significa que tocar o pênis causa uma ereção. Isso envolve uma conexão nervosa entre a área genital e os nervos que disparam a ereção no pênis. A estimulação da área genital provoca dentro do pênis a liberação de guanosina cíclica monofosfatase (cGMP), uma das substâncias químicas que criam as ereções.

Em geral, à medida que os homens envelhecem, o primeiro mecanismo deixa de funcionar tão bem, mas por causa do arco reflexo, um pouco de ação direta ainda dá conta do recado. Muitos de meus colaboradores mencionaram que suas esposas resistiam a manusear o pênis e sentiam-se afrontadas quando os homens resolviam o assunto com as próprias mãos. Barbara Keesling ressalta que, às vezes, as mulheres não entendem bem do que o pênis envelhecido precisa para funcionar. Ela relata que para muitos homens a qualidade do toque se torna muito mais crucial quando envelhecem. "O que antes era óti-

164 O que os homens querem na cama

mo, agora é estranho, insuficiente, desagradável e até ruim. Ser tocado não é mais o bastante. O homem precisa ser tocado de uma maneira mais específica, em um ritmo mais específico, por um período mais específico. Suas necessidades se tornam muito bem-definidas", explica ela.[11]

Alguns de meus colaboradores eram muito críticos em relação às tentativas das parceiras de segurar o pênis. "Ela parecia manuseá-lo como se fosse uma víbora, e frequentemente o arranhava com as unhas longas", escreveu um deles. Keesling tem alguns conselhos bastante específicos para as mulheres, como usar as duas mãos — "não um aperto mortal, mas firme". Muitos homens reclamam que suas parceiras são hesitantes demais. Keesling diz: "O que não é sempre excitante para um homem é o que chamo de toque de anjo — um toque tão leve e delicado que o homem tem de se esforçar para ficar excitado." Ela sugere usar bastante lubrificante e prestar atenção às reações dele, ficando atenta à respiração do parceiro, evitar movimentos repentinos ou violentos e ritmos não uniformes.[12]

Mulheres que fazem o esforço para acertar ganham a gratidão de seus homens, diz Phillip Katelaris, urologista de Sydney especialista em reabilitação peniana de homens em tratamento de câncer de próstata. "Muitas vezes ouvi homens idosos dizerem com grande emoção: 'Ela bate uma boa punheta para mim quando não consigo funcionar. Fico muito contente.'"[13]

Às vezes, é a maneira com que o homem lida com a questão que cria o problema. Quando o marido de Harriet, Jonathan, começou a ter problemas de ereção, cismou de culpá-la por isso. Sua vagina não era estreita o bastante, ele anunciou de repente. Harriet não engoliu aquilo — 21 anos após o nascimento do filho deles, ele nunca reclamara daquilo, de modo que ela estava bastante tranquila. Mas, então, ele começou a reclamar que ela não o estimulava o suficiente — ele precisava de mais trabalho manual.

Eu dava a estimulação que podia pelo tempo que conseguia a cada vez, até meus pulsos e minhas mãos ficarem exaustos e eu sentir que estava desenvolvendo uma lesão por esforço repetitivo. Depois de fazer o melhor que podia e ouvir que não era suficiente, comecei a ficar cansada de tentar, como se não valesse o esforço.

O que passava pela cabeça dela na época? "Isso está se tornando um trabalho árduo [...] Estou cansada de tentar agradá-lo [...] Estou cansada de ser culpada por isso [...] Não é divertido [...] Estou com vontade de desistir do sexo."

Se as acusações não tivessem parado, Harriet disse que teria desistido para sempre de fazer sexo. "A insatisfação sexual de Jonathan comigo parecia ter a ver com a insatisfação geral dele comigo. Então, eu não me sentia amada nem querida, e sim inadequada e irritada com ele. Havia uma leve propensão a insatisfação, decepção e a um relacionamento desarmonioso entre nós." Mas, por sorte, Jonathan acabou aceitando seus problemas de ereção e tomou Viagra, que funcionou bem.

Existem intrigantes pesquisas transculturais que demonstram que os homens de alguns países são mais propensos a pôr a culpa dos problemas de ereção nas parceiras. O psiquiatra Michael Perelman e seus colegas da Cornell University estudaram atitudes de homens com DE em seis países (não incluindo a Austrália, infelizmente). Enquanto a maioria dos homens não culpava as parceiras, na Itália 32% dos homens com DE achavam que não teriam o problema se tivessem outra parceira, e 30% dos espanhóis se sentiam de forma semelhante.[14]

Foi interessante ler o que minhas colaboradoras tinham a dizer sobre estar com um homem que não consegue ter uma ereção. Muitas disseram que simplesmente não sabiam o que fazer. Você continua a estimulá-lo na esperança de que alguma coisa aconteça? "É humilhante ficar chutando cachorro morto", reclamou uma das mulheres. Você murmura palavras de simpatia ou encorajamento, tenta fazê-lo falar sobre o assunto? Algumas dizem que é melhor fingir que não percebeu e seguir em frente como se estivesse tudo bem, mas isso costuma ser impossível.

Parceiras de homens com DE tendem a esperar algum tipo de sinal de seus homens antes de puxar o assunto por conta própria, de acordo com o psicólogo canadense William Fisher, que coordenou um estudo internacional examinando como os casais lidam com essa questão. Os pesquisadores descobriram que os casais deparavam com todos os tipos de problemas de falta de comunicação. "Expressões de empatia e apoio da parceira normalmente eram vistas como rejeição e humilhação pelos homens, que interpretavam essas atitudes como um sinal de que a parceira percebia a DE como um grande problema", disseram os pesquisadores. Quando as mulheres diziam aos parceiros que o problema não importava, os homens sentiam que elas não valorizavam seu relacionamento sexual.[15]

166 O que os homens querem na cama

É um território muito delicado. Fisher relata que tanto homens quanto mulheres não sabiam como começar a discussão sobre o problema ou estavam constrangidos demais para tê-la. Infelizmente, mais de metade dos homens evitava conversar com a parceira porque temia que a reação dela os faria se sentir ainda pior. E a maioria das mulheres disse que evitava pela mesma razão — por temer dizer algo que deixasse o parceiro ainda mais infeliz em relação a tudo aquilo. É muito triste.

Muitas das colaboradoras relataram lutar para passar por essa dificuldade em seu relacionamento. Esta é Ellie, falando sobre o marido, Miles.

> Na primeira vez em que ele não conseguiu manter uma ereção e eu abordei o assunto de uma forma que considerei sensível, a reação de Miles foi tão furiosa que se ele tivesse me batido eu não teria ficado menos chocada. Simplesmente comecei a chorar. Depois disso, ele passou a se recusar a se comunicar comigo sobre qualquer coisa referente a nosso relacionamento. Uma parede foi construída. Houve muitas vezes desde então que eu quis dizer a ele como me sinto em relação à situação, mas, em geral, deixo para lá. Mesmo agora, que nossa vida sexual melhorou e a disfunção erétil de Miles está cada vez menor, ainda não podemos falar sobre "nós". Tenho medo de um acesso de raiva, e acho que ele teme me magoar.

Ainda assim, outras mulheres conseguem guiar os parceiros por esses tempos difíceis. Megan (discutida no Capítulo 2) relembra um período complicado de seu casamento, quando as pressões de um negócio que estava falindo prejudicaram a ereção do marido.

> Em certas ocasiões de nosso casamento, a pressão do trabalho e dos negócios tirou totalmente o foco do sexo, mais para o meu marido do que para mim. Eu me senti rejeitada, pouco atraente e tive medo de que nossa vida sexual estivesse começando a esmorecer. Para mim — uma mulher que gosta de muito sexo —, era uma grande preocupação. Entendo bem a humilhação. Não há nada mais constrangedor do que fazer aquele esforço extra, vestir uma lingerie sexy, saltos e tudo mais e começar a transa, apenas para receber uma total falta de interesse, pau mole e um parceiro que acha dormir mais excitante que fazer sexo com você. Isso magoa. Eu chorava em silêncio à noite quando acontecia. É difícil confrontar e é preciso muita coragem, mas não se pode colocar a culpa

no homem. Sou a favor de confrontar esses problemas, e assim que chegamos ao limite, decidimos abrir mão do fardo financeiro e demos adeus a uma boa quantidade de dinheiro; o interesse por sexo se reacendeu e voltamos à ativa. Mas, de fato, o homem tende a agir como se fosse culpa de outra pessoa. Ele deve ser o macho alfa, sempre com tesão, e os homens não discutem esses problemas com os amigos e os guardam para si mesmos. Nós, mulheres, precisamos nos abrir e deixá-los fluir, mas antes precisamos superar os problemas de humilhação e rejeição, e isso é difícil.

Megan acrescentou que essa experiência a impediu de tomar a iniciativa do sexo por um bom tempo:

No final, eu disse a meu parceiro que não tomava a iniciativa por medo de rejeição. Ele ficou perplexo, nunca tinha feito a conexão, pensou que eu estivesse perdendo o interesse porque ele estava acostumado a que eu tomasse a iniciativa com frequência; não sempre, mas com frequência. É assim que fica complicado, quando interpretamos mal os sinais. Se eu não tivesse dito isso a ele, talvez ainda estivesse me recusando a iniciar o sexo, e ele ainda estivesse pensando que eu perdera o interesse. É assim que os casais se afastam no relacionamento: a falta de comunicação é o maior problema.

É muito inspirador ler as histórias de homens que não acabaram sendo as vítimas em sua tragédia peniana pessoal, dos casais que conseguem atravessar esse campo minado e saem ilesos. Eu adorei os diários obscenos de homens que continuavam fazendo sexo alegremente, moles ou duros, com infinito entusiasmo.

Andy é um exemplo clássico. O sexo tem sido uma força motora para esse robusto homem de 62 anos por grande parte de sua vida. Ele se casou com 20 e poucos anos e teve muita alegria conjugal. "Minha esposa era uma jovem muito submissa e fazíamos sexo duas ou três vezes por dia nos primeiros 15 anos, mais ou menos", explica Andy. Ele se esforçava para encontrar novas formas de dar prazer a ela, e por um longo tempo, ela foi muito receptiva. Entretanto, isso mudou aos poucos, e a esposa anunciou que preferiria fazer sexo uma vez por semana e passou a demonstrar muito menos entusiasmo: "Às vezes, eu a pegava lendo um livro enquanto transávamos", reclama Andy.

168 O que os homens querem na cama

Eventualmente, o casamento terminou, e depois de alguns anos ativos como solteiro, Andy passou os últimos seis anos vivendo bem com Katrina, e parece ter encontrado seu par ideal.

> Katrina e eu temos uma vida sexual maravilhosa, pois ela gosta que eu queira fazer sexo todos os dias... Bem, ela me diz que gosta! Fazemos quase todas as manhãs! As manhãs são o momento mais frequente para nosso divertimento sexual, pois é quando minhas ereções são mais fortes. Katrina é uma notívaga, então, em geral, estou dormindo quando ela vai para a cama. Com frequência, nos finais de semana, quando começo a trabalhar mais tarde, transamos duas ou três vezes. Na verdade, Katrina me encoraja a fazer amor com ela a segunda e a terceira vez depois de ficar um pouco relutante na primeira vez quando, imagino, ainda está sonolenta.

As ereções de Andy já não são como eram antes, mas isso com certeza não o impede. Ele explica: "Tenho alguns problemas de ereção, sobretudo quando Katrina me quer novamente 15 minutos depois que eu gozei. Ah! Mas adoro fazer sexo com ela. Dessa forma, em geral faço trinta minutos de preliminares, e mesmo que não esteja muito duro, quando a penetro, endureço."

Aqui está Katrina, explicando como isso funciona:

> Nossa atividade sexual normalmente acontece de manhã. Andy costuma tomar a iniciativa, embora eu o faça, às vezes. Andy começa umedecendo meu clitóris com saliva nos dedos. De vez em quando, ele lambe meus mamilos, o que me deixa louca, porque é muito habilidoso. Percebi que às vezes Andy tem um pouco de dificuldade em ficar duro, mas com um pouco de encorajamento logo surge uma forte ereção. Normalmente, gosto de despertar seu pau segurando-o com uma das mãos enquanto massageio suas bolas com a outra. Então, o coloco lentamente na boca. Os gemidos de prazer dele são como música para meus ouvidos, e fico pronta para a profunda penetração que sei que está por vir. Ahh... êxtase.

Os diários dele são extraordinários — repletos de exuberância, e não se deixam intimidar pelos caprichos de seu pênis. Incluí uma seleção de entradas de seu diário aqui, complementadas com sua linguagem um pouco obscena, para demonstrar que a atividade sexual pode continuar sendo esplêndida, com ou sem uma ereção total.

Sexta-feira, 7 de fevereiro de 2009 — Diário de Andy

Acordei cedo como sempre e me aconcheguei a Kat. Logo ela estava parcialmente acordada e comecei a acariciar sua pele macia e a beijar seu pescoço, o que ela adora. Em dez minutos, ela me pediu para penetrá-la, embora meu pau não estivesse duro — algumas manhãs são assim. Não estar duro não significa que eu não deseje fazer sexo. Algumas mulheres não entendem isso. Minha ex-esposa tinha o hábito de me acusar de não querer "aquilo" porque eu não estava duro — passei a desprezá-la por causa disso. Mas, voltando àquela manhã [...] meu dedo úmido acariciando o clitóris de K. deixou-a cada vez mais excitada, e a sensação de seus delicados pequenos lábios ajudou meu pau a ficar mais duro, então fiquei na posição tesoura e esfreguei a cabeça úmida de meu pau na entrada de sua vagina. Um leve aperto na base de meu pau deixou a ponta firme o bastante para penetrá-la. Uma vez dentro, meu pau endureceu a ponto de permitir a penetração.

Sábado, 8 de fevereiro de 2009 — Diário de Andy

Começamos como de hábito. Então, meia hora depois de foder, ela queria de novo, e meu pau estava absolutamente mole. K. ficou de quatro e apertando a base de meu pau; consegui enfiar, então um pouco de penetração me deixou mais duro. Uau! Adoro repetecos! Mas não é tão fácil deixar meu pau ereto como quando eu era mais jovem. Acho que a partir dos 50 anos, houve um declínio gradual na firmeza da ereção. Antes dos 50, uma ereção dura como pedra era pelo menos diária, normalmente até mais de uma por dia. Agora, uma ereção espontânea, ou seja, um tesão matutino acontece apenas uma ou duas vezes por semana, e no resto do tempo um pouco de assistência manual é necessária (de preferência por Kat).

Domingo, 9 de fevereiro de 2009 — Diário de Andy

Praticamente uma repetição de sábado, embora Kat tenha pedido uma terceira vez e eu tenha dito que não conseguia levantá-lo de novo.

Então há uma semana inteira de entradas no diário que diziam apenas: "Foda matinal habitual às 6h30 [...] uma ótima maneira de começar o dia." Mas no final de semana eles tinham mais tempo para brincar:

170 O que os homens querem na cama

Sábado, 14 de fevereiro de 2009 — Diário de Andy

Acordei com uma ereção bem firme às duas horas. Kat reagiu bem a meus avanços, de forma que tivemos uma ótima foda no meio da noite. Tínhamos ido e voltado de Melbourne na véspera, e eu tomara dois cafés com leite, o que me provoca insônia. Fui trabalhar cedo por duas horas e voltei para casa às 7h30. Kat perguntou se eu queria voltar para a cama. Nunca recuso uma oferta tão boa, então disse "sim", e depois de alguns beijos, de massagear seu clitóris e chupar seus mamilos, *voilà*! Senti que ela estava molhada e tive outra ereção firme. Ambos tivemos um grande orgasmo. Nossa terceira foda da manhã aconteceu cerca de trinta minutos depois, antes que eu entrasse no chuveiro, ainda que meu pau estivesse mole e precisasse de ajuda para entrar. Então consegui apenas uma meia-bomba, mas após mais um pouco de uma gloriosa penetração consegui gozar de novo, não muito depois de Kat.

(Para todos os homens mais velhos que estão sentindo inveja ao ler esta performance, lembrem-se de que é muito raro para um homem dessa faixa etária ter um "período refratário" — o tempo que demora para reagir à estimulação sexual após o orgasmo — tão curto. Em geral, homens na casa dos 50 têm períodos refratários que duram de 12 horas a uma semana![16])

Andy é um dos sortudos. Mas perceba que ele não se intimida nem um pouco em fazer amor sem estar duro. Ele usa as mãos para inserir o pênis mole, às vezes aperta a base do pênis para ajudar com a ereção, ou Katrina faz o mesmo, e não vê problemas em usar suas mãos e a boca para ajudar. O mais importante é que ele é muito tranquilo em relação à situação, sabendo que vai desfrutar do sexo com ou sem uma ereção total, e pode chegar ao clímax mesmo que não esteja duro.

Um dos últimos registros que recebi desse casal relatava uma gloriosa viagem no carro dele de Melbourne à cidade do interior onde moravam. Eles tinham perdido a transa da manhã na pressa de ir embora, e no meio do caminho, Katrina sugeriu que encontrassem algum lugar para encostar. Andy conta a história:

Eu sabia que ela estava falando de algum lugar para foder. Meu pau ficou excitado com a ideia. Encontrei um estacionamento com seis ou oito ônibus. Perfeito! Ônibus nos ocultando da estrada e uma vista para um majestoso vale de montanhas. Era como se fôssemos os únicos humanos na Terra. Kat colocou seus saltos muito altos, que talvez não sejam os melhores para caminhar, mas a deixam mais sexy. Com ela inclinada sobre o capô, sua boceta ficou na altura certa para meu pau agora firme. Kat havia tirado a calcinha, e seu vestido curto era fácil de puxar para cima e expor sua linda bunda nua. Eu tinha tirado a bermuda e a cueca, então, com um pouco de saliva na ponta do meu pau, eu podia entrar na sua boceta linda e apertada. Ah! Que sensação maravilhosa.

Imagine a surpresa dos turistas se tivessem se cansado daquela vista magnificente e voltado antes para os ônibus. É a emoção da possível descoberta que acrescenta *frisson* a tais aventuras memoráveis.

Muita gente invejaria Andy. Ele tem muita sorte com sua nova e entusiasmada parceira, mas também faz a própria sorte. Ele faz amor com paixão, deliciando-se no prazer dela, confiante de que seu corpo ainda é capaz de corresponder, sem se preocupar com uma ocasional brochada.

8
Ah, que sensação!
Pílulas e picadas

O último capítulo da fascinante história cultural do pênis, de David M. Friedman, *A Mind of Its Own — A Cultural History of the Penis*, começa com o que ele alega ser "o momento público mais memorável de toda a medicina moderna" — a orgulhosa exibição do médico Giles Brindley de seu membro quimicamente inflado antes de uma audiência com milhares de urologistas em Las Vegas em 1983.[1]

Friedman acompanha a imensa luta masculina para controlar esse irascível órgão começando há 5 mil anos, com o deus sumério Enki, que supostamente usou o pênis para cavar as primeiras valas de irrigação do mundo. Brincando através das eras, Friedman demonstra que o pênis sempre esteve no âmago da evolução cultural do homem ocidental. O título desse livro vem de escritos de Leonardo da Vinci que refletiam sobre o fracasso do homem em impor sua vontade ao próprio pênis. "Com frequência, o homem está dormindo, e ele está acordado", escreveu ele, "e muitas vezes o homem está acordado, e ele, dormindo. Muitas vezes um homem quer usá-lo, e ele não quer; muitas vezes ele quer, e o homem proíbe."[2]

Com o ato atrevido de Brindley, tudo isso mudou, sugere Friedman. Brindley descobrira que podia causar uma ereção firme injetando no pênis o relaxante muscular fenoxibenzamina. Quando sua descoberta deparou com o ceticismo de seus colegas urologistas, ele injetou a substância em si mesmo antes da conferência em Las Vegas, apresentou seus dados, então baixou a calça e passeou entre a audiência, sugerindo que inspecionassem sua prova. Como explica Friedman, aquilo foi o prenúncio de uma nova era: "A irascível relação entre o homem e o órgão que o define fora medicamente pacificada. A mais longa luta de poder na vida de cada homem terminara, o incontrolável fora domado, e a maior fantasia masculina se tornara realidade: um pênis que fica duro quando se quer."[3]

Ah, que sensação! 173

A promoção extremamente pública de Brindley de ereções injetáveis anunciou o primeiro progresso no tratamento da DE com amplo acesso. Há tempos estavam disponíveis outras opções cirúrgicas, como implantes e aparelhos a vácuo, que funcionavam bem para alguns homens. Mas os injetáveis ofereciam uma solução popular — para todos os homens com a coragem de usar uma agulha nessa parte delicada. Dias depois da surpreendente demonstração de Brindley, os médicos começaram a prescrever seu tratamento, ainda que tenha levado alguns anos para se conseguir a aprovação oficial para o uso da droga. Muito antes da performance de Brindley, outro relaxante de músculos lisos, a papaverina, já tivera sua ação comprovada na produção de ereções, pelo cirurgião francês Ronald Virag, em 1979. Em uma década, os homens norte-americanos gastavam 25 milhões de dólares por ano nesse tipo de droga.

Foi um acidente o que levou Ronald Virag a descobrir que a papaverina podia induzir a ereção — por engano, ele usou a droga em vez de soro durante uma cirurgia e ficou surpreso ao descobrir que logo seu paciente tinha uma firme ereção que durou duas horas. Da mesma maneira, foi o acaso que levou ao maior progresso de ereção de todos. Pesquisadores da sede de pesquisa da Pfizer Pharmaceuticals, na Inglaterra, estavam realizando testes malsucedidos da sildenafila como tratamento para angina quando perceberam um efeito colateral comum: ereções duradouras. O Viagra, a famosa pílula azul de sildenafila, foi lançado em março de 1998 e se tornou a droga mais vendida do mundo. Logo depois veio o Cialis, que prometia não apenas horas, mas dias de potenciais ereções — o que lhe valeu o apelido de "Le Weekend" —, seguido pelo Levitra, outra prescrição similar. O armamento para lidar com a ereção vacilante estava cheio de possibilidades, e companhias farmacêuticas trabalhavam sem parar para acrescentar ainda mais à seleção.

No entanto, uma década depois, podemos dizer que os homens agora têm esse genioso órgão sob controle? Bem, é verdade para alguns. Muitos de meus colaboradores mais velhos estão usando alegremente tratamentos para ereção, às vezes com grande sucesso. Mas eles não funcionam para todos, e mesmo quando funcionam, existem problemas — efeitos colaterais irritantes, custos significativos, e com frequência mudanças na vida amorosa despreocupada e espontânea do passado.

Dito isso, a mensagem que se destaca de muitos de meus colaboradores é o imenso alívio que sentem ao experimentar uma ereção firme — normalmente depois de anos temendo que aquela alegria tivesse se perdido para sempre.

174 O que os homens querem na cama

Luke (61 anos), cujos problemas de pressão sanguínea causaram a perda de suas ereções, disse:

> A primeira vez foi incrível. Que ereção! Eu me senti como se tivesse vinte anos outra vez — e durou horas. Também voltou na manhã seguinte. Fantástico. Acho que minha esposa ficou impressionada. Pena que ela não estava por perto na hora do almoço. Eu poderia ter feito de novo. É a melhor coisa que inventaram desde o pão fatiado, só que muito mais cara.

Outro colaborador, George, sofreu durante um ano sem ereções depois de sua cirurgia de câncer de próstata; "Era como se eu tivesse perdido um bom amigo, mesmo que ele tivesse uma cabecinha oca", brincou. Enfim, ele decidiu experimentar Caverject, uma das terapias injetáveis. "Sem problemas com a injeção no bilau. Acho que ele gostou da experiência, pois, algumas massagens depois, ele estava pronto e ficou animado por 45 minutos ou mais. Ah, que sensação!"

Lembra-se de Ian e Rachel do capítulo anterior — o casal que quase teve o recente casamento destruído pelos problemas de ereção? Foi basicamente a pílula azul a responsável pelo reencontro bem-sucedido. Ian (51 anos) ficou eufórico por conseguir manter uma ereção forte e deixar para trás a agonia do fracasso. "O Viagra me deu quase a força de ereções que tinha no auge da vida, e com isso veio a confiança e a habilidade para me controlar melhor. Desfrutando do prazer de Rachel, posso fazer qualquer coisa, até matar um dragão."

Desde então, ele experimentou diversas pílulas para descobrir qual funcionava melhor. Os três medicamentos orais são o Viagra (sildenafila), Cialis (tadalafila) e Levitra (vardenafila), que são todos inibidores de fosfodiesterase tipo 5 — inibidores de PDE5, abreviando. Não é fácil explicar como essas drogas funcionam, mas o principal neurotransmissor envolvido no relaxamento dos músculos lisos nos corpos esponjosos do pênis é o óxido nítrico. O óxido nítrico estimula uma enzina dentro das células do músculo liso, o que permite o acúmulo de uma substância química produtora de ereções conhecida como guanosina cíclica monofosfatase (cGMP). Essa substância expulsa o cálcio da célula, resultando em relaxamento do músculo liso e ereção. Agora a cGMP, se puder se acumular de forma descontrolada, resultaria em uma ereção prolongada, mas o corpo tem um mecanismo para impedir isso — uma enzina conhecida como PDE5. As drogas semelhantes ao Viagra funcionam inibindo a PDE5 e permitindo o rápido acúmulo da cGMP no tecido erétil.

Ian experimentou apenas o Viagra e o Cialis.

Recebi de meu clínico-geral a amostra grátis de uma pílula de 100mg com a recomendação de tomar meia. Na primeira vez, funcionou bem, mas enquanto o Viagra me dava a oportunidade de ter e manter uma ereção, tive de aprender sozinho quando tomar o medicamento, quando faria efeito, por quanto tempo e quando pararia de fazer. Estou certo de que esses parâmetros são diferentes para cada indivíduo.

(Ele está totalmente certo a esse respeito. Lendo os comentários de muitos homens que usam essas medicações, foi impressionante ver como as reações a essas drogas eram variáveis.)

No caso dele, o Cialis teve menos efeitos colaterais. Ele descobriu que usar o Viagra resulta em um nariz entupido e uma leve dor de cabeça com doses mais altas. Enquanto o Cialis funciona por um período mais longo — mais que um ou dois dias —, ele acha que demora mais para obter uma reação (até duas horas, comparadas a menos de uma hora do Viagra), e, apesar dos efeitos colaterais, ele fica mais confortável com o Viagra, por sua previsibilidade. "Agora que já usei algumas vezes, sei que tem um efeito cumulativo, que por quanto mais tempo eu tomo, menor pode ser a dose com a mesma certeza de conseguir ter e manter uma ereção satisfatória", explica ele, acrescentando que agora pede pílulas de 25mg de uma loja virtual canadense. "Eles me enviam medicamento indiano genérico por um décimo do preço. O bom das doses mais baixas e mais baratas é que se tomo uma e Rachel está cansada ou sem vontade, não tem problema." (Claro, não existem garantias de receber o produto anunciado através desses serviços on-line — eles podem ser baratos, mas existem riscos reais. Na Austrália, usar metade de uma pílula de 100mg de Viagra custa cerca de nove dólares.)

Mas Luke, mencionado anteriormente, está vivendo uma experiência muito diferente com o Viagra. Na primeira vez em que o experimentou, ficou muito impressionado, mas aos poucos o efeito começou a diminuir. Ele estava tomando 50mg, então seu médico aumento a dose para 100mg.

É para os efeitos colaterais do Viagra que não estamos preparados. A bula diz que variam de pessoa para pessoa. É isso mesmo. Com uma dose maior, eles ficam mais pronunciados, e você chega ao ponto no qual se pergunta: "Vale a

176 O que os homens querem na cama

pena?" Comigo começa com uma onda de calor (agora sei como é a menopausa). Depois o inchaço das cavidades sinusais e uma leve dor de cabeça. As ondas de calor diminuem aos poucos, mas os outros sintomas permanecem por cerca de 24 a 36 horas, e na manhã seguinte, parece uma leve ressaca. Sim, por um breve tempo vale muito a pena. Não há nada como um orgasmo. Depois, a realidade nos faz pensar no assunto — até a próxima vez.

Certos homens adoraram o Cialis, gostaram do fato de durar muito tempo e acharam que tinha menos efeitos colaterais; outros preferiam o Viagra ou o Levitra. Mas o que também ficava bastante óbvio era que muitos homens desistiam dos remédios sem experimentá-los de maneira apropriada — às vezes, um homem precisa de mais de oito tentativas para saber se aquilo vai funcionar para ele. Um grande estudo descobriu que apenas um quarto dos homens que experimentam essas drogas as usa mais de uma vez.[4] Em vez de tentar a dose alta primeiro, muitos de meus colaboradores vinham usando doses baixas demais para gerar o efeito adequado.

A Dra. Rosie King é uma conhecida terapeuta sexual australiana que tem trabalhado muito para educar os médicos sobre tratamento para DE. Em seu excelente livro voltado para esses profissionais, *Management of Erectile Dysfunction in Primary Care Practice*, ela esquadrinha as alegações conflitantes das várias companhias farmacêuticas e conclui que há poucas diferenças entre os três inibidores de PDE5 — em geral, eles demoram cerca de uma hora para fazer efeito. O Cialis pode levar duas horas, mas seu efeito dura muito mais: cerca de 36 horas, comparado a menos de 12 (e normalmente apenas quatro ou cinco) das outras duas drogas. Ela ressalta que uma refeição gordurosa torna a absorção do Viagra e do Levitra mais lenta, e esses medicamentos devem ser tomados de estômago vazio quando experimentados pela primeira vez. A intoxicação alcoólica torna os três remédios menos efetivos, e é melhor limitar o consumo de álcool a dois drinques antes de tomar qualquer uma das medicações. (Ver o Apêndice para mais dicas sobre o uso correto dessas drogas.)

Um dos pontos principais de Rosie King é que a mente masculina ainda terá um grande impacto na qualidade da ereção, afetando o impulso químico das drogas. A história de Leo é um ótimo exemplo. Como expliquei no Capítulo 2, Leo, de 44 anos, é um homem que sempre teve ansiedades em relação a mulheres e sexo. Ele teve alguns problemas de ereção com 30 e poucos anos quando se viu solteiro após o divórcio.

Alguns anos depois que nos separamos, comecei a sair de novo. Participei de um cruzeiro em um feriado com amigos. Uma noite, levei uma garota para minha cabine. Só consegui uma ereção meia-bomba e tive de parar no meio. Achei que podia ser porque ainda estava pensando em minha esposa ou porque tinha bebido muito. Mesmo assim, fiquei muito constrangido e evitei voltar com ela para minha cabine pelo resto do cruzeiro.

Então ele conheceu Zoe, sua futura esposa. Ela era seis anos mais nova que ele, "muito sexy e bonita", mais experiente e muito mais confiante sexualmente do que sua primeira esposa. Ele foi atormentado por medos de fracasso: "Eu pensei: 'E se não conseguir ficar duro? E se perder a ereção no meio do caminho? Que humilhação!'" Sua ereção foi bem-sucedida na primeira vez, mas logo ele se viu enfrentando problemas.

Eu estava começando a perder um pouco da confiança no quarto. Se estivesse minimamente cansado, recusava-me a transar, mesmo que minha mulher quisesse. Temia que ela ficasse irritada comigo se eu demorasse demais para conseguir uma ereção, ou pior, se eu perdesse a ereção no meio do sexo, o que de fato aconteceu algumas vezes.

A princípio, ele recorreu a um truque que tinha descoberto nos dias de solteiro.

Com pouco mais de 30 anos, quando comecei a ter alguns problemas de ereção, vi em um catálogo de uma sex shop um anel peniano de borracha. Ele é colocado na base do pênis para manter o sangue ali dentro depois que você tem uma ereção. Achei a sensação agradável; ele deixava meu pênis mais duro, e visualmente eu gostava da aparência das veias do pênis dilatadas. Para mim, ficava bem, duro, viril e masculino. Eu também tinha mais sensibilidade na superfície do pênis, e o sexo era simplesmente melhor.

Mas ainda assim suas ereções não eram sempre tão boas. Ele fez uma descoberta que ajudou.

Havia anos que eu tomava pílulas de Sudafed (pseudoefedrina) para controlar a febre do feno e nariz escorrendo. Como a pseudoefedrina contrai os vasos sanguíneos e os capilares para impedir o nariz de escorrer, também contrai os vasos sanguíneos e os capilares do pênis! Isso torna mais difícil obter e manter a ereção. Depois de procurar tratamento para a febre do feno, um médico me disse para parar de tomar pseudoefedrina e, em vez disso, usar um spray nasal. Assim que comecei a fazer isso, minhas ereções ficaram mais firmes e consegui ficar duro com mais rapidez.

Mas foi a descoberta do Levitra que realmente mudou as coisas para ele.

Lembro-me da primeira vez em que tomei. Eu estava sozinho e queria experimentar. Foi maravilhoso; após tomar a pílula, esperei cerca de uma hora, e com um pouco de estimulação, tive uma ereção muito rápida e dura. Meu pênis estava quase azul — como as ereções que eu tinha na adolescência. Achei aquelas pílulas ótimas! Mal podia esperar para experimentá-las com minha parceira. Com certeza, funcionavam muito bem, e logo fiquei mais relaxado. O medo de perder a ereção no meio do caminho simplesmente desapareceu.

Então, o Levitra logo se tornou um hábito:

Depois disso, comecei a tomar um quarto de pílula de Levitra todas as vezes, de vinte minutos a uma hora antes de fazer sexo. Ela proporciona uma ereção mais rápida, que fica mais dura por mais tempo, é realmente ótima. Eu tomo mais por razões psicológicas que físicas. Se tomo, eu relaxo mais e minhas ereções são melhores. Ainda consigo ter ereções sem o remédio, mas fico preocupado em perder a ereção no meio do caminho, então tomo Levitra na maioria das vezes antes do sexo. Uma dose mais alta deixa meu nariz congestionado e os olhos injetados, então só tomo um quarto da pílula. Essas pílulas são um salva-vidas, imagino quantos casamentos e quantas vidas sexuais foram pelo ralo porque o homem começou a inventar desculpas para não transar com a esposa.

Mesmo assim, nem sempre funcionava para ele. Depois que o casal já escrevia para mim havia alguns meses, recebi um e-mail de Leo dizendo que eles tinham tido uma semana ruim e discutido sobre várias questões. Zoe tomara a iniciativa do sexo, pensando que aquilo os aproximaria. Leo contou o que aconteceu:

Zoe achou que o problema era que eu sentia que tinha sido ignorado na semana passada e estava mal porque não tínhamos transado. Então, achou que tudo o que ela precisava fazer era transar comigo e as coisas melhorariam entre nós. Então, na segunda-feira passada, ela insistiu que fizéssemos sexo. Eu não queria nem um pouco, ainda estava irritado com ela. Tomei um quarto de uma pílula de Levitra, o que normalmente me ajuda, sobretudo se estou cansado — eu estava. Nossas preliminares foram boas, estava tudo indo bem, mas, infelizmente, no meio da relação sexual, senti que estava perdendo a ereção, e comecei a ficar nervoso, o que só piorou o problema, porque sei que ela não gosta quando demoro demais para gozar. Isso apenas me deixou mais ansioso, e comecei a pensar que sabia que não devíamos ter feito sexo — eu disse a ela que não queria, agora olhe o que tinha acontecido. Ela teve que me fazer gozar com a mão. Eu me senti mal e constrangido. E se acontecesse de novo? Eu ainda estava irritado com ela por causa da briga da semana anterior, então, agora, as coisas estão tensas entre nós.

Os inibidores de PDE5 não funcionam a menos que o homem esteja excitado, e quando essa excitação está sendo assoberbada por raiva, ressentimento ou fadiga, o processo normal de ereção não acontece, com ou sem drogas. Aqui está Zoe contando sua versão da história:

> Não percebi que Leo ainda estava chateado, então começamos da maneira habitual, sem beijos e direto ao ponto. Senti que ele estava começando a ficar mole, mas não quis dizer nada, então ignorei e torci para que, se continuássemos, ele endurecesse, mas não aconteceu. Leo disse que estava cansado, então o fiz gozar com a mão, e ele dormiu. Isso não me chateou. Eu deixei para lá, considerando uma decisão ruim. Conheço muito bem Leo, não fico chateada, porque sei como ele às vezes fica sensível, e brigas sempre atrapalham. Para mim é irritante, porque eu adoraria tomar algumas taças de vinho, relaxar e fazer sexo apaixonado para esquecer a briga idiota e infantil que tivemos a semana inteira.

Zoe entende o que deu errado, mas sua frustração é por Leo não ouvir o próprio corpo: "O foco dele é todo nos genitais, e não é assim que funciona. Ele não relaxa o suficiente para ficar excitado de verdade, e coloca pressão demais no pênis. Ele não está percebendo que tudo é psicológico, e é por isso que perde a ereção."

180 O que os homens querem na cama

Provavelmente, Zoe está certa em pensar que o problema de Leo é psicológico. Ele ainda tem ereções firmes quando está sozinho se masturbando, tem ereções noturnas e, com frequência, acorda com o pênis duro. Ainda assim, aos 44 anos, também pode estar enfrentando algumas das mudanças no fluxo sanguíneo que ocorrem em sua faixa etária — 40% dos homens na faixa dos 40 anos têm alguma dificuldade de ereção. Os inibidores de PDE5 funcionam muito bem para ele porque Leo é jovem — homens na faixa dos 70 são menos propensos a demonstrar uma resposta tão intensa. Mesmo assim, alguns demonstram. Enquanto a maioria dos homens tem alguns problemas eréteis durante a vida, não se esqueça de que afortunados 30% na faixa dos 70 anos acham que seu equipamento funciona perfeitamente bem. Existem homens abençoados com um sistema erétil saudável que continua assim durante a vida toda. O que esses homens têm em comum é uma saúde robusta: não fumam, bebem moderadamente e não sofrem de doenças crônicas associadas a estilos de vida pouco saudáveis, como hipertensão, colesterol alto e diabetes.

Mas todos os tipos de problemas de saúde podem prejudicar o mecanismo erétil. Como o funcionamento da ereção depende não apenas do fluxo sanguíneo, mas também de emoções e hormônios, muitas coisas podem dar errado, como demonstra a história de Tom. Ele é um ex-gerente administrativo, agora aposentado, e autor esporádico de artigos de revista e livros. Seu corpo de 68 anos passou por guerras. Ele fez operações de hérnia de hiato, de próstata e de vesícula, ciática, um prolapso discal, duas pequenas cirurgias na bexiga e uma de hemorroidas; sofre de enxaquecas e toma pílulas para pressão sanguínea e colesterol. Além disso, fumou 15 cigarros por dia durante vinte anos, parando com quase 50. Tom é filosófico ao rever sua problemática história: "Olhando para tudo isso, suponho que é compreensível meu pênis decidir que não é sempre que quer brincar."

Enquanto seus problemas eréteis começaram há algum tempo, a deterioração na performance se acelerou durante os últimos cinco anos.

No começo eu me senti frustrado, zangado e, às vezes, deprimido por aquilo acontecer comigo. Há uns dois anos, creio eu, ainda mantinha relações sexuais uma ou duas vezes por semana, mas vinha perdendo a sensação da penetração vaginal, e gradualmente descobri que um contato oral mais firme era uma garantia maior de orgasmo. Os esforços para chegar a um clímax com a penetração resultavam em sessões cada vez mais longas, o que frequentemente levavam a vagina dela a ficar vermelha e machucada. Com frequência, um ou dois dias depois aparece o sapinho. Não acho justo continuar a fazê-la passar por isso.

Ele é sortudo por ter uma esposa que se sente confortável em dar uma mãozinha:

Uma coisa que Elise nunca relutou em fazer foi tocar meu pênis. Na verdade, ela o fez na noite em que nos conhecemos, enfiando a mão descaradamente dentro de minha calça. Mais tarde, ela me contou que o namorado anterior a ensinara a masturbá-lo dentro da calça. Mas chupá-lo é outra questão. Embora Elise pratique felação parcial ao chupar e lamber a parte de baixo de minha glande, não consegue chupar a cabeça inteira por tempo bastante para me fazer gozar. Ela costuma engasgar no dentista enquanto ele está cuidando de seus dentes, então, ela não está brincando.

Ele explorou completamente os inibidores de PDE5 para descobrir qual funcionava:

As pílulas de Cialis me ajudam a ter uma ereção, mas, mesmo assim, não bastam para mantê-la por tempo suficiente para completar o ato. Experimentei o Viagra, o Cialis e o Levitra. O Viagra causou efeitos colaterais demais, entre eles nariz entupido e cianopsia. O Levitra resultou em uma ereção dolorosamente dura além de outros efeitos (e é mais caro!), mas o Cialis funciona bem o bastante para facilitar a masturbação e a felação, ainda que normalmente demore um bom tempo para que eu atinja o clímax. Como costuma acontecer de durar por alguns dias, geralmente acabo precisando me masturbar poucas horas depois do sexo com minha esposa. Ela, já satisfeita, não tem interesse em gozar outra vez. Ofereceram-me injeções, mas não gosto da ideia de enfiar uma agulha lá, e não experimentei.

Então, a vida sexual dele tem seus altos e baixos, com muitos baixos. Mas Tom sabe bem que é afortunado por ainda ter um relacionamento sexual:

Já estamos juntos há mais de 42 anos, e não posso imaginar estar com mais ninguém. Claro que gostaria que nossa vida sexual fosse melhor do que é, mas na minha idade acho que não devia reclamar. Pelo menos ainda temos uma vida sexual, por mais limitada que seja. Enquanto a relação sexual em si é quase impossível, ainda consigo chegar ao orgasmo manual ou oralmente, e Elise é compreensiva em relação à minha incapacidade, de forma que não me sinto tão angustiado com isso, como muitos outros. Então aqui estamos, aos 67 anos, vivendo com um substituto semanal — às vezes menos — oral e masturbatório para a relação sexual. Agora sou praticamente impotente e incapaz de manter uma ereção que baste para conseguir a penetração. Acho que me conformei com as deficiências de meu pênis, e as pílulas ajudam, mas sei que Elise preferiria que eu subisse a bordo e a comesse no bom e velho estilo, em vez de tentar me chupar depois que eu a levei ao orgasmo com masturbação ou sexo oral.

Elise não gosta de escrever sobre esses assuntos, mas enviou este breve comentário:

Ainda que goste da proximidade de ter um pênis dentro de mim, eu me ajustei para obter a mesma satisfação ao ser manipulada com os dedos. Às vezes, gosto de ter um vibrador me penetrando também, mas, seja o que for que façamos, meus orgasmos continuam fortes como sempre. Eu sinto falta do sexo se não o fazemos, e carícias normalmente são tão boas quanto.

Apesar de se sentir satisfeita apenas com carícias, ela se esforça para começar as coisas:

Sexta-feira, 10 de abril de 2009 — Diário de Tom

Esta semana está sendo tranquila, passada em compras e trabalhando em carros, assim como ajudando nossa filha a decidir que novo veículo comprar para substituir seu velho Ford Laser. Hoje, entretanto, Elise tomou banho depois de trabalhar no jardim e eu entrei no chuveiro enquanto ela se secava. Quando saí, ela voltou do quarto semivestida — apenas com a blusa — e baixou os olhos para meu membro em expansão com um sorriso malicioso. "Achei que você estaria interessado", disse ela, curvando-se para chupar a cabeça.

Tom faz descrições muito detalhadas de seus vigorosos esforços para fazer amor com uma ereção meia-bomba:

Quarta-feira, 18 de fevereiro de 2009 — Diário de Tom

Ontem fizemos amor no fim da tarde. Eu tirei a roupa e me deitei na cama, e ela se juntou a mim poucos minutos depois, dizendo-me para começar a ficar ereto.

Comecei beijando seu seio esquerdo, então, com os dedos lambuzados com óleo de bebê, enfiei o indicador esquerdo em sua vulva, posicionando o polegar no clitóris. Sentando-me, ofereci meu pau para ela chupar, e me deitei de novo depois de uma estimulação muito breve. Continuei com o dedo entrando e saindo ritmicamente de sua boceta enquanto chupava o mamilo. Eu sentia que não estava acontecendo muita coisa, então tentamos um vibrador. Comecei a enfiar o vibrador para dentro e para fora, variando a velocidade conforme os quadris dela começaram a se levantar da cama e sua respiração se acelerou. Sua mão esquerda pegou meu pênis semiereto, e ela gozou convulsivamente.

Elise me pediu para retirar o vibrador e eu comecei a me masturbar enquanto ela relaxava. Eu não tinha tomado o Cialis e estava tendo dificuldade em manter a ereção. Fiquei em uma posição ao lado de sua cabeça, e ela segurou minha pica, franziu os lábios úmidos e começou a deslizá-los vigorosamente sob a glande. A sensação foi agradável, mas meu pênis logo começou a amolecer. Isso aconteceu diversas vezes, e usei meus dedos entre elas.

"Deixe-me chupar seu clitóris", falei. "Pode ajudar."

Eu tentei fazer isso, mas mesmo assim não consegui chegar lá. Estava ficando frustrado.

"É melhor desistir", disse ela, com indulgência "Vá assistir a um vídeo de sexo enquanto tomo meu banho."

Abri o PornTube na internet e deixei meu pau semiereto quase no auge várias vezes, mas ele murchou de repente. Ainda levou quase mais uma hora para que eu chegasse ao clímax, e meu pênis agora está meio machucado. Talvez eu seja um masoquista enrustido!

Muitos homens acham que têm dificuldade em atingir o orgasmo ao envelhecer. Provavelmente, isso se deve a múltiplos fatores, incluindo problemas de sensibilidade peniana, ansiedade de performance, falta de estímulo mental e físico apropriado. Além disso, homens de qualquer idade que tomam antidepressivos (ISRSs) costumam ter mais dificuldade de chegar ao clímax. Ainda assim, a pequena pílula pode fazer alguma diferença. Ela dá a Tom uma ereção firme o bastante para estimular o pênis de forma adequada, mesmo se a penetração raramente funciona. Aqui está ele, algumas semanas depois:

Domingo, 22 de março de 2009 — Diário de Tom

Assistimos à maior parte da corrida de carros Clipsal 500 V8 no final de semana. Quando a segunda corrida terminou, fui para o quarto e tirei a roupa; eu e Elise já havíamos concordado previamente que devíamos tentar. Tomei minha última pílula de Cialis e me deitei, acariciando-me. Usei até o vibrador de Elise em meu pênis por algum tempo. As vibrações foram bastante agradáveis e me ajudaram a ficar duro. Logo Elise se juntou a mim e ficou só de calcinha. Ela segurou meu pau e começou a masturbá-lo enquanto chupava a parte inferior da glande. Seu braço ficou cansado, então me agachei sobre seu rosto e ela recomeçou a chupar e a masturbar desse jeito enquanto eu acariciava sua boceta por cima da calcinha. Não demorei muito para gozar.

Ela tirou a calcinha dizendo "Não espere muito" quando untei meu indicador esquerdo e me deitei, começando a acariciar seu clitóris, chupando seu mamilo esquerdo durante o processo. As reações dela eram suaves, e tentei dois ou três métodos diferentes de carícias. Senti seu clímax se aproximar. Chegou rapidamente, com múltiplos espasmos e suspiros. Quando terminou, ela começou a chorar e me apertou junto a si. Ficamos deitados nos braços um do outro, os torsos nus juntos, por vários minutos até que seus soluços cessaram.

Eles ainda têm esses momentos maravilhosos juntos. Mas não é de surpreender que Tom comente que está se tornando cada vez mais difícil. Seus esforços heroicos para chegar ao orgasmo com sua ereção vacilante são extraordinários:

Sábado, 12 de setembro de 2009 — Diário de Tom

As últimas três semanas têm sido magras desde a operação da unha encravada no dedão de Elise. "Só não toque neles", ela implorou enquanto se despia e vinha para a cama a meu lado. Eu já estava nu e conseguindo uma semiereção com os dedos.

"Vamos relaxar por alguns minutos", acrescentou ela, aninhando-se a meu lado direito.

Após algum tempo, enfiei minha mão entre suas coxas e procurei seu clitóris, acariciando-o de um lado para o outro.

"Não está adiantando muito", disse ela, acrescentando: "Quem vai ser o primeiro?"

Eu me ajoelhei a seu lado, mantendo a mão em sua boceta:

"Chupe isto aqui e veremos."

Ela segurou minha ereção cada vez maior e começou a chupar e a lamber. Estava bom enquanto ela acariciava ao mesmo tempo. Diversas vezes senti o orgasmo se aproximando, mas ele diminuiu em todas elas, e meu pau acabou ficando mole de novo, forçando-me a pegá-lo na mão e deixá-lo duro antes que Elise voltasse a tentar. Não estava dando certo, então me deitei e untei sua boceta cabeluda enquanto ela oferecia um mamilo para que eu chupasse.

Passei o dedo sobre seu clitóris e o enfiei na vagina, acariciando enquanto seus quadris se levantavam da cama e sua respiração se acelerava. Continuei a chupar seu mamilo, passando a língua sobre ele, com meus dedos indo mais rápido e mais fundo.

"Ah, ah, ah, sim!" O corpo inteiro dela tremeu.

Eu me ajoelhei mais uma vez, e ela experimentou me chupar e acariciar de novo, mas com o mesmo resultado anterior. Eu montei sobre ela e inseri minha ponta em sua abertura úmida, bem debaixo do clitóris, enfiando e tirando.

"Bate uma para mim", pedi, e ela só conseguiu fazer isso com as pontas dos dedos das duas mãos.

Apesar de estar excitado, meu pau começou a amolecer de novo, então me afastei e o segurei outra vez.

"Coloque as pernas sobre as minhas", sugeri, e enfiei em sua boceta bem aberta, me masturbando enquanto o fazia.

Enfim, tirei minha glande de dentro dela e acariciei a pica o mais rápido que podia até sentir a aproximação de um orgasmo. Ainda segurando-o, eu a penetrei, acariciando enquanto atingia o clímax, encharcado de suor.

Claro, muitos homens descobrem que chegar ao clímax se torna menos importante ao envelhecer. Eles desaceleram e aproveitam a viagem, em vez de se preocupar só com o destino.[5]

No que diz respeito aos problemas de ereção de Tom, ainda que ele resista a experimentar tratamentos injetáveis, essa é uma terapia que talvez o ajudasse. Os tratamentos injetáveis, como a papaverina de Brindley, com frequência são efetivos mesmo quando as pílulas não resultam em ereções. Isso é mais provável com homens que têm apenas DE psicogênica — consequentemente,

186 O que os homens querem na cama

seu equipamento está em boa forma — ou homens com leves problemas nervosos ou de fluxo sanguíneo. Mas com mais danos ao sistema circulatório, a terapia de injeções tem pouca probabilidade de dar bons resultados. A terapia de injeção deposita medicação vasodilatadora direto nos corpos cavernosos, permitindo que o fluxo sanguíneo aumente. Os corpos cavernosos se expandem, evitando que o sangue saia do pênis, ajudando a manter a ereção. A droga mais comum disponível nessa forma na Austrália é o Caverject (alprostadil), que tem a vantagem de vir em seringas prontas. O Caverject faz efeito em aproximadamente 60% dos homens com DE, incluindo os que passaram por prostatectomia radical e terapia de radiação. Mas também existem combinações de drogas que podem ser usadas, como o Trimix, uma combinação de papaverina, fentolamina e prostaglandina. Segundo John Mulhall, que dirige o programa de medicina sexual e reprodutiva do Memorial Sloan-Kettering Cancer Center, o Trimix é a medicação injetável mais efetiva. Noventa e dois por cento dos pacientes de seu consultório respondem à terapia com o Trimix — mas ele tem a desvantagem de precisar que o medicamento seja tirado de um frasco em vez de usar uma seringa pronta. (Ver o Apêndice para conselhos sobre o uso da terapia de injeções.)

Embora a resistência masculina a aplicar uma injeção em seu melhor amigo seja compreensível, os medos são exagerados. Consequentemente, esse melindre está sendo explorado em um truque inteligente de clínicas comerciais de impotência, que se aproveitam dos homens ao oferecer tratamentos caríssimos que não funcionam. A mais agressiva dessas organizações encoraja os homens a assinar caros contratos anuais que incluem todos os seus tratamentos — incluindo a muito elogiada "tecnologia nasal", um coquetel de drogas sem benefício comprovado —, assim como tratamento injetável. Eles oferecem uma garantia de ressarcimento em seus produtos, mas quando os homens descobrem que a tecnologia nasal não funciona, não têm como conseguir o dinheiro de volta a não ser que estejam dispostos a tentar os tratamentos injetáveis. Muitos simplesmente vão embora depois de gastar milhares de dólares. Se tivessem feito uma visita ao clínico-geral, poderiam ter experimentado todos os tratamentos comprovados pelo custo de uma consulta — muito pouco, se comparado ao que está sendo cobrado por muitas dessas organizações duvidosas.

Homens que têm medo de agulhas precisam saber que não é tão ruim assim. A maioria de meus colaboradores que experimentou esse tratamento relatou ter sentido um medo considerável, e depois alívio, quando descobriu o que de fato acontece. Veja o relato deste colaborador:

> As consultas iniciais consistiram do médico me mostrando um modelo do pênis e uma pequena seringa com agulha. Tendo dito que eu odiava agulhas, logo comentei como era pequena. Concordei em fazer uma tentativa. Recebi agulhas, cotonetes antissépticos e um pequeno frasco de líquido transparente. O procedimento leva menos de um minuto e envolve preparar uma dose, apenas algumas gotas, e injetá-la no pênis.

No excelente livro de John Mulhall para homens com câncer de próstata — *Saving Your Sex Life* —, ele relata que a maioria dos homens compara a sensação dessas pequenas seringas para insulina a uma picada de mosquito em vez de uma agulha normal.[6] Ele frisa que é muito importante ensinar os homens a usar a medicação, e não mandá-los para casa para fazer sozinhos, e aconselha os médicos a supervisionar a injeção para determinar a dose correta. No Prostate Cancer Rehabilitation Centre, em Sydney, o casal é ensinado por um terapeuta sexual a usar o tratamento, o que significa que a mulher tende a aceitar melhor toda a ideia.

Se os homens não são supervisionados de maneira adequada, o verdadeiro risco é o que é chamado "priapismo" — uma ereção que não acaba. Parece piada, mas na verdade é uma experiência assustadora e potencialmente perigosa. Explicando que o priapismo priva o pênis de oxigênio, o que mata o tecido erétil, Mulhall escreve:

> Priapismo, uma ereção que dura mais que quatro horas, é uma verdadeira emergência urológica. Ainda que pareça interessante para pacientes com problemas eréteis, é uma complicação letal e devastadora que essencialmente mata o tecido erétil, mais ou menos da mesma maneira que um ataque cardíaco mata o músculo do coração. Quando os homens têm surtos significativos de priapismo, o pênis tende a deixar de responder a pílulas ou até mesmo à terapia injetável.[7]

Eis uma história típica dessa experiência não tão engraçada. Elliot tem apenas 43 anos, um jovem paciente de câncer de próstata. Depois de meses sem ereções, ele estava ávido para experimentar as injeções. Uma clínica mé-

188 O que os homens querem na cama

dica supervisionou a injeção inicial, mas mandou-o para casa ao ver que tudo parecia bem:

> Assim que fomos liberados nos encaminhamos para o carro. Nesse momento, eu estava começando a ter uma ereção considerável. Mais cedo, havíamos deixado as crianças na casa da avó, então tínhamos uma viagem de trinta minutos até em casa, onde ambos esperávamos por uma ótima foda com uma ereção total — algo que não fazíamos desde a operação de câncer de próstata. Como estávamos ansiosos com a possibilidade de a ereção enfraquecer antes de chegarmos em casa, Faith dirigiu acima do limite de velocidade na maior parte do caminho, e ainda que não seja recomendado para uma direção segura, manteve a mão em meu colo pela maior parte do percurso — em parte para dar as boas-vindas a um velho amigo, e também para garantir que permanecesse duro. Eu ficava cada vez mais duro enquanto seguíamos. Foi quando o flash disparou — fomos multados por trafegar em alta velocidade. Confesso que fiquei contente por a câmera não obter imagens de dentro do carro!
>
> Quando chegamos em casa, fomos direto para o quarto, e sabíamos que não haveria muitas preliminares, de forma que a ereção não se perdesse. Nesse momento, percebi que o pau ia ficando muito duro, mas a glande estava um pouco menos túrgida do que antes. Também percebi que o tamanho de meu pau tinha diminuído sensivelmente tanto em grossura quanto em comprimento. Dito isso, aproveitamos muito nossa primeira vez em tantos meses, e enquanto estávamos ali, deitados no abraço pós-coito, notei que minha ereção não diminuía — ao contrário, ficava mais forte. Infelizmente, aquilo estava se tornando desconfortável. O pau endurecia cada vez mais, mas a glande, ainda que continuasse semitúrgida, tinha aquela hipersensibilidade desconfortável que eu experimento logo depois de gozar.
>
> Continuei muito ereto nas horas seguintes, tanto que poderia ter pendurado uma toalha de praia para secar, e começou a ficar insuportável, desconfortável e pesado. Tomei um banho frio, em vão, e de fato a água batendo no meu pau causava uma dor enorme. Enchi a banheira com água fria e me sentei nela, torcendo por um efeito similar e também para tirar o peso do meu pau, que flutuava na água. Também tomei vários anti-histamínicos, como recomendado. Achei até uma foto de Rose Hancock para tentar invocar um amolecimento, mas tudo sem sucesso. Cerca de cinco horas depois, minha ereção começou a enfraquecer.

Recebi muitas histórias semelhantes, um triste indicador de que muitos homens estão fazendo esses tratamentos sem o monitoramento cuidadoso sugerido por Mulhall. Muitos de meus colaboradores receberam sua medicação pelo correio, seguida por uma ligação de um dos supostos "médicos" que trabalham nas clínicas comerciais. Como existem riscos significativos no uso incorreto dessas drogas, é importante seguir as regras básicas de segurança ao usá-las — ver detalhes no Apêndice.

Existem homens que sentem dor ao usar a terapia de injeções, e alguns, como Jay, acham difícil demais.

> Meu médico disse que eu deveria experimentar o Caverject. Nos dias de produto congelado, era muito complicado. Claro, funcionava bem, me deixava com o pênis bem duro, mas o processo de injeção era doloroso, e eu tinha medo de fazer errado. Meu pênis logo começou a ficar dolorido quando ficava ereto, provavelmente por causa da pressão do suprimento de sangue. E como eu estava apenas me masturbando, parecia não valer a pena. Se tivesse uma parceira, na certa teria perseverado. Tentei a injeção do medicamento em pó quando se tornou disponível, mas o desconforto e a preocupação ainda existiam.

Ele tinha feito uma cirurgia de câncer de próstata e descobriu que as pílulas o atendiam melhor.

Muitos homens acabam decidindo que toda a complicação é simplesmente demais. Os números do Caverject mostram que 56% dos homens desistem depois de um ano; em dois anos esse número passa dos 68%.[8] Existe um artigo engraçado sobre essas questões escrito pelo jornalista Stephan Wilkinson e sua esposa Susan Czandell. Wilkinson experimentou todos os tipos de tratamento para DE depois de sua cirurgia de câncer de próstata, e as injeções funcionaram bem. Que milagre! O animado casal ligou para o médico e perguntou com que frequência podia usar o tratamento. (Os homens são aconselhados a não usar o Caverject mais de três vezes por semana.) Eles não conseguiram acreditar quando ele disse que a maioria das pessoas desistia das injeções. No entanto, também acabaram desistindo do Caverject. "O custo de fazer aquilo — a quebra do clima, espetar o pau, a incerteza de sucesso — era alto demais", concluiu Susan.[9]

Stephan mencionou uma conversa que tivera com outro amigo, Jerry, que também desistira. "Ah, nossa", disse Jerry, "você mistura o coquetel de medicamentos, prepara a agulha, enche a seringa e faz a coisa toda, e então fode a sua mulher. Se Sharon Stone passasse pela porta do quarto, eu faria de novo em um piscar de olhos, mas, do contrário, é perda de tempo".[10]

Ainda assim, alguns homens não precisam de Sharon Stone. Sam está muito contente em tomar as injeções como parte da ativa vida amorosa que tem com a noiva, Julia. Problemas de ereção, aliados a ejaculação precoce, foram uma preocupação vitalícia, mas tudo isso mudou há dez anos quando ele começou a usar o tratamento injetável. Antes disso, Sam tentara diversos tratamentos, como anéis penianos e alguns aparelhos semelhantes a grampos que aparentemente "geravam uma minúscula voltagem elétrica" — que deixaram cicatrizes em seus genitais.

Mas agora sua atividade sexual é simplesmente maravilhosa. Esse homem de 63 anos está noivo há oito de sua amada Julia. A cada semana, eles passam de sexta a segunda juntos, mas a diversão começa antes disso, com "provocante sexo por telefone como preliminar". Eis um domingo típico do diário de Sam:

Domingo, 23 de novembro — Diário de Sam

Passamos a manhã separados, cada um ocupado com suas respectivas tarefas domésticas. J. chegou para almoçar, e provocamos um ao outro com frases como "Quer transar?" e atos como esfregar, acariciar, beijos e abraços. Quando J., logo depois de acabar de comer, disse "Já tomou uma picada?", eu soube que o sexo estava a caminho.

A picada, claro, era uma referência ao tratamento injetável de Sam. Ele dominou o processo depois de todo esse tempo, e não vê nenhum problema:

Usar os aplicadores automáticos de injeção é simples e fácil, então, com experiência e aconselhamento médico adquiri confiança de encher as seringas, carregá-las no aplicador e aplicar a dose corretamente ao variar o ponto de aplicação, em geral na base da parte visível do pênis. Depois desse conselho, parei de "errar" tanto e me machucar ao acertar um vaso sanguíneo no pênis. Quando aparece um hematoma, não causa dor extra, e eu o uso como uma coisa de macho exibindo-o para J. e dizendo: "Veja o que passo para satisfazer você." Ela ri de minha ego trip e o beija para melhorar.

Em geral, Sam vai para outro cômodo aplicar a injeção. Julia reconhece que não gosta de assistir ao processo. Mas, então, a diversão começa. "Eu me divirto vendo a ereção dele crescer nos minutos seguintes", explica Julia.

"J. não demonstra nenhuma decepção pelo fato de a ereção não ser uma reação a ela, que o chama de seu belo pau", acrescenta Sam orgulhosamente.

As ereções quimicamente induzidas de Sam duram cerca de noventa minutos, acabando com sua ansiedade de performance e com o problema que ele chama de "enfraquecimento de ereção".

> Algo que sempre aconteceu durante minha vida sexual adulta foi o enfraquecimento da ereção. Eu me lembro de gozar frequentemente sem ter uma ereção total ou até mesmo parcial depois de inicialmente ter conseguido uma boa firmeza, que depois desaparecia. Conforme fui envelhecendo, isso se tornou crônico, e agora, aos 63, isso acontece em maior ou menor grau todas as vezes.

A perda de ereção de Sam deve ser um "vazamento venoso" no qual o sangue vaza para fora dos corpos cavernosos de volta para as veias do pênis. Homens que têm esse problema raramente respondem às pílulas, e precisam usar injeções ou fazer uma cirurgia de implante.

Entretanto, usando as injeções, sua ereção se mantém, ainda que ele perceba um pouco de amolecimento por períodos variáveis. "Ele só recupera a dureza total antes e durante o orgasmo", escreve ele. E considera o custo bastante razoável:

> Acho que eu fiz sete ou oito visitas à clinica de injeção, e cada vez custou cerca de trezentos dólares. Isso forneceu de cinquenta a sessenta doses, de forma que cada uma custa cerca de seis dólares; é bom se comparado ao Viagra, que, por causa de um problema no coração, é contraindicado para mim. Nem todas as visitas envolveram uma consulta e uma dose de teste, algumas eram apenas para pegar um refil da dose original.

Sam reconhece alegremente que suas "picadas" desempenham um papel vital na vida sexual feliz do casal:

> Espero ter transmitido o valor absolutamente positivo das injeções para nosso relacionamento sexual, e espero poder usar esse método durante todo o tempo que formos sexualmente ativos. Posso desfrutar uma experiência sexual amorosa sem ansiedade de performance, e costumo conseguir segurar o orgasmo até J. gozar. Para mim e J., sexo é amor, sexo é saudável, sexo é necessário, e o sexo satisfatório que fazemos agora é uma grande alegria.

9

O Houdini do rolo de papel higiênico
Depois do câncer de próstata

Uma amiga inteligente teve uma inspiração quando chegou a hora de pensar em um slogan para meu site. "Nunca é informação demais" foi sua sugestão. Muito adequado para alguém como eu, conhecida por chafurdar em assuntos profundamente pessoais. Depois de 35 anos ouvindo os outros falarem sobre sexo, estou muito acostumada a que revelem tudo quando começam a falar de suas relações íntimas.

Mas este projeto levou o slogan ao limite. Dada a rara oportunidade de despejar os detalhes de suas vidas amorosas, sobretudo de relacionamentos longos e íntimos com o melhor amigo do homem, meus colaboradores aproveitaram o momento. Recebi centenas de e-mails com páginas e mais páginas de história peniana, documentação de cada sinal de defeito no equipamento e esforços para o restabelecimento. Drogas, aparelhos, cirurgia — fosse o que fosse, eles estavam dispostos a experimentar. Homens habilidosos inventaram até as próprias soluções inovadoras para os falhos dispositivos.

Com os diários vinham as fotografias. Não era incomum receber felizes instantâneos por e-mail. No começo de minha pesquisa, conforme eu me aproximava de vários dos casais, com frequência recebia fotos de seus filhos, seus cachorros, seus retratos de casamento e férias em Bali. Mas dessa vez o pênis era a atração principal, ao menos na maior parte deste projeto focado em ereções. Então, em vez de fotos das férias, eu recebia fotos do aparelho em questão. Uma foto de Freddy com ferimento de guerra, exibindo o grande hematoma de um encontro mal posicionado com uma injeção peniana. Em outra, o pênis estava encarquilhado, mostrando uma curvatura muito distinta. Era tudo muito intrigante. Mas informação demais? De jeito nenhum.

Tudo aquilo contradizia a afirmação de que os homens não estão preparados para falar desses assuntos. Não um com o outro, talvez, mas muitos deles estão ávidos para contar tudo. Isso ficou mais óbvio quando pedi aos homens

O Houdini do rolo de papel higiênico **193**

para escrever sobre suas experiências com o câncer de próstata. Para muitos, foi emocionalmente doloroso — o primeiro encontro com a mortalidade, mas também uma interação prolongada com a profissão médica, a cirurgia, a recuperação e os danos a seus corpos. Embora existam boas informações para ajudar os homens a enfrentar as difíceis questões da escolha de tratamento, muitos descobrem, para sua frustração, que questões sexuais cruciais recebem pouca atenção, são consideradas pouco importantes se comparadas com o heroísmo de vida e morte do bisturi do cirurgião ou dos raios do radiologista.

Mesmo assim, o funcionamento de seu equipamento sexual importa muito para os homens. Foi isso que meus colaboradores revelaram de maneira tão pungente. Certos homens fariam de tudo para recuperar suas ereções. Alex é um exemplo perfeito disso. Ele também mandou fotos, porém, não de seu pênis; por incrível que pareça, foram fotos de pneus de bicicleta. Alex adaptara pequenos anéis de câmara de pneus de bicicleta para transformar em anéis de compressão peniana ao melhor estilo "faça você mesmo". Bastante inovador, não?

Qualquer homem pode! Esse foi o orgulho desse empreendedor que trabalhou a vida toda para manter seu equipamento nas melhores condições possíveis. Alex se gaba de que, quando tinha 18 anos, "com minha imaginação, concentração total e flexionando meus músculos pélvicos, eu conseguia gozar sem me tocar. Até estar na faixa dos 50, conseguia colocá-lo dentro do tubo de um rolo de papel higiênico, ter uma ereção e, comprimindo com muita força com o músculo pélvico, conseguia rasgar o tubo de cartolina de ponta a ponta!".

Não é maravilhoso? Um Houdini do rolo de papel higiênico. Alex reclamou que nos últimos tempos as empresas de papel inseriram tubos maiores procurando diminuir a quantidade de papel higiênico nos rolos, mas, "nessa época, eu estava ficando velho demais para fazer isso sem me machucar". Que pena!

Então, eis um homem que não perde tempo trabalhando os bíceps. Sua rotina diária de exercícios é centrada no pênis, trabalhando o assoalho pélvico algumas vezes todos os dias. Quando, aos 72 anos, Alex passou por uma cirurgia de câncer de próstata, duvidou das terríveis consequências sexuais: "Fui erroneamente avisado por meus amigos e minha parceira de que meu bilau se tornaria inútil e minha vida sexual acabaria."

Não para esse homem. "Minha mãe sempre disse: 'Desistir não é uma opção. Como você vai saber, se não tentar?'", escreveu ele. E ele tentou, usando várias ideias tiradas da internet. Começou usando seus poderosos músculos pélvicos para ganhar controle sobre a bexiga, que passara a vazar, e então introduziu massagens penianas diárias, usando água e sabão para "estimular os nervos". Isso foi acompanhado por mais trabalho nas ereções, que era quando os pneus de bicicleta entravam. Alex começara, cerca de trinta anos antes, a usar um anel de borracha na base do pênis para ajudá-lo com as ereções pouco confiáveis. Mas, quando descobriu que os apertados anéis estavam cortando sua pele, experimentou com várias ideias e acabou usando pedaços de câmaras de pneus de bicicleta comuns.[1]

As tiras de pneu de bicicleta havia muito faziam parte de seu repertório sexual, então, claro, foram usadas em sua reabilitação peniana. "Com algumas tiras finas, fui encorajado por uma leve reação em direção a uma ereção, e trabalhei nisso diversas vezes ao dia. Com exceção das seis semanas de recuperação da cirurgia, venho conseguindo ter uma ereção todos os dias desde então. Na verdade, no começo era bem incerta, mas eu persisti", explicou Alex, gabando-se de que agora está de volta à sua forma juvenil, com um pouco de Cialis para ajudar. "Acordar com uma semiereção depois de tomar Cialis aos 77 anos é fantástico", acrescentou ele.

Incrível, não? Alex é um tributo a uma poderosa atitude positiva, à engenhosidade, ao sangue, ao suor e às lágrimas, tudo dedicado a manter seu membro masculino na melhor condição possível. Mas ele também é um dos afortunados. Claramente, os nervos sexuais passaram ilesos por sua cirurgia, que "poupou os nervos", e foi isso o que forneceu a base para sua cura milagrosa.

Sexo é a última coisa que passa pela cabeça da maioria dos casais quando descobrem que o homem está com câncer de próstata. "Você não pensa em sexo. Tudo em que consegue pensar é no fato de que um homem saudável de 51 anos tem câncer! E em um lugar sobre o qual você sabe muito pouco — a próstata? O que é uma próstata? Bem, agora nós sabemos!"

Essa é Pam Sandoe (63 anos) reagindo à descoberta que aconteceu há mais de uma década de que seu marido, David, tinha câncer de próstata. É uma notícia que quase 20 mil australianos enfrentam todos os anos. Naturalmente, o primeiro pensamento deles é a sobrevivência, e a maioria faz tratamento para o câncer, o que tem um grande efeito em sua potência. Em geral, a cirurgia produz um efeito imediato nas ereções, mas o tratamento de radiação acaba tendo um impacto semelhante, ainda que nesse caso possa demorar de três a cinco anos para que os problemas eréteis comecem. Apenas cerca de 15%

dos homens recuperam a mesma firmeza de ereção anterior após esses tratamentos, a menos que usem medicamentos.

Quando os médicos conversaram com os Sandoe sobre as questões sexuais antes da cirurgia, eles não compreenderam muito bem. "Tudo o que queríamos era nos livrar do câncer. Não consigo me lembrar do médico falando muito sobre o lado sexual da operação, mas é muito difícil entender tudo o que está sendo dito", admite Pam.

David coloca a questão de forma mais direta: "Nós discutimos as questões relativas à DE, mas ninguém pode fazer amor se estiver morto."

Mas após a recuperação da cirurgia, o sexo logo voltou à agenda — como acontece com a maioria dos homens. E isso é algo que nem todos os médicos estão prontos para admitir. Os colaboradores relatam que alguns médicos foram muito negligentes em relação às preocupações sexuais dos homens, e não se empenharam muito para encorajá-los a se esforçar logo para cuidar de seu equipamento sexual.

Existem muitos fatores que determinam a probabilidade da sobrevivência da resposta erétil ao tratamento do câncer — sobretudo, o quão bem o pênis estava funcionando antes do tratamento, mas também idade, tipo de cirurgia e o que acontece logo após o tratamento. Homens mais velhos têm mais problemas de saúde do que os mais jovens, o que afeta seu funcionamento erétil, mas também têm menos habilidade de regenerar os nervos da ereção. Quando o assunto é a cirurgia, o que importa mais é o volume de tecido nervoso que será salvo (a extensão do câncer é um fator crucial aqui). Cirurgias que poupam os nervos têm aumentado as chances de bons resultados, pois substituem os nervos lesionados enxertando nervos do pé ou da pélvis. Mesmo assim, não é fácil — um especialista comparou retirar os nervos eréteis da próstata a retirar um lenço molhado, sem rasgar, de uma superfície.

Em seu livro *Saving Your Sex Life*, John Mulhall argumenta que a experiência e a habilidade do cirurgião para fazer uma cirurgia que poupe os nervos são os fatores críticos que determinam se as ereções reaparecerão: "O fato de o cirurgião fazer cinquenta ou duzentas prostatectomias por ano não é um fator crítico, mas sim sua habilidade técnica e seu nível de meticulosidade que contam para a recuperação da função erétil", diz ele, argumentando que os casais deveriam falar com os médicos sobre suas taxas pessoais em relação à função erétil.[2] Não é algo fácil de fazer, claro, mas Mulhall sugere, de um jeito provocador, que os médicos que não estão dispostos a discutir o assunto podem não ser as pessoas certas para se encarregar desse delicado equipamento.

196 O que os homens querem na cama

Para os sortudos, o gradual despertar, conforme os nervos começam a se recobrar, é um grande momento, como mostra este colaborador:

Cerca de quatro ou cinco meses após a cirurgia, acordei à noite depois de um sonho erótico, e algo estava diferente. Quando me movi para uma posição confortável, havia algo atrapalhando. Uma ereção! Eu a senti e chequei para ter certeza de que não tinha me enganado. Foi um grande alívio.

Mas é improvável que isso aconteça se o pênis não receber os cuidados adequados enquanto os nervos estão se recuperando, sugere John Mulhall, que é um defensor da "reabilitação peniana". Embora reconheça que as evidências ainda são limitadas, ele argumenta que esses cuidados podem ser cruciais para proteger o tecido erétil de danos, indicando novas pesquisas que demonstram que isso requer fluxo sanguíneo para o pênis nos primeiros estágios após a cirurgia. Alguns homens recuperam totalmente os nervos eréteis depois do trauma da cirurgia, mas, quando isso acontece — o que normalmente leva de 12 a 24 meses —, seu tecido erétil já se degenerou, e eles não conseguem ter ereções normais, nem respondem a pílulas.

Então, o princípio do "usar ou perder" pode muito bem se aplicar aqui. Sem fluxo regular de sangue, que fornece oxigênio aos corpos eréteis, há cicatrização do tecido erétil. Mulhall cita pesquisas que demonstram que o vazamento venoso ocorre em 30% dos homens oito meses depois da cirurgia e, em um ano, 50% têm dano permanente do tecido erétil.[3]

Para evitar que isso aconteça, ereções regulares podem ser cruciais. Os especialistas estão divididos em relação à melhor maneira de lidar com isso. Embora argumente que pílulas com dosagem baixa deveriam ser administradas mesmo antes da cirurgia, Mulhall recomenda que, durante quatro semanas após a cirurgia, seus pacientes tomem doses normais de Viagra ou Levitra duas ou três vezes por semana para ter uma ereção, mas também que ingiram doses baixas (25mg) do medicamento a cada duas noites. Além disso, ele sugere uma dose baixa todas as noites por 12 meses depois do tratamento de radiação, e encoraja esses homens a ter duas ou três ereções por semana. Homens que não respondem às pílulas são incentivados a usar injeções. Outros especialistas sugerem injeções de prostaglandina duas a três vezes por semana por 12 semanas, seguidas de 12 semanas de medicação oral, com esse padrão sendo repetido por até dois anos.

Mas o problema é que toda a noção de reabilitação peniana ainda é incerta — pesquisas sugerem que pode ser efetiva, mas dados sólidos apoiando o caso para seu uso antecipado ainda não existem, e muitos urologistas não prestam atenção às consequências sexuais do tratamento, muito menos a essas estratégias pós-tratamento.

Ejaculação imaculada

Como é o orgasmo depois da prostatectomia? Bem, a primeira grande mudança é que é seco. Sem ejaculação. Na prostatectomia radical, que remove a próstata, não existe aparelho ejaculatório para produzir ou excretar o sêmen. Este é Daniel Lewis, escrevendo em seu livro, *Prostate Cancer is Funny*.

> Duas palavras — orgasmo seco. Como assim? Isso mesmo: seco. O fluido seminal é produzido na próstata. Quando a próstata é eliminada, você não ejacula. Nada. Ejaculação imaculada. Você ainda pode ter um orgasmo, graças a Deus! mas nenhum esperma será expelido. Você pode dar uma prostatectomia radical como presente de aniversário de casamento para sua esposa — um colar de pérolas é ótimo, mas minha esposa diz que não há nada como um orgasmo seco. Eu tenho apenas uma amostra, mas 100% das mulheres pesquisadas estão satisfeitas com esse resultado árido.[4]

Ele está certo. Não tenho dúvida de que muitas mulheres ficariam felizes em não precisar dormir no colchão molhado. Mas os homens não têm tanta certeza, mesmo que a maioria ainda seja capaz de chegar ao orgasmo. Em *Saving Your Sex Life*, John Mulhall relata que, em um estudo com mais de duzentos homens que passaram pela prostatectomia radical, um terço ainda relatava completa ausência de orgasmo 12 meses depois. Um quinto não tivera mudança na intensidade do orgasmo, um terço relatava uma diminuição e 5% tinham orgasmos mais intensos do que antes da cirurgia. Mulhall explica que a sensibilidade diminuída ou a ausência de orgasmo deve ser principalmente psicológica, com a resposta sexual masculina afetada pela ansiedade em relação ao câncer, dor pós-operatória e daí em diante. Homens que tomam antidepressivos são particularmente propensos a ter problemas com o orgasmo, porque esses remédios afetam os níveis de serotonina do cérebro e da medula espinhal. Homens que estão enfrentando problemas com orgasmo deveriam visitar um terapeuta, mas vibradores penianos podem ser úteis, sugere Mulhall.[5]

Uma das sensações agradáveis envolvidas no orgasmo é a contração rítmica dos músculos ao redor da uretra, e, o que é interessante, isso ainda acontece mesmo na ausência do esperma. Mas, ainda assim, é diferente, como muitos colaboradores relataram. Diversos deles tiveram dificuldade para chegar ao primeiro orgasmo pós-prostatectomia porque não estavam acostumados a se masturbar sem ter uma ereção. Este é Jay: "Talvez se eu esfregasse meu pênis, ele ficaria ereto, mas como se esfrega um pênis flácido? O único jeito é passar um bom lubrificante, foi o que descobri." Ele ficou contente ao perceber que ainda podia chegar ao clímax, mas para esse homem, e para muitos outros, a sensação não é a mesma:

> Há um acúmulo de tensão nos músculos de seu corpo quando você se aproxima do orgasmo, mas as sensações físicas são diferentes. Não existe mais a onda rítmica, a sensação de ondas de fluido se acumulando em seu pênis e o forte ímpeto que o domina quando o sêmen flui. Aquela sensação de completude, de sucesso quando as ondas do espasmo enfraquecem — também sinto falta disso. A agradável sensação de esfregar meu pênis antes do orgasmo de repente se tornou uma hipersensibilidade intocável. Por mais que eu queira esfregá-lo mais um pouco e prolongar o momento, tocar meu pênis se torna quase doloroso. Então, o orgasmo depois da prostatectomia é diferente, não é tão bom — mas melhor do que nada.

O Viagra fez a diferença para esse homem, produzindo uma ereção que não era firme o bastante para a penetração, mas útil para a autoestimulação:

> De fato, melhorou minha masturbação; meu pênis ficou firme o bastante para que eu pudesse esfregá-lo da ponta à base com a mão levemente fechada, e isso valeu a pena. A melhor coisa foi que, com o Viagra, o pênis não desmorona do nada depois do orgasmo; ele continua relativamente firme, às vezes por meia hora. É um bônus sentir seu pênis bater contra suas coxas outra vez, como nos velhos tempos.

Então, muitos homens fizeram esse tipo de comentário — que era agradável apenas ter uma ereção. "Vou usar uma injeção pela simples alegria de ter uma ereção, mesmo se não tiver como usá-la", observou outro. E ter um orgasmo sozinho é muito melhor do que não ter nenhum, mesmo se os fogos de artifício não forem os mesmos. Houve uma grande variação nos relatos de meus colaboradores sobre a experiência do orgasmo nessas circunstâncias — alguns relataram uma sensação mais intensa do orgasmo, outros reclamaram que era diferente e menos prazerosa sem a experiência da ejaculação. Aqui, um homem relatou uma sensação modificada: "O orgasmo não foi tão intenso, e foi mais concentrado bem abaixo das costelas e pela espinha, e muito intenso no esfíncter anal e na glande. Foi mais como uma sensação de queimação do que a sensação mais suave de antes da operação."

Intimacy with Impotence, de Ralph e Barbara Alterowitz, faz um bom trabalho em descrever muitos dos problemas que os casais enfrentam depois do tratamento de câncer de próstata. Os autores ressaltam que devido ao dano aos nervos...

> ... um homem pode descobrir que "pontos eróticos" anteriores não funcionam mais, e que ele tem novos pontos de sensibilidade que antes nem conhecia ou considerava. Por exemplo, depois da cirurgia, alguns homens têm uma sensação maior de excitação na região anal do que na genital. Essa área era sensível antes do tratamento, mas a sensibilidade na área genital era tão grande que ofuscava a resposta na região anal. Da mesma forma, o orgasmo pode ser sentido em diferentes áreas. Portanto, é preciso explorar e descobrir que áreas são sensíveis e dão prazer, e discutir isso com a parceira.[6]

Para melhor ou pior, mas geralmente para melhor. Essa é a conclusão de Daniel Lewis sobre o orgasmo depois da prostatectomia. Ele se divertiu muito analisando a experiência. "Como separar o orgasmo da ejaculação? Ainda é preciso avisar que vai gozar se não vai sair nada?" Mas no final, ele conclui que, embora sinta falta de fazer uma lambança, "posso dizer por experiência própria que as contrações musculares continuam a ocorrer durante o orgasmo seco, assim como o intenso prazer que as acompanha. Não existe orgasmo ruim".

200 O que os homens querem na cama

E existe o problema do custo. Esses tratamentos são caros. As doses diárias dos remédios normais ou de dosagem baixa que Mulhall recomenda custam cerca de 9 dólares por dia — mais de sessenta dólares por semana. As injeções variam entre dez dólares para o Trimix e mais de 18 dólares para o Caverject. A cirurgia de implante peniano custa cerca de 20 mil dólares.

Muitos de meus colaboradores reclamam que não podem pagar pelo luxo de um tratamento para seus problemas de ereção. Para muitos, uma ereção quimicamente induzida se torna algo especial, disponível apenas quando o orçamento permite. Os custos do projeto de reabilitação peniana de Mulhall podem estar fora do alcance de muitos homens, com exceção dos mais ricos. A maioria dos homens não pode pagar por essa abordagem preventiva, e apenas torce para que seu equipamento sexual esteja em boa forma após o período de recuperação. Depois desse tempo, muitos descobrirão que têm danos permanentes.

Aqui temos essa imensa população de homens sofrendo de DE, às vezes como resultado do processo natural de envelhecimento, mas, em geral, de uma doença — câncer de próstata, diabetes, mal de Parkinson e por aí vai. É uma tragédia que hoje tenhamos os meios para ajudar os homens nessa situação e, mesmo assim, eles saiam perdendo porque não podem arcar com o alto custo das ereções restauradas.

É muito ultrajante não existir um fundo do governo para esses tratamentos. Nem um centavo está sendo gasto em benefícios farmacêuticos para o tratamento de problemas eréteis, mesmo quando são o resultado direto do tratamento do câncer. Isso apresenta um contraste total ao financiamento para as consequências sexuais da cirurgia de câncer de mama. Quando uma mulher passa por uma mastectomia, há muito se concorda que ela tem direito a apoio do governo para os custos da reconstrução mamária. Ela sofreu um golpe enorme em sua feminilidade ao perder o seio — claro que uma cirurgia para restaurar sua confiança sexual é parte necessária da reabilitação.

A reconstrução mamária está disponível gratuitamente no sistema público de saúde australiano. Nos anos de 2007-2008, o gasto do governo com reconstrução mamária foi de mais de 9 milhões de dólares, mas esse valor não inclui o custo dos serviços médicos. Acrescente a isso mais 3,3 milhões para pedidos do programa Medicare relacionadas a cirurgias particulares.

A partir de 2007, o governo federal australiano se comprometeu a gastar 31 milhões de dólares ao longo de cinco anos em próteses mamárias, fornecendo reembolsos de até quatrocentos dólares para cada nova prótese mamária ou substituição. É maravilhoso que esse dinheiro esteja finalmente disponível — as mulheres se esforçaram muito para garantir esse importante auxílio para sua recuperação.

No entanto, a comparação com o câncer de próstata levanta algumas questões desconfortáveis. O câncer de próstata é a forma de câncer *mais* comum. Os números mais recentes (2006) indicam cerca de 12.600 casos de câncer de mama diagnosticados a cada ano, contra 17.444 de câncer de próstata.[7]

Muitos desses homens passarão pelo tratamento para o câncer, o que os deixa impotentes — afetando dramaticamente seu senso de masculinidade, sua habilidade de aproveitar a habitual atividade sexual e seu relacionamento com as parceiras. Perder um pênis funcional é tão devastador quanto perder um seio.

Então, como o governo ignora a situação desses homens? A história é interessante. O Caverject foi subsidiado pelo Pharmaceutical Benefits Scheme (PBS) de 1996 a 2002, quando a Pfizer solicitou que o Viagra fosse listado no PBS para uso de homens com DE em tratamento de câncer de próstata ou outros problemas médicos como diabetes, esclerose múltipla, mal de Parkinson e danos à medula espinhal. Em 2002, o Pharmaceutical Benefits Advisory Committee recomendou que a droga fosse aprovada, pois o Caverject já estava listado — mas advertiu sobre o potencial aumento nos custos. O resultado foi que ambas as drogas foram tiradas da lista. (Veteranos ainda podem obter subsídio através de sua Repatriation PBS para várias drogas para a DE, desde que sua DE seja um problema causado pela guerra.)

O resultado é que a maioria dos homens não recebe apoio do governo para ajudá-los com os custos da recuperação da função sexual depois do tratamento de sua própria forma de câncer, nem para as consequências sexuais de outras doenças. Sim, os órgãos governamentais são forçados a tomar decisões com base nos custos. Mas, com certeza, existem problemas básicos de igualdade nessa questão, e os homens têm toda a razão de se sentir lesados. A ausência de protesto público é compreensível — é preciso um homem muito corajoso para falar dos direitos masculinos a um pênis ereto!

Retornando à história de David e Pam, esse casal enfrentou sua provação do câncer em 1996, antes da época em que a reabilitação peniana chegasse à mídia. A ideia de usar doses baixas de inibidores de PDE5 todas as noites ainda não tinha surgido, mas o médico de David queria que o casal tentasse os diversos tratamentos o quanto antes.

202 O que os homens querem na cama

David teve sorte, pois tinha uma vida sexual ativa com Pam até então, e ela estava interessada em ajudar a manter viva a relação física dos dois. Ela menciona que "deixara a peteca cair" um pouco, como resultado da menopausa, mas eles ainda faziam sexo com regularidade. "Acho que fazíamos amor em uma média de três vezes por semana, o que eu achava bastante frequente. Ao ouvir a experiência das outras pessoas, certamente pareceu que estávamos acima da média", escreveu Pam, explicando que eles ansiavam por esse período, pós-menopausa e com os filhos já fora de casa, para ter oportunidades de atividade sexual tranquila. Pouco sabiam das dificuldades que estavam à frente.

Seu médico receitou a David inibidores de PDE5. "Nenhum dos medicamentos orais funcionou para mim. Eu acabava com uma dor nas costas ou na virilha e me sentindo meio mal", diz David, que, com Pam, hoje comanda um grande grupo de apoio aos pacientes de câncer de próstata e vê que a maioria dos homens que passou por uma prostatectomia relata que as pílulas têm pouco ou nenhum efeito.

Em seguida, tentaram a terapia injetável — que teve seus momentos divertidos quando eles corriam para casa para aproveitar a grande ereção de David. Na época, estavam fazendo uma reforma, e havia pintores pela casa toda. Pam descreveu o que aconteceu:

> Com algumas desculpas esfarrapadas, fomos para o quarto e colocamos "aquilo" em uso. Veja bem, poderíamos ter usado por quase quatro horas, porque foi esse o tempo que durou a ereção, mas David estava, àquela altura, com dor e tentando chuveiradas frias e banhos quentes de banheira para reduzir a ereção. Não sabíamos que usar Sudafed poderia ter diminuído a ereção. Com o tempo, aprendemos a reduzir a quantidade de medicação requerida, mas as ereções duravam o mesmo tempo, e ele ainda sentia dor. Além do mais, usar a injeção sempre significava que com a ereção duradoura sempre fazíamos sexo à noite para que a ereção e a dor desaparecessem enquanto ele dormia. Nós persistimos com as injeções durante um ano, mas acabamos desistindo.

Então, eles seguiram em frente — dessa vez com um aparelho a vácuo. Versões dessa ideia existem há mais de um século, e muitos homens acham que elas funcionam bem — cerca de 75% dos homens conseguem uma ereção

O Houdini do rolo de papel higiênico   203

firme o bastante para a penetração. Esses aparelhos (também chamados "bombas" a vácuo ou aparelhos de "contração" ou "aumento") são um cilindro hermético, uma bomba e um anel. O cilindro é colocado sobre o pênis flácido e lubrificado. Então uma bomba de mão ou movida a bateria é usada para expulsar o ar do cilindro, criando um vácuo, o que puxa o sangue para o pênis. Quando o pênis fica ereto, um anel de borracha é preso em sua base para manter o sangue no órgão. Quando a relação sexual termina, o anel é retirado, e o pênis amolece. O anel deve ser removido em trinta minutos, ou o pênis pode sofrer danos.

Versões mais baratas dos aparelhos a vácuo estão disponíveis em sex shops, mas recomenda-se cautela. Aparelhos de boa qualidade têm mecanismos de travas de segurança para que o pênis não fique sujeito a pressão excessiva — o que pode causar dano permanente aos tecidos eréteis.

Para esse casal, a bomba a vácuo foi um verdadeiro progresso. Pam explicou:

Usamos um aparelho a vácuo por quase oito anos. Deve ser a maneira mais mecânica de conseguir uma ereção, mas o aparelho fazia um ótimo trabalho, e David tinha uma ótima ereção. Achávamos melhor praticar a colocação dos anéis de compressão em frente a um espelho de corpo inteiro. Acho que a aplicação desses anéis parece meio assustadora para alguns homens, mas quando se pega o jeito, funciona bem. Tivemos apenas uma ou duas experiências de pelos pubianos agarrados aos anéis, então, devemos ter tido sorte. E nessas ocasiões, usar uma tesourinha para cortar os pelos agarrados normalmente me deixava às gargalhadas... é tão fácil escorregar, não?

O aparelho é caro (cerca de setecentos dólares), disse Pam. "Mas, na Austrália, se você tem plano de saúde, parte do custo pode ser ressarcida como um aparelho protético." O casal, que viaja regularmente, teve alguns momentos divertidos em aeroportos: "Já demos algumas risadas durante viagens, quando funcionários da alfândega perguntavam sobre a forma delineada em nossa bagagem. Eles ficavam com o rosto vermelho quando explicávamos o que era."

Mas a ereção a vácuo tem uma diferença — é fria. Grande parte do sangue que entra no pênis com um aparelho a vácuo vem das veias penianas, e não das artérias, e isso significa que carrega níveis muito baixos de oxigênio. Então, em vez da coloração rosada, o pênis tem uma aparência azul ou cinzenta, e fica alguns graus mais frio que o restante do corpo. "No começo achei um pouco estranho, mas a fricção e o movimento dentro da vagina logo o deixam aquecido", disse Pam.

O pênis não fica apenas um pouco mais frio — muitos de meus colaboradores ressaltam que pode ficar maior e mais grosso que o normal. "A ereção tem alguns aspectos agradáveis para os homens. É muito grossa e grande", escreveu Toby (68 anos), que achava, entretanto, que o anel era muito desconfortável, e não gostou do fato de apenas a parte exposta do pênis aumentar, o que cria uma ereção "dobrável", pois a base sustentadora do pênis, que fica embutida, continua flácida. Outro colaborador fez a mesma reclamação:

> Esse método tende a deixar o pênis mole e inchado, com dimensões enormes, com muito pouco suporte, de forma que ele fica pendurado como uma linguiça muito grossa, apontando para seus pés. A menos que você esteja deitado em cima de sua parceira, ele não vai estar virado para o lado certo, e mesmo desse jeito é como tentar enfiar um marshmallow em um cofre.

Hmm. Marshmallows outra vez. Mal sabia eu que essas guloseimas saborosas e macias representam o máximo em fracasso flácido. O problema do que é chamado pênis "pendular" é bem conhecido e apresenta alguns riscos — os médicos alertam que o sexo vigoroso pode causar danos por causa da falta de suporte.

Toby acabou desistindo do aparelho a vácuo porque achava a coisa toda difícil demais. "As várias peças do equipamento, o tempo gasto, a prática e o ajuste preciso tornavam essa uma solução complexa." Ele preferia muito mais as injeções, que, segundo ele, funcionavam mais rápido e produziam uma ereção robusta e não dolorosa — tendiam, entretanto, a durar tempo demais, o que para ele, às vezes, era um incômodo.

Toby está incluído em um pequeno grupo de homens cujo uso de terapia injetável desmascarou o fato de que ele tinha uma determinada curvatura no pênis. Isso se deve à doença de Peyronie — que, na verdade, é mais um problema que uma doença. A doença de Peyronie chegou às manchetes há alguns anos, quando Paula Jones apresentou um processo de má conduta sexual contra o presidente Clinton, alegando que seu pênis tinha uma curvatura característica — o que acabou se tornando conhecido, espirituosamente, como a "Curva Clinton".

Cerca de 3% da população masculina têm esse problema, e é mais comum em homens que passaram por uma prostatectomia radical. John Mulhall relata que 15% dos homens em seu Sloan Kettering Cancer Center têm a doença de Peyronie.[8] O que acontece é que alguns homens geneticamente suscetíveis acabam formando uma cicatriz quando pequenos traumas repetitivos no pênis por meses ou anos causam pequenas fissuras no revestimento da câmara erétil (a túnica). Quando o pênis se estica, essas cicatrizes, chamadas "placas", levam o pênis a dobrar-se naquela direção. É preciso uma boa ereção para perceber a curvatura, e é por isso que é mais comum homens que usam as injeções descobrirem que têm a doença de Peyronie, explica Mulhall, ressaltando que não existem evidências de que as injeções causem o problema. No caso de Toby, isso não foi nada demais. "Não é bonito, mas o órgão funciona bem, apesar da distorção, e a sensação é excelente", relatou ele.

Ainda assim, a doença de Peyronie pode ser dolorosa e causar problemas eréteis e na relação sexual. Além disso, o pênis costuma ficar mais curto, o que é outro golpe para muitos dos pacientes. Para cerca de metade dos homens, o problema piora nos 12 meses seguintes à primeira ocorrência, em 40%, continua igual, mas, em 10%, desaparece. A dor, que normalmente é leve, some no primeiro ano. O tratamento não é fácil — todos os tipos de drogas foram tentados. A clínica de Mulhall utiliza injeções na placa — o que corta pela metade a chance de piora na curvatura e duplica a chance de melhora. A cirurgia, às vezes, é usada por homens que têm dificuldade na penetração, mas alguns procedimentos causam mais encurtamento. Com frequência, a cirurgia de implante peniano é a melhor solução para casos graves e dolorosos.

Em meio ao magnífico cortejo de tratamentos para problemas de ereção, existe uma última solução. Tenho certeza de que todos já ouviram falar do milagre do pênis inflável. A cirurgia de implante existe há muito tempo, desde os anos 1950, mas os primeiros implantes, ou próteses, eram simples hastes plásticas que causavam uma ereção permanente — uma aparência nada agradável. Porém, nos anos 1970, entraram em cena os modelos infláveis, considerados muito mais populares. Eles criam uma ereção 100% rígida, que demora de cinco a 15 segundos para se formar. Mas existem aspectos negativos. Os implantes são muito caros: cerca de 20 mil dólares, incluindo a cirurgia. São até três semanas de dor, inchaço e hematomas após a cirurgia, mais um risco de complicações como infecção e falha mecânica, embora avanços tecnológicos tenham diminuído os potenciais problemas.

206 O que os homens querem na cama

O sistema funciona usando um mecanismo hidráulico simples. Os cilindros infláveis são inseridos na haste do pênis, dentro dos corpos eréteis. Eles são conectados a uma bomba, que fica no escroto, entre os testículos. Ao apertar a parte de cima da bomba, uma solução salina é expulsa de um reservatório implantado no abdômen para dentro dos cilindros. Então, quando chega a hora, uma válvula de liberação permite que o fluido saia do pênis e retorne ao reservatório. Funciona bem, mas como é uma opção permanente, invasiva e cara, deve sempre ser considerada a última quando se fala de tratamentos eréteis. John Mulhall critica urologistas que persuadem homens a fazer a cirurgia de implante nos primeiros seis meses após a prostatectomia, antes de saber se têm chances de recuperar as ereções naturais.

David e Pam não eram novatos. Há quatro anos, eles enfim tomaram a decisão de fazer um implante, porque nessa época David se sentia pronto para enfrentar outra operação, e eles estavam cansados de lidar com os problemas de viajar com o aparelho a vácuo.

Pam relatou que a primeira experiência do casal com a prótese peniana foi um pouco insegura. Testar o aparelho no consultório do urologista durante as quatro semanas de recuperação foi muito doloroso, mas aos poucos a sensibilidade se reduziu e eles foram mandados para casa para experimentar.

Seguimos nosso habitual procedimento de fazer amor com massagem, carícias e manipulação de meu clitóris para nos estimular. Quando percebemos que estávamos prontos para a penetração, de um jeito inseguro David "encontrou o botão certo", e a solução salina foi bombeada para dentro dos tubos penianos. Foi a primeira vez que ouvi o barulho, e tive de rir, porque o gorgolejar é mesmo muito alto no silêncio de um quarto. Até hoje eu solto uma risadinha quando o pênis dele está sendo bombeado. Eu diria que a plenitude do pênis, provavelmente, não é tão grande quanto era quando usávamos o aparelho a vácuo, mas é mais normal, e a cabeça fica mais macia — é um prazer enfim ter um "companheiro" quente!

Quente, mas um pouco menor. David ressaltou que perdeu cerca de 2,5 centímetros, "algo que achei difícil tolerar", disse ele, reclamando que os médicos raramente explicam por completo os riscos de isso acontecer. "A circunferência também deve estar um pouco menor, e a glande, certamente, não é tão cheia", acrescenta ele, enquanto ressalta que o orgasmo é igual ao que era antes do câncer de próstata.

Quatro anos depois, a bomba vai bem. "Conforme fomos ficando mais relaxados em nossa atividade sexual com o implante peniano, as experiências se tornaram mais vigorosas", relatou Pam, acrescentando que David demora mais para ficar totalmente excitado porque tem uma ereção "falsa". O casal descobriu que o ângulo da penetração é mais importante agora, e os dois usam posições que permitem que a gravidade facilite as coisas, como David de pé ao lado da cama e a pélvis de Pam elevada com um travesseiro. Algumas posições não funcionam tão bem: "Ainda que eu goste da posição tesoura, David tem problemas, porque seu aparato interno não 'assenta' tão bem em ângulo."

David é um homem feliz. "Pam e eu temos o melhor de dois mundos: orgasmo e prazer pelo tempo que quisermos, e sem a bagunça! Acho que preciso dizer que parte do romance desapareceu de nossa atividade sexual, mas aprendemos a viver com isso", escreveu ele, explicando que é uma piada interna entre eles Pam dizer: "Ei, está na hora da bomba", quando as preliminares chegam a certo ponto. Esse incrível casal agora desempenha um papel vital ajudando outros casais ao dirigir seu grupo de apoio e trabalhar com a equipe do Prostate Cancer Rehabilitation Centre. David informa a outros homens que devem estar preparados para experimentar e ver o que funciona para eles. "Você têm de tirar proveito de tudo o que está disponível. Depois de quase 42 anos de casamento, percebemos que a vida é uma aventura e precisamos aproveitá-la ao máximo."

David é um dos sortudos. Ele tem uma esposa que o apoia, interessada em manter a vida sexual do casal e disposta a experimentar todas as soluções que aparecerem. A experiência da maioria dos homens mais velhos é muito diferente. Recentemente, eu conversava com um urologista que mencionou um casal que acompanhara após a cirurgia de câncer de próstata do marido. Ao tentar explicar as opções disponíveis para o tratamento de DE para o casal, o médico era distraído pela esposa do paciente, que fazia freneticamente um sinal de "Cale essa boca!" ao fundo. Homens que têm esposas ávidas por ajudar são raros se comparados aos muitos que me escrevem e cujas parceiras claramente respiraram aliviadas diante da perspectiva de que o tratamento para o câncer tenha posto um fim naquelas desagradáveis ereções.

Minha pesquisa sugere que mulheres sexualmente desinteressadas são *o* principal empecilho ao tratamento pós-câncer bem-sucedido para disfunção erétil. A grande maioria dos homens que faz tratamento para o câncer de próstata tem esposas que já fecharam a loja ou que concordam em fazer sexo

208 O que os homens querem na cama

com muita relutância. "Minha mulher sabe de minha experiência, pois o medicamento injetável está guardado na geladeira, mas disse que não está interessada em participar. Ela acha que eu não deveria mais ter necessidades sexuais ou simplesmente ignorá-las", escreveu um sobrevivente do câncer de próstata, de 71 anos.

Jack (56 anos) está no mesmo barco, mas passou os últimos 15 anos em um casamento sem sexo. Sua esposa deixou as relações sexuais de lado oito anos antes de o marido ser diagnosticado com câncer de próstata. "Minha esposa desistiu do sexo em 1994, então, eu usava a autoestimulação e seguia com a vida. Ela atribuía sua falta de interesse à menopausa precoce, e relutava em fazer terapia de reposição hormonal por causa de preocupações com câncer de mama" — essa foi a gentil descrição do que deve ter sido um golpe trágico para esse homem sexualmente entusiasmado, que na época tinha apenas 41 anos.

Ele escreveu calmamente sobre as escolhas que enfrentou naquela época: "Então, o que os homens fazem quando as esposas param de fazer sexo? Acho que existem várias opções. Masturbar-se, arranjar uma amante, visitar uma prostituta, olhar pornografia, tornar-se celibatário? Por quatro anos apenas me masturbei, e disse a mim mesmo que era isso o que homens em minha situação faziam."

Então veio uma surpresa. Ele encontrou uma amante:

Não é bem que eu tenha arranjado uma amante. Talvez tenha sido mais o contrário, mas, para minha surpresa, aconteceu. Encontrei uma amiga que era apaixonada por mim e por quem eu tinha grande afeição. Algo assustador para um homem simples que nunca foi sexualmente gregário e que tinha um senso enraizadíssimo de moralidade sobre casamento e responsabilidades de marido. Tínhamos nos conhecido meses antes em uma viagem de trabalho, e mais tarde ela me contou que se apaixonara por mim. Não conseguia resistir a meu "cheiro" — que cheiro? Eu resisti, mas nos beijamos, e permiti que minhas mãos vagueassem um pouco no longo voo noturno da volta. Mas fui firme — nada de sexo.

Mas, então, houve outra reunião, e dessa vez ele não conseguiu se conter.

Eu disse a mim mesmo que não estava traindo minha mulher, pois ela não estava fazendo sexo comigo — não era um argumento no qual eu esperava que acreditassem, mas a vida é curta, e esperar algum milagre é um desperdício de boas experiências.

Assim começou um excitante relacionamento de cinco anos. Sua amante estava em um casamento similarmente celibatário, mas eles moravam em lugares distantes um do outro, então só se viam em "raros eventos intermitentes", até que ele foi diagnosticado com câncer em 2001.

As consequências da cirurgia do câncer deixaram Jack totalmente devastado. O câncer se espalhara, de forma que sua cirurgia foi muito mais extensa do que se esperava. "A impotência resultante foi profunda", diz ele, escrevendo de forma emotiva sobre o que as mudanças em seu pênis significaram para ele:

1. Meu pau tinha sido um amigo que não apenas oferecia alívio da tensão sexual como também reagia a meu humor e meus sentimentos sexuais. Isso *acabou*. 2. Eu não era mais um homem competente e completo. Mesmo se eu quisesse foder por aí, isso estaria fora de questão. Que mulher estaria interessada? 3. Esse problema ameaçou minha habilidade de transar com minha amiga e amante. Eu a estava decepcionando. 4. A única coisa que meu pau me dizia agora era que ele era pequeno e insignificante. Ele se escondia em meu corpo, o que era desconfortável, e vazava ocasionalmente quando eu estava distraído. Infelizmente, ele me dizia isso todos os dias.[9]

Essa quarta reclamação é um dos problemas que raramente são explicados aos homens — a possibilidade de que eles acabem ficando menores. Eis Jack:

Examinando a literatura, realmente é mencionado um leve encurtamento do pênis como um possível efeito colateral. Lógico, há tanto no que pensar que acho que negligenciei esse probleminha potencial e como poderia ser ruim. Mas logo ficou claro que não era um problema pequeno — bem, o pau estava pequeno, mas o problema era imenso. Meu pênis mole estava visivelmente menor e frequentemente contraído para dentro do corpo, puxando com ele o prepúcio e os pelos púbicos. Isso ainda acontece uma ou duas vezes ao dia, e requer manipulação cuidadosa para retirá-lo. Mencionei isso ao clínico-geral, e ele simplesmente perguntou: "O que você espera que eu faça em relação a isso?" Assim, agora vivo com um micropau, e quando estou sentado no vaso sanitário, normalmente me esqueço até que urina quente esteja descendo por

210 O que os homens querem na cama

meu escroto. Veja bem, sou lembrado de minha impotência todas as vezes que vou ao banheiro.

É muito raro que homens nessas circunstâncias mantenham o senso de humor sobre o que está acontecendo. Mas uma exceção é Stephan Wilkinson, que escreveu sobre esses problemas no livro *Over the Hill and Between the Sheets: Sex, Love and Lust in Middle Age*, de Gail Belsky. Wilkinson começa o capítulo "Mechanical Failure" ressaltando que seu pênis pós-prostatectomia é uma sombra de seu antigo eu: "Um pau de filhote espiando timidamente para fora de um arbusto emaranhado." Ele faz uma descrição muito clara do problema do encolhimento do pênis: "Uma coisa que eles não se dão ao trabalho de contar antes da cirurgia de próstata é que, mesmo que você ainda consiga ter ereções, uma prostatectomia encurtará seu pau. Não, eles não cortam fora a cabeça, mas o efeito é o mesmo."[10] Mas Stephan erra ao relatar que a razão para isso é que a glândula prostática circunda a uretra e, portanto, retirar a próstata é como cortar o pedaço vazante de uma velha mangueira de jardim. "Também estão sendo eliminandos três ou quatro centímetros de uretra, o que significa que, quando as duas pontas são reatadas, a parte externa do pênis é puxada para mais perto do corpo, ficando mais curta."[11] Não é verdade, diz John Mulhall, ressaltando que muitos pacientes ouvem essa explicação de seus médicos. Remover a próstata não causa nenhum encurtamento peniano. Ele explica que quando os homens relatam encurtamento nos primeiros três meses após a cirurgia, o que realmente acontece é um "crescimento competitivo". Os nervos eréteis contêm tanto fibras nervosas de contração quanto de relaxamento, e quando esses nervos são danificados, mesmo que temporariamente, "os nervos de contração levam vantagem, o que significa que tomam as áreas que são atendidas pelos nervos de relaxamento".[12]

Mulhall cita o episódio de *Seinfeld* no qual George sai de uma piscina e é visto nu por uma mulher que fica impressionada com o "encolhimento". O que acontece ali é que o pênis está sob o controle da adrenalina. Isso significa que, sob condições muito frias ou quando o homem está ansioso ou na existência de crescimento competitivo, ocorre a hipercontração do pênis.

Parece que o pênis está sendo sugado para dentro do corpo, mas quando é puxado com delicadeza, ele se estica perfeitamente, demonstrando que não existe dano erétil permanente. Conforme os nervos se recuperam do trauma cirúrgico, o crescimento competitivo melhora, e o pênis praticamente volta ao normal.

Porém, Mulhall explica que também existe uma mudança mais alarmante no tamanho do pênis que ocorre mais tarde, mais de seis meses após a cirurgia. Nesse caso, a mudança se deve ao dano no tecido erétil que acompanha o dano ao nervo, além da ausência de ereções. "Uma vez que um homem tenha dano estrutural permanente a seu tecido erétil, acreditamos que isso é permanente e não pode ser corrigido", observa Mulhall.[13] Pesquisas sugerem que cerca de 70% dos homens têm diminuição do tamanho do pênis, em média uma perda de um centímetro. Mulhall argumenta que a reabilitação peniana pode desempenhar um papel de proteção do tecido, embora ainda não haja evidências claras.

No caso de Jack, o dano logo ficou aparente, mas, quase uma década depois, nada mudou. Imediatamente após a cirurgia, ele teve de lidar com um pênis que era pequeno e frequentemente incômodo, desconfortável e mole. A autoestimulação resultou apenas em uma minúscula reação:

> Com cerca de seis semanas, achei que gostaria de tentar me masturbar no chuveiro. Havia pouca ou nenhuma evidência de uma ereção nessa época, ainda que tivesse tido sonhos eróticos que produziram um pouco de rigidez, que desaparecia quando eu acordava. De qualquer forma, a masturbação produziu um leve inchaço depois do orgasmo fraco, e como haviam falado que poderia levar quatro anos para recuperar a função, eu ainda estava esperançoso. Mas, nove anos depois, isso foi o melhor que consegui.

Demorou algum tempo antes que ele tivesse a chance de estar com a amante. O primeiro encontro foi um desastre.

> Demorou uns quatro meses até eu conseguir encontrar minha amiga. A tentativa sexual foi um fracasso completo (mesmo com Viagra), com ambos totalmente frustrados. Ela se esforçou muito para me levar ao orgasmo, mas não teve sucesso, apesar de minhas pétalas de rosa vermelha na cama e muitas preliminares. Eu simplesmente não conseguia fazê-lo levantar, ou penetrá-la, ou mesmo gozar, ainda que tivesse tentado sozinho e mesmo com sabão e todos os lubrificantes em que pudemos pensar. Foi um resultado imensamente deprimente. Ela acusou os "desgraçados" de me mutilar, e ambos acabamos em lágrimas, abraçados, para nos reconfortar e tranquilizar. Algo tinha de ser feito!

212   O que os homens querem na cama

Em seguida, ele experimentou o Caverject:

> Apesar de interromper as preliminares para aplicar a injeção em mim, funcionou, embora eu deva admitir que meu orgasmo seco não foi tão espetacular, e o orgasmo dela quase me matou, porque a pressão adicional na ereção induzida quimicamente demonstrou ser extremamente dolorida. Precisei me afastar logo, e meu pênis precisou de mais ou menos uma hora de relaxamento tranquilo, o que foi delicioso, e outra de apoio cuidadoso antes que o velho pau voltasse a ter um tamanho e uma sensibilidade suportáveis.

Apesar desse sucesso, ter de lidar diariamente com seu micropênis vazante o desesperava.

> Embora eu conseguisse racionalizar, meu subconsciente simplesmente não se convencia. Eu estava cansado, destruído, inútil, em pânico. Tudo o que eu queria era uma boa foda, e, depois, a admiração da mulher. Sem isso, eu mal conseguia aguentar os dias. Talvez nunca tenha sido muito estável emocionalmente, mas aquilo começou a me abalar. Minha gama incluía serenas lágrimas uivantes.

Ele descreveu o acesso de depressão, a ansiedade generalizada e os ataques de pânico. Evidentemente, a questão sexual não era a única preocupação. Ele também vinha lidando com diversas crises, incluindo o cuidado com os pais idosos, sua fazenda pouco lucrativa e o colapso da indústria que fora o trabalho de sua vida, além de seus problemas de relacionamento, ou seja, "o afastamento das experiências sexuais e íntimas com minha mulher e a culpa pelo caso com minha carinhosa amiga".

Nesse período, sua amante entrou na menopausa e também acabou perdendo o interesse no relacionamento sexual.[14]

> No final, concordamos em desistir de tentar fazer sexo. Ainda somos bons amigos, como prometemos um ao outro no começo. Nossos cônjuges não sabem do caso, espero. Era nosso segredinho, nosso pequeno esforço para vencer a frustração sexual. Eu a quero muito bem.

Jack sente-se zangado com o fracasso de seus médicos em reconhecer o impacto das mudanças sexuais:

Os médicos parecem pensar que, mesmo que você esteja impotente, "bem, pelo menos está vivo", mas isso foi e é um enorme problema para mim. Ainda sinto desejo, mas não tenho alívio. Mesmo agora, nove anos depois, não consigo me conformar com a função amputada. Não consigo expressar isso para pessoas que, não é de surpreender, não querem saber ou acham que eu deveria superar.

Jack procurou aconselhamento, o que não ajudou muito. Ele se dá muito bem com a esposa, mas ainda anseia por um pouco de intimidade.

Agora, aos 60, e depois de 15 anos sem sexo, ela nem sequer se veste ou se despe na minha frente. Às vezes, permite que eu a abrace por trás ou mesmo que baixe sua calcinha para ter um pouco de contato com sua pele, mas não me deixa acariciar seus seios ou tocar mais que a parte de cima dos pelos pubianos. É uma grande decepção para mim, e eu gostaria que ela me deixasse abraçá-la nua. De fato, gostaria que ela simplesmente me permitisse abraçá-la de frente, vestida. Eu gostaria que ela se deitasse em meu ombro com meu braço em suas costas. Ela se pergunta por que sou disperso e bebo um pouco além da conta — é apenas solidão. Por que temos de envelhecer?

Ler a triste história de Jack é o bastante para que muitos homens jovens se preocupem com os problemas da velhice. Mesmo assim, ele deu azar em vários sentidos. Muitos homens passam pelo tratamento de câncer de próstata e recuperam uma boa função sexual, com ou sem os extraordinários tratamentos que hoje estão disponíveis. E alguns casais acham que o processo de lidar com essa crise os aproxima, ajudando-os a conseguir maior intimidade. Charles e Anna são o exemplo perfeito disso. Desde o momento em que o urologista começou a falar sobre os prováveis efeitos do câncer, os dois começaram a debater as implicações para sua vida conjugal. "Aquilo fortaleceu e aprofundou nosso relacionamento, e pareceu nos levar a uma gratidão maior pelo apoio e pelo amor um do outro."

Após se recuperar da cirurgia, Charles experimentou vários tratamentos, mas foi desencorajado pelos efeitos colaterais. Enfim, o casal decidiu que a relação sexual não era tão importante para eles:

Ainda que tivéssemos transado regularmente por quarenta anos, ficou óbvio para nós dois que o pênis não era o principal em nossa atividade sexual. Agora, nos últimos quatro anos, temos desfrutado outras formas de fazer amor e aproveitado essa intimidade física com intensidade renovada. O desejo parece aumentar como resultado da maior aceitação dos desejos e das necessidades um do outro, um aumento no respeito e no amor, uma sensibilidade maior no toque, no ritmo, na variedade e extensão das brincadeiras sexuais. Sinto falta da ereção e das sensações internas que vêm com ela, sinto falta da ejaculação, mas a experiência do orgasmo é igual à que era antes da operação. Entretanto, a atividade sexual que desenvolvemos e a maior intensidade de sentimento torna a falta de ereção insignificante. Além disso, ainda me sinto como um homem, e um homem atraente para minha esposa e para outras mulheres.

No final do ano passado, Charles me escreveu para contar que eles tinham ido a um resort para seu aniversário de 44 anos de casamento, "talvez o melhor que já tivemos". Voltando para casa no carro, eles ouviram Roberta Flack cantando *Making Love*. A frase recorrente da música — *"There's more to love (I know) than making love"* [*"Há mais no amor (eu sei) que fazer amor"*, em tradução livre] — resumia tudo, disse ele, descrevendo apaixonadamente a comunicação aberta entre os dois, a aceitação um do outro como indivíduos e seu relacionamento forte e de mútuo apoio. Sua atividade sexual — boa como é — é apenas a cereja do bolo.

10
O bode velho está de volta à ativa
A reação ao pênis rejuvenescido

Dez anos de vida conjugal sem sexo. Já é ruim o bastante. Mas quão decepcionante deve ser ter perdido todo esse amor por causa de um mal-entendido, só porque é constrangedor demais falar sobre sexo. A história de Alex foi uma das mais extraordinárias a emergir deste projeto de diários, pois demonstrou como é fácil um relacionamento ser destruído pelo desconforto em relação ao sexo. Mas também revelou o poder dos diários em desenredar as teias emaranhadas que criavam tensão e mantinham afastados casais amorosos.

Após mais de uma década desejando fazer amor com Amelia, sua esposa, Alex (65 anos) não era um homem feliz quando começou a escrever diários para mim, em março de 2009. Amelia não tinha interesse em participar do projeto, mas não fez objeção à participação dele. Alex começou detalhando as dificuldades de seu primeiro casamento com uma mulher muito lasciva, que terminou quando ele descobriu que ela estava transando com... bem, ao que parece, com todo mundo — colegas de trabalho, um vizinho, membros da associação de veteranos local. "Ela fazia sexo no trabalho, ia para casa almoçar e fazia sexo com outra pessoa. Eu era o terceiro, quarto ou quinto da lista nesses dias em que era pressionado a transar com ela."

Depois do divórcio, Alex passou por diversos relacionamentos antes de se estabelecer com Amelia. A vida sexual dos dois começou bem — "Amelia gostava de tudo que eu fazia com ela", escreveu ele, gabando-se dos orgasmos fáceis da mulher. Mas ela também tinha seus talentos: "Minha esposa fazia coisas maravilhosas com as mãos", disse Alex, insinuando que talvez tivesse adquirido essa habilidade por ter crescido em uma fazenda leiteira. Ainda assim, para ela, sexo era apenas ação, e nada de conversa: "Ela não debatia absolutamente nada de sexo. Sua atitude era: 'Você faz, e se eu não gostar, eu falo.'"

Foi a ruína deles. Depois de alguns anos de casados, Alex enfrentou graves problemas de saúde, começando por um aneurisma na aorta que levou a uma série de operações, culminando na inserção de um marca-passo. Ele foi avisado de que a operação podia afetar sua função sexual e, claro, por três anos seu pênis não deu sinal de vida. Mas aí Alex começou a ter ereções matutinas. "Contei a ela, que basicamente disse que não estava interessada em sexo. Disse que se acostumara a ficar sem transar e que não precisava disso."

A seca conjugal continuou. Alex explicou que não havia sexo "real", mas muito ocasionalmente Amelia deixava que ele se esfregasse nela. "Ainda fazemos uma 'espécie de sexo'. Não há penetração, mas me esfrego por trás e depois imagino que é anal, o que me faz gozar rápido."

Mas aos poucos, quando Alex começou a escrever para mim, as coisas começaram a mudar. Amelia leu o material que eu lhes mandava e começou a se abrir mais. Alex se esforçou muito para agradá-la. "Também tentei fazer coisas para ela, não apenas sexo, mas as coisas que as mulheres parecem querer."

E os diários dele demonstravam que a vida sexual ia bem:

Sexta-feira, 10 de março de 2009 — Diário de Alex

Minha esposa está mal, com um resfriado sério, e tive de evitar alguns carinhos matinais na cama com ela. Há dois dias, eu me aninhei a ela e fiquei bastante excitado. Comecei a me esfregar nas suas costas, e Amelia sentiu que eu estava ficando duro; então disse que, enquanto ela não tivesse vontade, eu devia ficar ali, esfregando-me nela, e gozar. Uau! É uma mudança enorme, e estamos nos dando muito melhor. Agora, quando ela vai para a cama à noite e eu não posso beijá-la na boca por causa do frio, Amelia vira o traseiro para mim e sugere que eu ao menos dê um tapinha.

Na semana seguinte, ele teve até a chance de usar sua receita de Viagra dada por seus médicos anos antes. Amelia concordou em assistir a um filme sexy com ele, e uma coisa levou à outra:

Domingo, 19 de março de 2009 — Diário de Alex

Recentemente, comprei vários vídeos de "ajuda", sobre os quais contei a Amelia. Há algum tempo, ela teria achado uma idiotice, mas agora parece aceitá-los, e até assistiu a um comigo na noite de sexta-feira, pouco antes de irmos para a cama. Ele durava cerca de uma hora, então, era a chance perfeita para experimentar o Viagra. Enquanto via o filme, ela comentou que tinha feito a maioria daquelas coisas (com seu ex-marido), mas que agora estava velha e acabada

O bode velho está de volta à ativa **217**

demais para o atletismo de muito daquilo. Mas também conversamos e debatemos sobre várias ideias e experimentamos algumas na cama mais tarde.

Ela me mostrou o que gostava e até pediu que eu fizesse sexo oral. Também explicou por que não faz sexo oral, pois tem ânsia de vômito só de pensar. Até isso é uma melhora, pois antes era um tópico proibido. Para ser honesto, mostrei que eu podia usar um anel peniano, e ela perguntou como funcionava. Quando viu o efeito, comentou que de fato me deixava mais firme e ereto. Depois de usar bastante lubrificante nela e fazer sexo oral por algum tempo, eu a puxei para a beirada da cama e fiquei entre as suas pernas, tentando esfregar nela. Na verdade, ela tomou o controle e começou a esfregar minha ereção firmemente para cima e para baixo em sua vagina e em seu clitóris. Foi tão excitante que me fez chegar ao orgasmo antes do que eu queria. Isso, por si só, é uma grande mudança para Amelia; em seguida, ela continuou a usar um de seus vibradores até gozar.

Sem dúvida, ela está começando a falar mais e fazer uma eventual experiência, algo que nunca pensei que fosse acontecer. Ela se safa às vezes declarando que ficou sem transar por dez anos, então não vai voltar tudo de uma vez, mas até isso é uma mudança. Sexo uma vez por semana é muito melhor do que o que acontecia, e uma eventual oferta a mais também é apreciada.

As coisas pareciam boas, mas, em maio, Alex enviou um e-mail perplexo relatando uma conversa extraordinária. Eles haviam tido uma briga que levara a uma discussão amarga sobre sexo, na qual Amelia disse que tinha uma razão para ter recusado sexo na década anterior. Ela presumira que Alex não estava lhe contando a verdade naqueles anos após a cirurgia, quando ele não conseguia ter uma ereção. Amelia achava que o equipamento dele voltara a funcionar e que o marido vinha tendo casos, e que era por isso que não precisava se aproximar dela.

Levei um susto, sobretudo porque não é verdade. Expliquei que depois das operações e de ouvir dos médicos que talvez eu nunca mais funcionasse, foi exatamente o que aconteceu. Não tive uma ereção por muitos anos, e não cheguei perto de minha esposa naquela época. Agora me arrependo de ter agido assim, e pedi muitas desculpas a ela, mas não posso mudar o passado, não importa quão grande tenha sido o erro. Quanto mais eu negava essa alegação, mais certeza Amelia tinha de que eu tivera vários casos — eu só podia estar

218 O que os homens querem na cama

transando fora de casa. Lembro-me da manhã em que acordei, três anos depois do fim das operações, com o começo de uma ereção. Lembro-me vividamente de ir até ela para contar que as coisas estavam voltando a funcionar. Porém, Amelia estava convencida de que eu vinha fazendo sexo fora esse tempo todo. Que absurdo! Passei a noite agitado na cama e mal dormi, então, de manhã, fui me aninhar a ela e lhe disse como me sentia, com lágrimas nos olhos. Nunca fui infiel, isso não vai acontecer jamais.

Não é estranho? Eis um homem que estava fisicamente incapaz de ter ereções, e sua esposa não conseguia acreditar que isso havia acontecido com ele, presumindo que estava sendo infiel porque nunca chegava perto dela. Agora lhe diz que ele deveria ter considerado a sexualidade dela, mesmo que não conseguisse ter uma ereção, mas Alex acreditou em sua palavra quando, logo depois da operação, Amelia disse que estava feliz em viver sem sexo. Então, quando ele recuperou suas ereções, ela estava tão irritada com ele que o puniu repelindo-o.

Naturalmente, Alex estava arrancando os cabelos por causa de todos esses anos perdidos: "Todo esse aborrecimento por causa de falta de comunicação. Espero que esse seja o fim, e que possamos seguir em frente. Quanto tempo desperdiçado, quantas oportunidades perdidas..."

Essa revelação os aproximou, e os diários de Alex mostraram que agora eles vinham explorando todo tipo de extravagâncias sexuais. Ainda assim, levou meses até que ele conseguisse ter uma relação sexual com ela. Tiveram diversos problemas. Para começar, Alex tem a doença de Peyronie, e mesmo antes da longa seca, Amelia reclamava de que o nódulo de seu pênis a machucava. Então, ela começou a ter problemas com sua vagina seca e frágil — algo comum em mulheres pós-menopausa. Aí, as ávidas tentativas de Alex para experimentar seu Viagra falhavam. Eis um de seus relatos dessa época. Note que Amelia tinha feito uma depilação a cera e Alex, em geral, a ajuda a remover pelos remanescentes — sua forma única de preliminar.

Sexta-feira, 22 de maio de 2009 — Diário de Alex
Amelia tinha várias reuniões. Eu fiz compras e cozinhei. Mandei diversas mensagens para ela, ofereci jantar fora, mas, quando ela chegou, decidimos ficar em casa, e fiz meu curry tailandês picante. Tomei um Viagra para ir para a cama com ela, mas Amelia comentou que ainda estava com coceira, e pediu que eu checasse para ela. Havia vários pelos óbvios, e os removi. Como Amelia

ainda estava se sentindo desconfortável, propus que desistíssemos do sexo. Ela aceitou, mas disse para eu me masturbar perto dela. Eu o fiz, mas não foi muito bom, e não deixou de ser um desperdício de um Viagra. Droga!

Finalmente, eles resolveram as coisas. Amelia recebeu creme vaginal de reposição hormonal de seu médico e Alex consultou um urologista por causa da doença de Peyronie, que disse que não era tão grave. Alex passou a tomar Cialis e, com muita lubrificação, finalmente conseguiu.

Segunda-feira, 24 de agosto de 2009 — Diário de Alex

Mencionei algumas vezes que experimentaríamos o Cialis na sexta-feira, e ela não fez nenhum comentário. Na noite de sexta, lá pelas 19h30, depois de eu ter tomado a pílula, Amelia disse para me apressar e começar logo. Não foi muito romântico. Fomos para meu quarto, ela tirou a calça e a calcinha, ficou com a blusa e me pediu para colocar um travesseiro sob sua bunda. Coloquei bastante gel nela e comecei a estimulá-la, mas Amelia só queria que eu "enfiasse e terminasse". Ela havia me apalpado e sentido que ele estava maior, mais duro e mais reto do que o habitual, então achou que o Cialis estava funcionando. Coloquei bastante gel em nós dois, fiz a posição papai e mamãe e, depois de muito tempo, tive uma foda decente com a mulher que eu amo.

Mas mesmo então, com uma esposa relativamente cooperativa, os diários de Alex demonstram como é complicado usar uma medicação que precisa de tempo para fazer efeito antes que a ereção entre em cena. Eis uma experiência típica: "Tomei um Viagra e me barbeei, não esperava que desse tempo de fazer efeito. Assim que as coisas tiveram início, a tia dela ligou e falou no telefone por meia hora, enquanto eu me esfregava em Amelia na cama."

A hora certa é tudo. Sempre existe o risco de interrupções, e se a vida se intromete e a transa acaba sendo postergada, fica muito complicado mantê-la pronta antes que a janela da ereção comece a se fechar. Eis Alex escrevendo sobre uma das tentativas de usar o Viagra:

Fomos caminhar à tarde e voltamos para casa lá pelas 14h30. Amelia começou a conversar com um vizinho, então entrei, tomei um Viagra e me barbeei antes de ir para a cama aquecê-la para nós. Ela entrou depois de tirar algumas roupas do varal, foi para a cama e disse: "Ah, então você quer, não é?" Amelia se despiu, enfiou-se na cama e nós nos aninhamos. Sugeri que podíamos fazer as coisas na ordem inversa. Quando ela perguntou do que eu estava falando, eu disse que, primeiro, iria fodê-la e, depois, satisfazê-la. Por quê? Porque depois que eu já passei trinta a quarenta minutos com ela, Amelia está muito satisfeita, mas eu comecei a amolecer, de forma que ela não pode me colocar para dentro — estou curvo, mole demais, enfim. Então, com algumas reclamações, Amelia concordou em me deixar puxá-la para a beirada da cama, colocar muito lubrificante em nós dois, levantar suas pernas e penetrá-la profundamente. Não demorei muito para gozar, então nós nos aninhamos na cama e conversamos um pouco. Mas aí ela disse que estava com um pouco de ardência [o problema do afinamento da parede vaginal] e não queria que eu a tocasse, de forma que um orgasmo estava descartado. Portanto, estou devendo um orgasmo a ela, e no final de semana que vem vou tentar compensar isso e lhe proporcionar um orgasmo completo.

Alex não é o único que tem dificuldades com o momento. Pobres dos homens obrigados a fazer o malabarismo de tentar seduzir uma parceira arisca e mantê-la disposta enquanto precisa de um tempo para usar tratamentos caros de ereção que demoram para botar o pênis em ação. É um pesadelo.

Este é Luke:

O grande problema é o desperdício (pílulas caras). Quando você tem uma esposa que não toma a iniciativa do sexo nem lhe dá nenhum sinal, como saber quando tomar uma pílula? A bula diz que, para garantir o máximo efeito, deve-se tomar a pílula de estômago vazio, não consumir muito álcool e que leva pelo menos uma hora antes que haja uma reação. Como saber se você vai se dar bem? Uma das maiores perdas são os dias de sexo espontâneo. Se você tem isso hoje, tire o máximo de proveito. Ah, aqueles tempos maravilhosos quando tudo se encaixava perfeitamente e ambos tinham vontade ao mesmo tempo... Que memória distante! Perdi a conta do número de vezes em que tomei a pequena pílula azul esperando o melhor apenas para ver minha mulher ir para cama às 20h30 e dormir profundamente. Que inferno — o que faço com isso agora? Vou direto para o banheiro me masturbar.

E este é Lewis, escrevendo sobre o uso do Caverject na época em que ele tinha de ser mantido na geladeira. Felizmente, seringas pré-prontas que não necessitam de refrigeração tonaram tudo isso um pouco mais fácil:

O uso de medicação teve vários impactos no nosso relacionamento sexual. Pelo lado negativo, acabou com parte da espontaneidade. Nós ficávamos excitados (normalmente de manhã cedo), mas aí eu precisava sair da cama, ir até a geladeira, carregar uma seringa, colocá-la no aplicador, esterilizar meu pênis, dar a injeção nele, massageá-lo algumas vezes e esperar cerca de dez minutos para que o remédio fizesse efeito. Não havia garantia de que minha esposa ainda estaria excitada quando eu voltasse para a cama, mas felizmente, na maioria das vezes, ela estava.

Para todo homem que usa com sucesso os novos tratamentos para ereção existem outros colaboradores com uma receita sem uso enfiada em uma gaveta do criado-mudo, sem saber se um dia terão a chance de utilizá-la. Max é um exemplo clássico. Com 53 anos, ele escreveu sobre a tristeza que sentia porque a aversão da esposa pelo próprio corpo estava se tornando a gota d'água na debilitada vida sexual dos dois:

> Minha esposa é uma mulher de 51 anos, ligeiramente acima do peso, que não tem interesse por sexo. Ela não consegue entender por que estou interessado em transar com ela, pois tem uma autoimagem muito desfavorável, o que não se deve a mim. Não sendo uma pessoa com muita autoestima, de qualquer modo, as mudanças na forma do corpo dela "pesaram" em nossa vida sexual. Ela parece determinada em se concentrar em suas partes cheinhas, quando eu preferiria que ela simplesmente relaxasse e desfrutasse um pouco de intimidade comigo. Não sei ao certo se sua autoanálise causou a falta de libido ou se ela não tem mais desejo, e essa é apenas uma desculpa conveniente. Porém, seja qual foi a razão, sexo nem ao menos está no menu.

Com sorte, ele faz sexo uma vez por mês com a esposa, e mesmo seus métodos comprovados de sedução estão se mostrando menos confiáveis: "No passado, eu conseguia levá-la para a cama com períodos prolongados de intimidade. Entretanto, isso não funciona hoje em dia, e não vem funcionando há anos."

Certa vez, ele escreveu sobre uma conversa que teve com a esposa na volta para casa após um jantar:

222 O que os homens querem na cama

Ela: "Percebi que você estava assistindo a um DVD pornô em plena manhã de sábado."

Eu: "Pois é... Isso é um problema? Por que tocou nesse assunto?"

Ela: "Só percebi, não tenho nenhum problema com isso."

Eu: "Eu preferiria estar transando com você do que me masturbando."

Ela: "Hmm..." (Depois silêncio.)

Eu: "Posso concluir que não devo mais esperar sexo algum pelo resto de nosso relacionamento?"

Ela: "Eu não disse isso."

Eu: "Bem, tem alguma ideia de quando vai acontecer?"

Ela: "Na verdade, não, você sabe que preciso estar relaxada."

Eu: "Isso não é algo que eu possa controlar."(Silêncio frustrado.)

Quantos casais vêm tendo esse tipo de não conversa, contornando esse tópico complicado e aí batendo em um muro de tijolos? Tanta coisa não é dita enquanto cada um ensaia na própria mente sua ladainha de justificativas pessoais, ressentimentos e queixas. Max relatou que essa conversinha em particular foi bastante leve e amistosa, mas mesmo assim ele ficou com a sensação de total impotência. Para piorar tudo, começou a ter problemas de ereção, e percebeu que isso podia se tornar um obstáculo intransponível que talvez frustrasse suas negociações com a esposa. Eis o último triste diário que ele escreveu para mim:

Fomos para a cama para uma sessão no meio da tarde de ontem, para minha grande surpresa. A triste surpresa dessa experiência foi que não consegui manter a ereção. Então, apesar de ter esperado mais de um mês para que isso acontecesse, depois de algumas preliminares, meu corpo me deixou na mão. Então, passamos por todas as emoções do problema de ereção e o medo dela de que eu não a considerasse atraente. Ela de fato insinuou que a impotência não era algo ruim, sem entender a sensação de fracasso que eu estava tendo. Eu teria ficado contente em tentar fazê-la chegar ao orgasmo, mas ela não estava interessada. Agora estou com um dilema — compro pílulas para me ajudar quando não tenho ideia de quando (e se) ela vai concordar com a próxima tentativa? Com essas pílulas há um período para fazer efeito, então, é improvável que sejam úteis em uma sessão improvisada. Temo que seja o fim de minha vida sexual.

Quando as mulheres não sentem interesse por sexo durante muitos anos, é natural que tenham recebido a chegada do Viagra e de outras drogas para ereção com irritação. Logo quando pensavam que o pênis finalmente penduraria as chuteiras, ele ganhou um novo sopro de vida. A colunista de aconselhamento norte-americana Anne Landers recebeu algumas cartas fascinantes sobre esse tópico, incluindo essa pequena joia:

> Querida Ann, tenho 62 anos, sou mãe de seis filhos adultos e fiquei muito contente quando meu marido, de 64 anos, começou a diminuir o ritmo (se é que você me entende) há cerca de dois anos. Nunca fui louca por sexo, mas sendo à moda antiga, ouvia minha mãe. Ela dizia que uma mulher nunca devia recusar o marido, porque, se não tomam conta dele em casa, ele vai procurar em outro lugar. Então, agora, o que acontece? Uma pílula chamada Viagra é inventada, e o bode velho está de volta à ativa. Amo de verdade meu marido, Ann, mas acho que mereço um descanso. (Anônima de Ohio, 14 de junho de 1998.)

Outra leitora reclamou que seu marido de 68 anos, que estava "mortinho da silva havia cinco anos", agora vinha tomando Viagra e esgotando sua paciência ao tentar provar que voltara a ter a energia de um potro. "Por favor, digam a esses espertalhões, cientistas e a essas grandes companhias farmacêuticas para trabalhar em uma cura para o câncer em vez disso, e parar de arruinar a vida de milhões de mulheres que merecem um descanso."

Merecem um descanso! Esse tipo de frase aparece várias vezes em cartas de mulheres que sentem que cumpriram seu dever conjugal e agora têm o direito a um pouco de paz. "Cansada de Lincoln" era uma mulher de 50 anos, casada havia trinta, que escreveu à "Querida Abby", outra grande colunista de aconselhamento norte-americana, dizendo que gostaria de esquecer completamente o sexo. "Acredite, cumpri minhas obrigações", disse ela, reclamando da ideia de que ainda se espera que mulheres mais velhas façam sexo com os maridos. Abby fez uma pesquisa entre os seus leitores. Os resultados se dividiram: 114.005 pessoas concordaram com a "Cansada de Lincoln" e 113.601 foram contra seu ponto de vista.

224 O que os homens querem na cama

Anne Landers descobriu que, enquanto cerca de um quarto das pessoas que escreviam para ela dizia que queria que os maridos nunca tivessem ouvido falar dessa droga, a maioria achava que o Viagra era uma "dádiva de Deus". "Tudo se resume ao que uma mulher sente por seu homem. Se ela o ama e quer que ele desfrute o máximo em êxtase conjugal, ficará feliz por existir uma droga capaz de ajudá-lo a reaver a energia sexual de sua juventude", uma agradável leitora disse a ela.

Por que existe essa divisão entre as mulheres? Será que as que veem o Viagra como uma dádiva divina são aquelas que mantiveram o desejo e ainda acolhem os avanços do parceiro? Em princípio, existem algumas que podem não ter mais desejo espontâneo, mas ainda escolher "simplesmente fazer", sabendo que acabarão desfrutando da experiência e que sexo regular aumenta a intimidade e a proximidade em seu relacionamento. Mas talvez esse grupo tenha mais propensão a incluir as mulheres que gostam de sexo, que reagem durante a relação sexual, do que aquelas que não o fazem.

Essa questão — o método feminino preferido de fazer amor — é um fator crítico na recepção de novas drogas. Por que uma mulher que nunca gostou da relação sexual desejaria prolongar a capacidade do parceiro de fazer sexo — sobretudo se ela o vinha educando gradualmente a expandir as opções deles para dar e receber prazer? Annie Potts, diretora do New Zealand Centre for Human-Animal Studies, na University of Canterbury, vem conduzindo pesquisas interessantes que examinam as experiências e preocupações femininas em relação ao Viagra.[1] Potts relata que muitas das mulheres entrevistadas para o projeto estavam descontentes pelo fato de o Viagra ter recolocado o sexo no cotidiano — sobretudo depois de terem aproveitado a exclusão dele por algum tempo.[2] E esse tempo pode ter durado vários anos — Annie Potts menciona outra pesquisa que demonstra que a maioria dos casais que procura ajuda para problemas eréteis não fazia sexo peniano-vaginal havia de dois a cinco anos.[3] Mulheres que já passaram pela menopausa têm outras razões para preferir o sexo não coital — como ressalta Potts, há um risco de mulheres mais velhas acharem a relação sexual prolongada dolorosa, devido a suas paredes vaginais mais finas, o que também significa que têm mais chances de desenvolver "cistite de lua de mel", um desconfortável problema urinário.[4]

Uma mulher queixou-se para os pesquisadores de Potts que o Viagra entrara em cena exatamente quando ela estava tentando convencer o marido dos prazeres das preliminares. "Depois de mais de vinte anos de casamento, as preliminares são uma dessas coisas que se perdem pelo caminho, embora eu tentasse afirmar que era, sabe, uma forma muito importante de fazer amor; então apareceu o Viagra, e as preliminares simplesmente *desapareceram*."[5]

Outros pesquisadores também vêm analisando essa questão. Urologistas do Jefferson Medical College, da Thomas Jefferson University, perguntaram a parceiras de homens com DE sobre sua parte favorita do sexo — apenas 37% responderam relação sexual, enquanto 60% preferiram as preliminares.[6] Alan Riley, que dirige o Human Sexuality Group, na Lancashire Postgraduate School of Medicine and Health, conduziu uma pesquisa que descobriu que apenas 20% das mulheres consideravam a relação sexual importante, mas quase metade de seus parceiros achava que importava muito para eles. A penetração é importante para os homens, e eles tendem a presumir que também é uma grande prioridade para suas esposas, conclui Riley — mas eles podem estar totalmente enganados.[7]

Essa discussão me lembrou de um casal que participou de meu projeto de pesquisa anterior — David e Margaret. Eles conversavam com seu urologista sobre a aproximação da cirurgia de câncer de próstata de David quando o médico perguntou a Margaret: "Você gosta de ser penetrada?" Ele estava tentando descobrir como Margaret se sentiria com a possível ausência de ereções após a cirurgia. A resposta de Margaret foi intrigante: "Percebi que ficaria muito aliviada se não houvesse aquele terceiro corpo na cama para se levantar com suas exigências duras bem quando eu estava desfrutando um carinho aconchegante", disse ela, explicando que a penetração nunca foi sua parte preferida do sexo, e que ela não conseguia atingir o clímax assim. No passado, o sexo só a entediava, diz Margaret, descrevendo anos de tensão, mau humor e raiva por causa de sua falta de interesse sexual. A relação sexual sempre foi um problema: "Em geral, eu precisava me esforçar muito para ter algum prazer em ser penetrada por David. As partes certas de minha anatomia não recebiam estímulo. Deus sabe que ele tentou!"[8]

A inteligente pergunta do médico abriu uma discussão entre o casal, que decidiu deixar de lado a medicação para ereção e concentrar-se no que chamam de "sexo externo": carícias, toques, sexo oral. O casal diz que, como resultado de muita conversa e ajustes, eles alcançaram uma nova proximidade, e sua vida sexual nunca foi tão prazerosa. Margaret escreveu:

> Nossa vida sexual começou a melhorar cada vez mais. É porque me sinto mais compreendida e aceita pelo que sou, enquanto David está conseguindo

226 O que os homens querem na cama

mais do que deseja — contato físico comigo —, o que aprecio mais que antes. Quanto mais aproveito, mais reajo e mais tomo a iniciativa, mais ele tem confiança de que o amo e mais ele consegue desfrutar do sexo que estamos fazendo sem importar-se com o sexo que ele não está fazendo.[9]

Não há dúvida de que existem muitas mulheres que se sentem como Margaret, que não chegam ao clímax com a relação sexual e preferem outras formas de fazer sexo. Mesmo assim, não é verdade que apenas um terço das mulheres atinge o clímax durante a relação sexual, como alegou Shere Hite. Grandes estudos com gêmeos demonstraram que 85% das mulheres relaram ter tido um orgasmo durante a relação sexual, e cerca de metade diz que chega ao clímax dessa maneira na maioria das vezes.[10] Mas ainda restam muitas mulheres que acham que a penetração não adianta para elas, mulheres que normalmente se esforçam muito para convencer seus parceiros a incluir mais variedade na atividade sexual.

O estudo de Annie Potts determinou que muitos casais estavam indo nessa direção — ajustando-se às ereções cada vez mais inconstantes do homem ao fazer amor de outras formas —, então apareceu o Viagra e outras drogas novas, e a penetração voltou a ser a atração principal. E o entusiasmo dos homens por sua virilidade recuperada significa que, com frequência, tomam as drogas sem consultar as parceiras e depois tentam coagi-las a participar.

Eis uma mulher de 65 anos do estudo de Potts.

> Às vezes, vamos para a cama e penso que vou dormir, e então percebo que ele está fazendo, sabe, uma espécie de proposta [...] está como que tentando me fazer desejar sexo [...] Eu digo: "Você tomou a pílula?" Ele diz: "*É claro* que sim, o que acha?" E eu respondo: "Bom, eu não sabia... eu *pedi* para não tomar, a não ser que falássemos sobre isso."

Ela explicou que às vezes eles ficam sem se falar por 24 horas porque o marido fica muito chateado por ela ter dito "não" e ele ter desperdiçado o dinheiro do remédio.[11]

De forma similar, diz uma mulher de 48 anos:

> Às vezes não havia discussão sobre se [...] o ato sexual aconteceria, de forma que era: "Eu tomei a pílula, ótimo. Vamos lá." E isso me irritava, porque significava que [sexo] parecia garantido: "Tomei a pílula, vamos trepar." O que o Viagra fez

foi, pelo menos por algum tempo, extinguir aquela negociação [...] ele queria muito *mais* sexo [...] quer dizer, dizia coisas como "Vamos fazer agora, e depois, sabe, daqui a quatro horas, fazemos de novo", e eu pensava: "Me deixe em paz!"[12]

Esse é o outro lado da história. Aí estão os meninos com seus brinquedos novos, sempre tão ávidos por experimentá-los e forçando esposas relutantes a entrar em ação. Mas é compreensível que muitas mulheres vissem isso como um distúrbio da ordem natural das coisas. Uma das entrevistadas de Potts resumiu a questão da seguinte forma: "Até o Viagra, a natureza cuidava disso. A capacidade dos homens diminuía na mesma proporção do envelhecimento das mulheres", disse ela, explicando que sentia que era certo e apropriado os homens perderem as ereções na mesma época em que a maioria das mulheres perdia o desejo sexual.[13]

As queixas femininas são reais, e não é de surpreender que a reação de mulheres descontentes com a revolução do Viagra tenha gerado revolta. Recentemente, houve um alvoroço de acadêmicos e terapeutas, principalmente mulheres, manifestando-se contra a medicalização da sexualidade masculina, sugerindo que o necessário não é o pênis quimicamente rejuvenescido, mas que os homens aceitem as mudanças em seu corpo causadas pela idade e reinventem sua abordagem da atividade sexual. Potts também escreveu sobre a necessidade de "uma visão extensiva da sexualidade masculina que não precise se basear nas ambições fálicas" — uma visão que exigiria "uma transformação mais radical do poder do pênis, uma renúncia da posição executiva desse órgão no sexo", e possibilitaria aos homens "desfrutar uma variedade de estilos penianos: flácido, ereto e semiflácido/semiereto".[14]

Uma das entrevistadas expôs a questão de forma muito mais simples: "Por que eles não podem aceitar que a vida muda e tudo bem se você não consegue ter uma ereção? Qual é o grande problema?"[15] Faz todo o sentido — mas do ponto de vista *feminino*. A obsessão masculina pelas ereções é menos um fato biológico que algo que os homens aprendem, dizem esses críticos — e que, portanto, eles podem e devem "desaprender".

É verdade que os homens podem aprender a se afastar do que esses acadêmicos chamam de obsessão falocêntrica. Entre os meus colaboradores existem homens que fizeram exatamente isso: passaram a gostar de fazer amor com ou sem ereções. Mas parece muito esperar que os homens abandonem a busca pelo pênis perfeito, sobretudo agora que isso está ao alcance deles.

11
Um elefante está valendo
Esposas ariscas e novas amantes

Há um objeto muito estranho sobre minha escrivaninha. Eu o chamo de "Pintômetro", mas sem dúvida a Pfizer, que produz o aparelho, tem um nome apropriado para ele. Feito de borracha vermelha, é um fascinante dispositivo destinado aos médicos para ajudar os pacientes a terem informações corretas sobre a dureza de suas ereções. Cada extremidade do objeto esférico oferece diferentes graus de resistência, de forma que o paciente pode dizer ao médico se tudo o que ele consegue é um número um — "maior, mas não duro" —, ou se seu pênis está mais para o outro lado — "duro, mas não o suficiente para a penetração". Ou talvez o ideal — "completamente duro e totalmente rígido".

Posso imaginar que a simples visão do objeto causaria acessos de raiva nos críticos que fazem fila para atirar pedras na enorme indústria de elevar as ereções masculinas. Críticos como Leonore Tiefer, psicóloga, feminista, terapeuta sexual e autora de *Sex Is Not a Natural Act and Other Essays*, que passou os últimos 15 anos preparando um forte ataque contra as companhias farmacêuticas e urologistas que promovem os novos tratamentos. Tiefer apresenta uma longa lista de argumentos contra a medicalização da sexualidade masculina, alegando, por exemplo, que essa busca é motivada por dinheiro e não por medicina, que minimiza as causas interpessoais da DE, que reduz o mistério do sexo a nervos, músculos e fluxo sanguíneo, que as opiniões e os desejos femininos são invisíveis, suprimidos, negligenciados e negados e que todo o projeto não é um gigantesco passo à frente na marcha do progresso científico, mas uma reação contra o feminismo e um consolo para os envelhecidos homens da geração do pós-guerra que se sentem no direito de ficar eretos para sempre.

"Por que essa obsessão com a rigidez?", pergunta Tiefer. "Uma ereção dura como pedra não é sequer necessária para o sexo satisfatório."[1] Evidentemente, ela está certa. Ainda assim, temos de pensar em como o Pintômetro da Pfizer entrou em cena. Tudo começou nos anos 1980, quando homens com câncer de próstata tiveram pela primeira vez, a possibilidade de uma cirurgia que poupava os nervos, na esperança de preservar sua função erétil. Por um bom tempo, qualquer vislumbre de ereção era contabilizado como um sucesso cirúrgico, por mais mole que fosse o resultado. Mas, eventualmente, os pacientes começaram a se enfurecer, e suas reclamações acabaram se tornando públicas. Problemas de rigidez, diziam a seus médicos. Eles não queriam ereções apenas para se sentir bem — queriam fazer bom uso delas. Então agora existe toda uma seção da literatura urológica dedicada à questão da "dureza", analisando se as ereções pós-cirúrgicas são suficientemente boas para a penetração. E lá está o Pintômetro da Pfizer para ajudar os médicos em conversas constrangedoras com pacientes sobre seu funcionamento.

Meika Loe é autora de *The Rise of Viagra*, uma análise crítica do impacto da pequena pílula azul sobre a masculinidade e sobre nossa cultura. Muitas das mulheres que ela entrevistou para o livro estavam descontentes com o impacto do remédio em suas vidas amorosas, relatando que os parceiros tinham se tornado mais exigentes e menos interessados em preliminares. Ainda assim, entre as mulheres que ela entrevistou está Pauline, de 81 anos, que fala sobre sua experiência há trinta anos quando encontrou um caroço no seio. Ela conta a Loe que reagiu mal, descrevendo sua histeria diante da perspectiva de ter um seio removido e seu medo de que isso pudesse significar que seu parceiro deixaria de amá-la. "Acho que as mulheres têm um senso muito aguçado da importância dos seios para seu corpo", diz ela. Mas então acrescenta: "O mesmo vale quando um homem faz cirurgia de próstata. Com muita frequência, os homens se tornam impotentes. Acho que o homem sente que o funcionamento daquele órgão é muito importante para sua virilidade, ou seja lá como é chamada."[2]

Não será essa a questão? Com sobreviventes do câncer de mama, entendemos e reconhecemos o impacto da perda do seio nos sentimentos das mulheres e em sua feminilidade, sua confiança, seu senso de si próprias como criaturas sexuais e atraentes. Será que a perda do pênis como um órgão sexual funcional não é muito similar, e o impacto no homem igualmente profundo? Claro, muitos homens sabem que podem fazer amor sem uma ereção, mas é arrogância nossa dizer-lhes que deveriam se conformar. Imagine o tumulto se informássemos às mulheres que estão se recuperando da cirurgia de mama que elas não precisam de reconstrução mamária, que deveriam simplesmente aprender a aceitar seus corpos como são agora.

Se os homens querem um equipamento totalmente funcional, é a escolha deles, e nós deveríamos comemorar o fato de que frequentemente essa opção está disponível hoje em dia. Mesmo assim, é irritante e irracional os homens usarem sua performance quimicamente melhorada para tentar coagir as mulheres a aumentar muito sua frequência sexual ou distanciar-se dos padrões de atividade sexual que funcionam para elas. Problemas muito reais estão sendo criados não pelas próprias drogas, mas por seus usuários excessivamente entusiasmados.

Mesmo assim, o que me surpreendeu foi o número de mulheres que simplesmente se protege contra o uso desses tratamentos, dizendo a seus parceiros que eles não precisam usar essas coisas, que elas são desnecessárias ou antinaturais. A história de Harry é um bom exemplo. Esse homem de 59 anos escreveu de forma muito amorosa sobre a esposa, Amy, e seu sólido casamento de 36 anos. Eles sempre tiveram uma boa vida sexual, embora sua frequente atividade na cama tenha diminuído ao longo dos anos, sobretudo quando tinham crianças pequenas que davam trabalho.

Harry conta que Amy sempre foi a mais adaptável das mulheres no que dizia respeito a sexo. Sempre que tinha um pouco de energia sobrando depois de cuidar dos três filhos, ela lhe fazia uma proposta:

> Ela me dizia, pouco antes de cair no sono à noite: "Estou meio cansada e sei que você gostaria de 'fazer', mas podemos deixar isso agora, e quando ele 'subir', mais tarde, você pode enfiar e fazer o que quiser."

Muito relaxada, não é?

Dois anos atrás, Harry fez uma cirurgia de câncer de próstata, que resultou não apenas na perda de suas ereções, mas em uma crise em seu próprio senso de identidade.

> Minha esposa tem dado um apoio incrível durante esse período, mas as dinâmicas de nosso relacionamento mudaram, e, basicamente, precisamos de ajuda para recuperar a intimidade perdida. Sinto que perdi o jeito e também a autoestima. Antes da cirurgia, eu tinha uma forte sensação de pertencimento, me sentia parte do relacionamento em todos os sentidos; entretanto, hoje em dia, venho tendo dificuldade com meu papel.

Ele ainda se sente muito atraído pela esposa e quer encontrar outras formas de fazer amor, mas sua carinhosa e apoiadora mulher simplesmente não está interessada:

> Amy tem um ponto de vista bastante restritivo e conservador sobre o que é "apropriado" e "normal" no que diz respeito ao sexo. Por causa de minha impotência, a relação sexual para nós não poderá mais ser o que era. Enquanto estou aberto a redefinir nossa vida sexual, Amy tem dificuldade em redefinir o que a atividade sexual "normal" impõe. Ela sempre reagiu positivamente a minhas ereções durante nosso relacionamento, uma ereção espontânea é o que define a normalidade em relações sexuais para Amy. Com a perda dessa ereção reativa em nosso relacionamento, nossa vida sexual se extinguiu. Como sempre acontece quando ela sofre uma perda, simplesmente adota a atitude de que essa parte de minha vida terminou: tente não se concentrar nisso e siga em frente.

Harry experimentou alguns tratamentos para ereção, mas aqui, também, a atitude de Amy se mostrou um obstáculo. "Passamos de um bom relacionamento para um em que falta espontaneidade e precisa de negociação e preparação para conseguir o que sempre tomamos como certo. Tirar esse ingrediente da vida de um casal e seguir em frente passa a ser um desafio." Um desafio que se mostrou demais para esse casal; Harry acabou se retirando do projeto quando a família se viu em uma crise de saúde. A questão sexual permanece sem resolução.

Os pontos de vista de Amy não são incomuns. "Você não precisa usar drogas", diz a esposa de outro colaborador ao marido. "Já deveria ter passado dessa fase", diz outra. Parte da resistência vem, sem dúvida, de mulheres que sentem que ganharam o direito a um descanso, e veem a DE como uma saída bem-vinda. Ainda assim, o argumento sobre o caráter "antinatural" do tratamento é interessante, sobretudo em casos nos quais há uma causa médica evidente para o problema, como nos dos sobreviventes do câncer de próstata. É de perguntar se um marca-passo para um problema cardíaco também seria rejeitado pelo mesmo motivo.

É diferente se o homem está lidando com um problema erétil ocasional — nesse caso, é compreensível que algumas mulheres prefiram encorajar os parceiros a ouvir o próprio corpo em vez de procurar uma solução médica.

232 O que os homens querem na cama

Em seu livro *All Night Long —How to Make Love to a Man over 50*, a terapeuta sexual californiana Barbara Keesling expõe um forte argumento de que os homens deveriam aceitar as mudanças que vêm com a idade, ou seja...

> ... que o interesse sexual é menos consistente e também menos previsível, e o interesse não necessariamente garante "resultados", ou seja, excitação física instantânea. As ereções são um pouco menos perfeitas. A excitação se torna mais trabalhosa, mais necessitada de apoio ativo. Os orgasmos diminuem de intensidade e também podem ser mais difíceis de alcançar — mais estimulação, estimulação mais vigorosa ou estimulação específica.[3]

Essas são mudanças psicológicas naturais que nada têm a ver com a qualidade de seu relacionamento, diz Keesling, argumentando que os homens devem reescrever sua agenda sexual ao envelhecer. Essa é a chance deles, diz ela, "sua grande chance de se tornar mais carinhosos, mais envolvidos, mais abertos, mais vulneráveis e até mais amorosos".[4] No entanto, o problema é que, quando os homens percebem que o corpo está desacelerando, em geral sua reação inicial é o pânico. "Em vez de ver o que acontece e aceitar uma experiência diferente de excitação e orgasmo, eles tentam acelerar."[5] E, agora, muitos recorrem à pequena pílula azul — o que atrapalha esse processo de aprendizagem.

Essa questão é o centro do dilema enfrentado por Holly e Jamie. Jamie (63 anos) me escreveu explicando que vinha tentando usar o Viagra nos últimos 12 meses desde que tivera problemas de DE, mas não estava muito animado: "Não quero continuar tomando Viagra quando sei que psicologicamente não é necessário, mas ainda sinto a ansiedade de não ter uma boa performance, e tenho a tendência a me afastar e evitar iniciar o sexo. Holly dá muito apoio e nem sempre quer sexo com penetração."

O casal tem um estilo de vida alternativo, baseado em ensinar Yoga e produzir arte, e devido às suas crenças, eles se sentem relutantes em partir diretamente para uma solução medicamentosa. Então, não foi de surpreender que Holly tenha detestado o uso de Viagra por Jamie. "Pessoalmente, não gosto muito da ideia do Viagra. Sinto que pode degradar o relacionamento, e é uma maneira não natural de lidar com o problema", escreveu ela.

Como experiência, certa vez ela enganou Jamie dando-lhe outra pequena pílula azul — Fenergan —, e mesmo assim ele teve uma ereção. (Embora ela sinta que isso tira o crédito da droga, é reconhecido que homens com problemas eréteis psicogênicos demonstram um forte efeito placebo, vindo a ter ereções mesmo com pílulas de açúcar se pensam que estão tomando o verdadeiro remédio. A questão é que o Viagra e outros medicamentos comprovados produzem uma reação muito mais confiável, porque se baseiam em um efeito químico, e não psicológico.)

Jamie escreveu que, como presumiram que o problema era psicológico, decidiram não usar o Viagra e buscar maneiras de estimular a ambos, o que foi uma ideia sensata. Eu os encorajei a fazê-lo, mas mencionei que, como Jamie estava tomando remédio para problemas de pressão sanguínea, podia haver um componente físico que talvez também precisasse ser tratado. Amy manteve sua posição:

> Não quero ter o Viagra como uma terceira pessoa no relacionamento. Vejo-o como uma opção fácil para os homens que lhes tira a oportunidade de investigar a própria psique e se preparar para realizar o trabalho duro nos problemas da infância e do começo da vida adulta. Não vejo sentido em camuflar as feridas. Para mim, é necessário lidar com elas. Além do mais, cheguei à conclusão de que medicar um "problema" normalmente leva a outras complicações. Um pênis quimicamente duro não é minha ideia de prazer. Faz-me sentir usada, corta meu tesão. Acho que eu preferiria me satisfazer sozinha do que me submeter a ser tratada como o recipiente das necessidades inseguras de um homem.

Jamie explicou que concordava com a posição de Amy:

> Sobre a questão do Viagra, se minha parceira aceitasse seu uso, eu o usaria, mais porque é uma saída fácil. Entretanto, é uma decisão mútua, e sinto que é melhor para nós dois explorar outras opções. Quando tomo o Viagra, sinto que estou "usando" Amy puramente como um objeto sexual e que não existe conexão ou intimidade real. Eu me sinto muito melhor quando as várias formas de preliminar (que podem não estar de forma alguma relacionadas com a genitália) levam-me a ficar excitado e enérgico. É quando eu sinto que é uma gratificação mútua.

Eles continuaram fazendo as coisas a seu modo, e funcionou para os dois:

234 O que os homens querem na cama

"Quando Jamie encontra tempo para escovar meu longo cabelo, ou para ter uma conversa íntima, e quando ele fica mais preocupado com os outros do que com as próprias necessidades, o sexo acontece. Quando ele dá com o coração, descobri que sua mente acompanha", explicou Amy, acrescentando que eles também estavam experimentando essências florais, que tiveram efeitos positivos.

"A medicalização da impotência leva os homens a acreditar que há um padrão para as ereções, ao qual precisam aderir", escreve a historiadora social Lynne Luciano, outra crítica preocupada com as novas tendências. Ela continua:

> Ao quantificar a ereção normal — tem de ser dura o bastante para possibilitar a penetração e se manter por tempo suficiente para chegar à ejaculação —, a medicalização força os homens a se encaixar em sua definição de masculinidade. Os resultados são dois: primeiro, os homens, como as mulheres, têm sua sexualidade e o desejo ligados a parâmetros físicos; segundo, emoção, técnica sexual e papel do parceiro tornam-se insignificantes. Ao transformar o homem em sua reação, a ciência não está melhorando a sexualidade masculina, mas sabotando-a.[6]

E existem muitos que concordam com essas preocupações. Barbara Keesling fala em nome de muitas mulheres ao criticar o que chama de pensamento "ereção primeiro", no qual o homem diz a si mesmo que, se tiver uma ereção, então, do que mais ele precisaria? Isso significa o fim do crescimento sexual. Como Keesling explica:

> Uma pílula pode dar uma ereção a um homem, mas não o torna mais sensual, mais carinhoso ou amoroso. Pelo contrário, na verdade pode diminuir sua motivação de se tornar um parceiro melhor [...] Um amante desajeitado, desatencioso, egoísta ou indiferente não vira um príncipe de repente porque tem uma ereção.[7]

Isso é verdade, e é alarmante ver alguns colaboradores obcecados por seu pênis vacilante e nunca falarem de usar outra parte do corpo — mãos macias, lábios suaves — para dar prazer às parceiras.

É maravilhoso ler os diários de homens que têm uma visão diferente, homens interessados em explorar novas maneiras de fazer amor, com ou sem uma ereção. Descobri que normalmente eram os casais que tinham algum interesse em sexo tântrico que demonstravam essa atitude mais relaxada. Quando Laura (34 anos) começou a escrever para mim sobre sua atividade sexual com o parceiro, Andrew (49 anos), ela mencionou que eles tinham descoberto cedo que orgasmo e ejaculação não eram o objetivo de sua atividade sexual, e Andrew sentia-se muito confortável com ereções que iam e vinham. Eis um dos primeiros registros de Laura:

> Nesse final de semana, enquanto fazíamos amor, às vezes o pênis dele estava duro, e outras, não. Eu experimento coisas diferentes nas duas situações, ainda que ambas sejam prazerosas e íntimas. Sei que se eu estiver relaxada e minha vagina também, não preciso que ele esteja duro como pedra dentro de mim para senti-lo. Andrew já disse antes que uma das coisas que ele gosta no nosso sexo é que ele não se sente pressionado a ter uma ereção completa.
>
> Em geral, fazemos amor de forma tranquila e gentil, desfrutando os menores movimentos e nos deleitando com a proximidade de nossa intimidade. Talvez seja um alívio para ele, pois sua ex-mulher era muito exigente nesse ponto. Eu simplesmente adoro saber que ele está dentro de mim e desfruta a receptividade de minha vagina.

Laura está experimentando usar métodos tântricos, com crescente sensibilidade de sua vagina. Ela quer atingir o orgasmo vaginal, uma experiência que até agora não teve. Aqui está ela, descrevendo outra sessão de atividade sexual:

> Quando chegamos em casa, assistimos a um DVD e ficamos na cama juntos. Então começamos a fazer amor. Acho que fizemos amor algumas vezes antes tendo uma experiência muito íntima e próxima. Andrew ficou em cima de mim e começamos a nos amar. Minhas pernas estavam para baixo, ao redor das dele, com seu corpo bem perto do meu. Nós nos beijamos muito, falamos e fizemos amor. A sensação de seu pênis dentro de mim era maravilhosa. Era muito lento e com movimentos limitados, mas, com a nova consciência concentrada em minha vagina, cada movimento pode ser incrível. Eu me senti extremamente íntima dele, dizendo que o amava algumas vezes — também algo que considero difícil dizer, provavelmente um resquício de meu casamento. Percebo que quando fazemos amor assim, fico muito molhada. Minha vagina fica, literalmente, pingando. Não acho que Andrew estivesse totalmente

ereto o tempo todo durante essa sessão, às vezes amolecia um pouco e endurecia novamente. Isso não atrapalha meu prazer, apenas muda a sensação dele dentro de mim. Quando terminamos de fazer amor, ele permanece dentro de mim por algum tempo, até seu pênis sair sozinho. Essa é outra coisa muito interessante — com minha consciência na vagina, consigo sentir cada leve movimento enquanto ele amolece até que saia.

Andrew escreveu detalhadamente sobre suas experiências sexuais anteriores com a ex-mulher, o que explica por que agora se deleita na nova e relaxada atividade sexual que ele e Laura compartilham.

O sexo com minha esposa se tornou uma missão unicamente para atingir o orgasmo, a um ponto em que ela decretava que tínhamos de ficar em determinada posição, até mesmo em certo ângulo. Ela se frustrava se eu tentasse "participar", e preferia que eu só ficasse ali deitado para que ela sentasse em cima de mim e fizesse o que queria. No final, eu sentia que a única coisa minha de que ela precisava era meu pênis — não seria nem preciso que eu estivesse ali. Para ser honesto, era extremamente frustrante. Minha esposa também dizia que precisava que eu estivesse a ponto de ter um orgasmo para que ela pudesse ter um orgasmo. Para um homem, isso é algo difícil de manter, e normalmente eu sentia que a tinha decepcionado se gozasse cedo demais ou perdesse o momento. Quando o sexo ficou assim, perdeu a graça. Não tínhamos outra preliminar além de minha mulher me deixando ereto manualmente (eu sempre tentava lhe dizer que existia uma diferença entre estar duro e estar excitado, mas ela não conseguia ou não queria entender). No começo do relacionamento, nós passávamos muito tempo dando prazer um ao outro, desfrutando das preliminares, particularmente o sexo oral, mas isso se perdeu em algum lugar do caminho. Tentei conversar com ela sobre essa questão diversas vezes, mas a resposta pronta era que daquele jeito "era bom para ela".

Com Laura, tudo isso mudou: "Pela primeira vez percebi que o orgasmo é uma parte muito pequena, e geralmente insignificante, do sexo, que eu não tenho que ter um 'bom desempenho' ou chegar a nada, mas desfrutar e apreciar a beleza disso", explicou Andrew. E ele está muito aliviado que as ereções não sejam mais algo tão importante:

Nos últimos anos, percebi que minha ereção estava menos "confiável" do que quando eu era mais jovem. Obviamente isso causou certa preocupação, mas desde o começo com Laura não foi um problema. Na verdade, é o contrário. Laura costuma ficar muito molhada quando fazemos amor, o que significa que não preciso estar tão ereto. Assim, nosso sexo pode durar, e temos tempo para desfrutar a proximidade e a beleza dele; isso na verdade aumenta a intimidade e a conexão entre nós, o que é incrível.

Claramente, a abordagem tântrica está ajudando esse casal a experimentar uma atividade sexual mais significativa. "O Tantra é para a sexualidade o que o Yoga era para a espiritualidade nos anos 1960 e 1970", escreve Ann, uma mulher de 53 anos que faz sexo tântrico com o marido, Richard, há cinco anos. Ela sugere que, assim como o Yoga apresentou crenças espirituais ao grande público, os antigos rituais tântricos podem melhorar a atividade sexual de pessoas do mundo todo. A maioria dos workshops de sexo tântrico dos quais o casal participou estava cheia de pessoas na faixa dos de 40 e 50 anos querendo aprofundar seu relacionamento, e essa abordagem pode fornecer as respostas, diz Ann. Sua história é inspiradora:

Meu interesse pessoal está nos aspectos energéticos do Tantra. Conectar a energia de meu coração com minha energia sexual, usando a respiração e a mistura do Tantra com o Yoga para acumular e deslocar a energia sexual da minha área genital, através da espinha, para meu coração. Quando comecei a experimentar isso, percebi que não sou mais um ser humano que faz sexo, sou um ser sexual! Passei de uma pessoa preocupada por nunca ter orgasmos a orgástica. Quanto mais suave a sensação ou o toque, mais orgástica sou. Quando comecei a experimentar com minha energia sexual, pareceu-me que eu podia apenas conter uma pequena quantidade antes que ela explodisse em um orgasmo clitoriano. Após alguns anos de prática tântrica, consigo encher o corpo de energia sexual e surfá-la como uma onda. Eu me sinto sexy o tempo todo, e em vez de esperar por um orgasmo, aceito que sou orgástica, e os toques mais suaves enviam deliciosos arrepios por minha espinha. Saber que sou orgástica me liberta da pressão de atingir — a atividade sexual não precisa chegar a lugar algum ou se completar de nenhuma maneira, porque a intensidade da experiência sensual é extremamente satisfatória.

238 O que os homens querem na cama

Richard teve um progresso similar, diz Ann:

Quando meu marido sente seu orgasmo chegando, ele relaxa, respira para que a energia suba por sua espinha antes de se acumular novamente. Ele pode fazer isso sete ou oito vezes, e quando permite o orgasmo, normalmente não ejacula. Ele diz que seus orgasmos duram muito mais (podem durar minutos) e são muito mais intensos do que em qualquer época de sua vida. Não estar ereto nunca é uma restrição. Ele mantém sua vitalidade internamente, ele é sexy, e sinto sua energia sexual quando ele se aproxima de mim.

Maravilhoso, não? Ann não foi a única colaboradora que louvou os benefícios desses antigos rituais sexuais — as práticas de sexo tântrico parecem estar se tornando populares. E não servem apenas para casais heterossexuais — existem workshops e material de leitura destinado a solteiros e casais gays para que explorem sua sexualidade.[8]

Na verdade, colaboradores trabalham diligentemente em seus orgasmos múltiplos por conta própria, homens com parceiras que não estavam sequer remotamente interessadas em explorar tais delícias exóticas. Mas também há mulheres, incluindo mais velhas, desesperadas para manter uma vida sexual ativa e interessante. Fico intrigada com a quantidade de piadas sobre mulheres mais velhas que anseiam por sexo. Minha favorita é a de uma mulher de 80 anos, Jessie, que chega de surpresa à sala comum de um asilo masculino. Ela levanta o punho fechado e anuncia: "Quem conseguir adivinhar o que tenho na mão fará sexo comigo hoje à noite!"

Um senhor no fundo da sala grita: "Um elefante?"

Jessie pensa por um instante e diz: "Está valendo."

Nos sonhos masculinos, talvez. Mas *existem* mulheres que desejam a ereção de seus homens, que anseiam pela penetração e lutam para persuadir os parceiros a procurar tratamento. Mulheres como Evie, cujo marido, Michael (65 anos), está lidando com as consequências sexuais da cirurgia de câncer de próstata. Os esforços do casal para botar as coisas nos eixos de novo parecem um catálogo de desastres:

Foi sugerido que experimentássemos uma bomba, que não foi muito bem, pois os testículos de meu marido foram sugados para dentro do aparelho, e ele sentiu uma dor extrema até conseguir se livrar da geringonça. Michael só conseguiu se soltar dela cortando a coisa de borracha, quase cortando o pênis junto. Então, isso não deu certo, e foi um desperdício de dinheiro. Depois, o médico sugeriu injeções. Eu mandei fazê-las há quase um ano, mas Michael não quer enfiar nenhuma agulha nessa área tão delicada, de forma que foi outro desperdício, de cerca de setenta dólares. Então tentamos o Cialis — eu também tinha a receita pronta desse havia algum tempo, mas nunca era o momento certo. Recentemente, estávamos de férias quando, certa manhã, decidimos experimentar, então ele tomou a pílula e esperamos. Depois de cerca de uma hora, nada tinha acontecido, então comecei a masturbá-lo. O pênis endureceu um pouco, mas não ficou duro bastante para a penetração. Nós brincamos um pouco por algum tempo, sem que nenhum dos dois obtivesse satisfação alguma, mas pelo menos ele teve alguma sensação. Ele se sentiu bastante tonto depois disso, com um pouco de dor de cabeça. Quando fomos dormir, Michael teve uma noite muito ruim, roncou muito e reclamou de muita dor na área da virilha. Ele teve dor nas costas, ficou tonto e com vertigens quando tentou se levantar, e teve dor de cabeça. Estávamos viajando em nosso trailer, e Michael se sentia tão mal que chegamos à conclusão de que não tínhamos como seguir naquele dia. Mas ele se recuperou aos poucos, e não tentamos novamente desde então.

Não é de surpreender que Michael tenha jogado a toalha. Ao longo dos meses em que Evie me escreveu, ela teve dificuldade de fazê-lo falar sobre o que se tornara um tópico muito delicado:

É difícil falar desse assunto com ele. É mais fácil para Michael simplesmente fingir que não está interessado, e, então, a tensão cresce. Ele finge que não se incomoda, mas tenho certeza de que fica muito frustrado, sobretudo quando não pode fazer nada para me satisfazer. Ele chegou a dizer em certo momento que, mesmo que a operação o tenha salvado, ele sente que sua vida nunca mais será a mesma.

Em uma visita ao médico, Evie mencionou a preocupação deles em relação à incapacidade de Michael ter uma ereção. "A sugestão dele foi inserir um implante peniano. A resposta imediata de Michael foi: '*Nem pensar!*' Já era difícil o bastante ter feito a operação de próstata, para início de conversa, que dirá uma operação que não era vital ou necessária."

240 O que os homens querem na cama

Evie escreveu para mim pela última vez para contar que tinha desistido.

Sempre que toco no assunto, ele fica muito sensível e irritado, e me lembra de que não pode fazer nada e que eu deveria ser mais compreensiva. Nosso relacionamento é bom desde que eu não toque no assunto do sexo. Michael é muito amoroso e atencioso, e toda hora diz que me ama, e se preocupa comigo e com minha saúde, mas não parece se preocupar com minha frustração. Acho que se eu esquecesse a possibilidade de fazer sexo novamente, e não tocasse no assunto, ele ficaria feliz. Assim, no momento, acho que terei de me conformar com uma vida de celibato.

Pode ser devastador estar em um casamento longo e sexualmente satisfatório, e então, de repente, ter um parceiro fora de ação. Há pouco tempo, uma mulher que dirige um grupo de enfermeiras de câncer de próstata falou que em suas reuniões "inevitavelmente há uma ou duas senhoras que caem no choro por causa desse problema. Elas dizem que não fazer amor as faz se sentir velhas e mal-amadas em uma época em que, como mulher, você está tentando lidar com muitas questões inesperadas".

Katherine (66 anos) é casada há 33 anos com Evan, de 69, que foi colocado em terapia hormonal para controlar seu câncer de próstata. A Terapia de Privação Androgênica (TPA) tende a ser usada em combinação com a radiação para homens com cânceres extensos ou agressivos. Às vezes, é administrada pouco antes e durante o tratamento de radiação, mas para homens com câncer de próstata agressivo, os hormônios podem ser mantidos por dois ou três anos.

Como a TPA envolve impedimento cirúrgico ou químico da produção de testosterona, ela resulta em libido prejudicada, perda de ejaculação e função erétil reduzida. No caso de Evan, o casal não foi avisado desses efeitos colaterais. "Nunca nos avisaram que essa terapia era como uma castração química ou sequer perguntaram se ainda éramos sexualmente ativos", disse Katherine, acrescentando que o urologista não os informou sobre tratamentos sexuais nem sugeriu aconselhamento. Katherine disse:

Estou furiosa com esse urologista que não nos informou, respeitou ou ajudou de forma alguma com a maneira como nossa vida e nosso relacionamento íntimo poderiam mudar. Precisei de um ano e visitas a vários médicos para descobrir qual era o verdadeiro estado de saúde de meu marido e como a TPA afeta um homem.

Katherine percebeu que havia algo errado quando Evan começou a dormir no quarto de hóspedes, dizendo que as ondas de calor, outro efeito colateral, estavam perturbando suas noites.

Por algum tempo, aquilo não foi um problema, mas depois de seis meses fiquei muito deprimida e percebi que me sentia rejeitada, indesejada e pouco feminina. Eu passava a maioria dos dias chorando. Quando tentávamos fazer amor, demorava cada vez mais para ele ficar excitado, e eventualmente ele não conseguia ter nenhuma ereção. Eu me sentia constantemente agitada e confusa por causa disso, pois não achava que sexo era tão importante para mim. Ele não parecia estar devastado pela perda de sua masculinidade. Eu simplesmente não conseguia entender, e fiquei magoada porque aquilo não parecia importar nem um pouco para ele, enquanto para mim parecia ser o fim do mundo.

Quando Katherine pediu ajuda à sua clínica-geral, recebeu antidepressivos, e a médica a repreendeu por "não amar o marido o bastante e só se importar com sexo". Eventualmente, ela viajou para consultar seu antigo clínico-geral, que não apenas lhe deu informações completas sobre a extensão do câncer e as opções de tratamento como forneceu ao casal Viagra e, depois, Cialis. As drogas permitiram que recomeçassem sua vida sexual:

Na primeira vez foi o Viagra. Eu não estava apreensiva, porque nessa época Evan tinha compreendido como eu me sentia, depois de muitas sessões de choro quase histéricas, enquanto eu tentava explicar. Então, nesse estágio ele queria fazer amor comigo para que eu me sentisse feminina e desejada novamente. A pílula funcionou muito bem, e com estimulação Evan teve uma ereção completa, e conseguimos experimentar a proximidade máxima de ser um só e nos sentir completos.

Ainda assim, eles acharam o Viagra um pouco desanimador, porque "tinha de ser sexo sem espontaneidade", e acabaram experimentando o Cialis.

É muito melhor porque dura 36 horas, então Evan toma uma pílula na noite de sexta-feira ou na manhã de sábado, e fica excitável durante todo o final de semana. Ainda demora um pouco para estimulá-lo até que tenha uma ereção total, e isso ainda me parece estranho, mas estamos aproveitando a intimidade, e mesmo que ele não consiga atingir o orgasmo, acha satisfatório e divertido. Evan me diz que tem muito prazer. Espero que depois de algum tempo que tiver parado a TPA, ele consiga voltar a ter orgasmos. Devo dizer que passar por tudo isso nos tornou muito mais próximos. Nunca falamos sobre sexo antes, de forma que agora podemos ser mais abertos sobre nossas emoções e sensações físicas. É maravilhoso poder ser tão íntimos de novo, como marido e mulher devem ser.

É inspirador que Katherine tenha conseguido convencer Evan da importância de manter a intimidade física e que ele tenha descoberto que realmente gostava da atividade sexual, embora o tratamento hormonal o tivesse feito perder o desejo. Muitos homens presumem que se não estão com vontade de fazer sexo, não existe razão para tentar. E nunca lhes passa pela cabeça "simplesmente fazer" e ver se gostam da experiência. Infelizmente, ainda parece ser mais raro homens nessa situação estarem dispostos a dar prazer às parceiras.

Vendo as dificuldades enfrentadas por esses casais ao lidar com a questão, pense em como poderia ser pior para um homem com DE que não tem uma parceira. De fato, é muito difícil ser solteiro e estar no mundo dos encontros com ereções não confiáveis ou inexistentes. Tive um bom número de colaboradores nessa situação, alguns dos quais tinham abandonado a ideia de um novo relacionamento. Mas havia algumas almas corajosas preparadas para correr o risco de entrar no mercado nessas circunstâncias, homens como Jay (63 anos), que se arriscou e colheu as recompensas.

Não que ele se sentisse muito confiante em relação a suas perspectivas quando se viu enfrentando uma cirurgia de câncer de próstata. "Ficou claro para mim um mês antes da cirurgia que era provável que eu perderia o valor de mercado e, consequentemente, podia esperar ficar sozinho", explicou ele. Para conseguir passar por essa provação, ele falou desses medos secretos com um terapeuta e recebeu o apoio e a confiança necessários antes de embarcar no tratamento.

Depois de se recuperar da cirurgia, ele experimentou o Caverject — que considerou doloroso — e o Viagra, que eventualmente começou a funcionar, apesar de alguns efeitos colaterais desconfortáveis que desapareceram aos poucos. Mas, no começo, tinha medo demais da rejeição para fazer qualquer esforço para encontrar uma parceira: "Eu poderia ter tentado com uma prostituta, mas me sentia vulnerável demais à rejeição em um ambiente onde, eu presumia, homens saudáveis iam dar uma rapidinha para resolver suas frustrações."

Ainda assim, depois que se mudou para outra cidade, ele soube por um colega de trabalho que também tivera câncer de próstata que havia uma prostituta especializada em ajudar homens em sua situação trabalhando nas redondezas.

Ele me confidenciou que um ano após a cirurgia respondeu a um anúncio do jornal local, encontrou a garota em um motel e passou uma hora com ela. Ele disse que o sexo foi bom e aumentou sua confiança. A garota visitava as cidades locais em um ritmo regular. Ele contou que ela disse que tinha muitos clientes com esse problema, e costumava ajudá-los com suas injeções, bombas etc. Então, eu também podia ter feito aquilo se fosse uma pessoa mais aventureira.

Mesmo assim, Jay ainda teria a própria aventura. Ele se aposentou e se mudou para outra área rural, para ficar perto de sua mãe, que estava envelhecendo. Ali, finalmente teve coragem de tentar encontros pela internet, onde conheceu sua amada Nicole.

Ambos éramos novatos no site de encontros e gostamos um do outro logo de cara. Tive cuidado de não apressá-la para o teste da cama, e começamos com visitas domiciliares durante o dia, para o almoço. Então saímos uma noite e fomos para a casa dela. Eu me levantei para dizer boa-noite e pedi a ela um beijo na porta. Isso levou a um amasso no sofá, e estabeleci como objetivo da noite carícias pele com pele antes de ir embora.

Abraços e beijos se seguiram, e logo eu estava com as mãos sob as roupas de Nicole, e foi muito bom sentir sua pele. Eu só queria acariciar a pele daquela mulher e sentir seus suaves músculos e curvas. Nicole fez o mesmo comigo, e foi ótimo. Cintos foram afrouxados para ampliar nossas áreas de ação, mas o foco de ambos naquele momento era a sensação agradável de sentir a pele outra vez. Eu estava feliz; o sexo podia esperar.

Mas, para surpresa dele, de repente Nicole sugeriu que fossem para a cama.

Enquanto subia os degraus, pensei: "Isto vai ser interessante." Nós nos deitamos na cama, nos abraçamos, nos beijamos e acariciamos, e meu pênis respondeu um pouco, mas duvidei de que estivesse duro o bastante para a penetração. Desejei ter antecipado aquilo e tomado um Viagra. Mas decidi ver se estava duro o suficiente. Talvez ficasse tudo bem. Notei que Nicole reagia incrivelmente a meus beijos e carícias, e logo, provavelmente cedo demais, me deitei sobre ela e tentei colocar meu pênis em sua vagina. Mesmo com sua ajuda, não estava tão duro. Ela não pareceu se abalar, e voltamos a nos abraçar e acariciar. Eu a coloquei por cima e simplesmente adorei sentir seu peso sobre mim — o calor de seu peito, a pressão de seu corpo, a liberdade de minhas mãos em suas costas. Enfiei a mão entre nossas barrigas em direção à sua vulva e fiquei surpreso ao notar como Nicole estava quente ali. E como seus lábios estavam relaxados e separados. Eu queria colocar meu pênis dentro dela outra vez, e sentia que ela tentava colocá-lo. E ele entrou.

Foi uma surpresa para mim. Mas uma experiência dolorosa para Nicole. Ela saiu de cima de mim imediatamente e foi direto para o banheiro. Disse que sua vagina estava sangrando um pouco. Ela voltou para a cama, nós voltamos a nos abraçar e acho que nossas mentes estavam a mil. O que foi aquilo tudo?

Bem, o problema era a secura vaginal de Nicole, que gradualmente se resolveu, com lubrificantes mais um creme de estrogênio. Hoje está tudo bem, e três anos depois o casal feliz desfruta uma boa vida sexual. Jay usa Cialis algumas vezes por semana — "ele me deixa quase normal de novo", escreveu, animado, com sua crescente confiança sexual ganha através do inestimável apoio de sua amorosa parceira.

O triste é que muitos homens nunca se arriscam. É comum para homens solteiros que se preocupam com as ereções acabar evitando relacionamentos em vez de se colocar à prova. Brett McCann, CEO do Impotence Australia, explica:

Após a experiência de não conseguir uma ereção com a parceira, muitos homens ficam tão perturbados que deixam o relacionamento ou interrompem toda a afeição, o que acaba pondo um fim ao namoro ou casamento. Em geral, isso deixa as parceiras sem saber por que as coisas amargaram. Quando os homens procuram ajuda, já desenvolveram um forte medo de ter um relacionamento, mas me dizem que desejam desesperadamente o conforto de uma parceria. Esses homens precisam de muito aconselhamento de apoio para, mais uma vez, desenvolver confiança sexual e social.

Na verdade, há pesquisas demonstrando que homens com problemas graves de DE são mais propensos a ser solteiros, sem padrões sexuais regulares. O Global Study of Sexual Attitudes and Behaviors — um projeto em larga escala envolvendo 13 mil homens de trinta países — descobriu que os homens em relacionamentos casuais tendem a experimentar mais esses problemas, e dificuldades eréteis parecem ser altamente associadas com sexo não regular.[9]

Mas não precisa ser assim. Se os homens estão dispostos a se envolver com mulheres, normalmente descobrem que conseguem vencer o problema, como explica Brett McCann:

> Quanto mais tempo o homem evita os relacionamentos, mais aumenta sua ansiedade. Ele precisa encontrar um relacionamento com uma mulher que o apoie, uma mulher com quem possa conversar sobre suas preocupações e se sentir seguro, de forma que tenha tempo para se acostumar a ser íntimo outra vez. Existem muitas mulheres compreensivas em relação a esses problemas.

Jack foi um ótimo exemplo de um homem solteiro com um pênis temperamental que aprendeu a transitar com êxito no cenário dos encontros. Esse homem de 63 anos vinha tendo encontros havia nove anos, desde o fim de seu casamento. Ele aprendera que algumas vezes tinha problemas eréteis com uma mulher nova, mas não se abalava com isso.

> Tive ocasiões em que simplesmente não conseguia funcionar, pois não desenvolvia uma ereção. Refletindo, percebi que era um problema psicológico — se eu não desenvolvia uma ereção, era porque algo não estava certo na situação. E acabei percebendo que quanto mais falhava, mais falhava, ainda que, com o tempo, normalmente as coisas se resolvessem.

Jack reconhecia que costumava ficar ansioso nessa situação, mas tinha confiança de que ainda podia ser um bom amante, com ou sem ereção. Ele achava útil ser honesto sobre o que elas podiam esperar em seus novos relacionamentos:

> Sempre sou muito franco em relação ao fato de que inicialmente posso não conseguir funcionar. E, sim, eu conto a elas muito antes de fazermos sexo (a não ser quando elas querem fazer sexo no primeiro encontro). Entretanto,

246 O que os homens querem na cama

também digo que sou um amante atencioso que gosta de dar prazer e fazer amor de uma maneira que quase sempre lhes garante um orgasmo. Até hoje, nunca uma mulher reagiu mal nesse estágio. Elas normalmente se esforçam para me ajudar a penetrá-las, mesmo se estou apenas com uma ereção parcial (em geral, depois que as penetro, a ereção fica bastante firme). E se não consigo penetrá-las, elas costumam ficar contentes em me levar ao orgasmo usando as mãos, ou se sentem confortáveis usando a língua e a boca, sexo oral.

Jack teve muitos encontros, e acabou na cama com 17 das 27 mulheres com quem saiu nos nove anos anteriores. Naturalmente, ele disse que aprendeu muito sobre as mulheres nesse período, encontrando, inclusive, algumas que não conseguiam lidar com o problema erétil. Um exemplo foi uma mulher que ele conheceu na internet. Os dois trocaram e-mails, conversaram pelo telefone e acabaram se encontrando para um agradável jantar. Então Jack sugeriu que fossem para a casa dele, onde as coisas esquentaram rapidamente:

Fomos para o meu quarto, e passei as mãos pelo corpo dela, beijei seu pescoço, os seios e mamilos, e então desci e usei meus lábios, minha língua e meus dedos para levá-la ao clímax. Nesse momento, eu não tinha ficado firme, mas tentei penetrá-la usando a mão para ajudar. Mas foi em vão. Dessa forma, expliquei que isso podia acontecer. Eu mal acabara de dizer essas palavras quando ela se virou de costas para mim em uma posição semifetal, afastando-me e indicando que não queria conversar. Pouco mais tarde, ela pediu que eu a levasse para casa — fora isso, ela ficou em silêncio e não demonstrou nenhum carinho por mim. Em sua casa, ela saiu do carro, me agradeceu pelo jantar e me desejou tudo de bom — deixando bem óbvio que não queria mais nenhum contato.

Jack lidava bem com esse tipo de experiência, sobretudo porque a rejeição ocasional era excedida pela grande quantidade de mulheres que não se abalavam com sua ereção vacilante. Quando já estava escrevendo para mim fazia alguns meses, ele mandou boas notícias.

Conheci uma mulher maravilhosa: linda em todos os sentidos; adora cuidar de mim e adora igualmente que eu cuide dela; tem uma incrível e contagiante risada; move-se de forma linda — tem uma forma de andar fabulosa; é uma ótima amante; completamente tranquila quando está nua; me acha lindo (evidentemente precisa de óculos melhores); ótimos amigos; vida interessante. E não se importa se tenho ou não uma ereção — fez sexo oral em mim e me levou ao orgasmo mesmo eu não estando firme —; ela usa as mãos e o corpo de todas as maneiras para me fazer penetrá-la, sabendo que vou acabar ficando duro como resultado. E sempre se mostra entusiasmada com o prazer que lhe dou. Como resultado, não há nenhuma ansiedade, e o sexo fica cada vez melhor.

A última vez que tive notícias dele foi através de uma carta de despedida anunciando que eles fariam uma viagem ao exterior.

A confiança de Jack era incomum, mas sua experiência tem muito para ensinar a outros homens solteiros. Muitas mulheres têm uma postura relaxada nessa situação, especialmente se o homem lida com isso de maneira aberta, está disposto a conversar sobre o assunto e contente em lhes dar prazer de outras maneiras. O que as mulheres não toleram é o homem que se retira para o silêncio, tão envolvido com a própria ansiedade que fica cego para as necessidades dela. Como o pobre operário que culpa suas ferramentas, ele vê seu equipamento defeituoso como a causa de todos os seus problemas. Mas a chave para a aceitação feminina está em ser direto e colocá-la em primeiro lugar — isso é o que faz a diferença.

12

Boas notícias para os apressadinhos
Controlando a ejaculação

Uma desapontada mulher nua está deitada em uma cama desfeita. Ali perto, um homem veste apressadamente um terno bem-cortado. Ajustando a gravata, ele diz: "Claro que tenho ejaculação precoce. Sou um homem muito ocupado."

É uma tirinha inteligente, e o desfecho levanta uma interessante questão: a ejaculação precoce é uma característica inata ou adquirida? Evidente que é uma tolice sugerir que homens ocupados treinam a si mesmos para encaixar uma atividade sexual minimalista na agenda apertada. Mas não há dúvida de que alguns homens aprendem a gozar rápido quando se masturbam com pressa na adolescência, preocupados com a fechadura frágil da porta do banheiro da família ou com o irmão que dorme na cama ao lado. Em geral, há boas razões para homens jovens gostarem de gozar rápido, e pode ser muito difícil perder o hábito. Outros passam anos em relacionamentos nos quais as mulheres preferem uma rapidinha, e então descobrem que esse padrão não agrada à nova amante. Então, o treinamento é grande parte da história. Entretanto, nos últimos dois anos foram publicadas intrigantes novas pesquisas que revelam um elo genético — alguns homens parecem ter a característica inata de reagir rapidamente, e isso tende a ser de família. A questão do controle da ejaculação acabou se tornando bastante complexa — mais um aspecto da sexualidade humana no qual só agora estamos colocando as últimas peças do quebra-cabeça.

Segurar a ejaculação é um verdadeiro problema para a maioria dos homens quando são jovens. Atrasar o clímax durante essas primeiras experiências impetuosas costuma ser quase impossível — na primeira vez que podem tocar, sentir e desfrutar o corpo de uma mulher, as sensações normalmente são avassaladoras demais para serem contidas. Este é Bill (46 anos) falando sobre sua antiga luta com a ejaculação precoce (EP):

Isso era um problema em minha adolescência e na faixa dos vinte, assim como as ereções indesejadas e sem motivo. Durante meus anos de adolescência, treinei-me para me masturbar depressa e em silêncio no quarto. Então, com as garotas, meus hormônios frenéticos praticamente me faziam ejacular na calça só de olhá-las na rua. Como consequência, meus primeiros encontros sexuais foram rápidos e superficiais. As técnicas de distração mental (contar de trás para a frente com os olhos fechados, olhar fixamente para o papel de parede etc.) quase nunca funcionavam por mais de alguns segundos antes da inevitável liberação explosiva da hiperexcitação. O outro aspecto era minha terrível falta de oportunidade de encontros sexuais, com o resultado de que, nas poucas ocasiões em que eu conseguia fazer sexo, fodia com a intensidade delirante de um homem faminto diante de sua única refeição decente em um ano

Muitos homens que escreveram para mim lembravam-se das mesmas experiências constrangedoras iniciais nas quais chegavam ao clímax logo depois da penetração. Um homem escreveu sobre uma experiência como essa:

Eu tinha uns 19 ou 20 anos, gostava muito de sair e socializar, e conhecia de vista uma garota só por encontrá-la diversas vezes no pub. De qualquer forma, não sei como aconteceu, mas acabamos na minha casa. Na verdade, a casa dos meus pais. Eles não estavam, e logo a levei para a minha cama de solteiro. Ela era linda, loira, curvilínea e muito atraente, e eu a vinha admirando havia algum tempo. Houve toda aquela confusão destreinada ou o que quer que pensávamos ser preliminares, o que acho que foi basicamente se livrar das roupas o mais depressa possível. De qualquer forma, eu me lembro de olhar para ela em certo momento e tudo estava nos lugares certos e em tamanhos agradáveis, e eu, mais duro do que nunca, fui em frente. Bom, não houve nenhum sinal de que algo estivesse fora do comum, tudo saía como o planejado; eu me direcionei para dentro, e ela era quente, molhada e apertada, e penetrá-la uma vez bastou, e tinha acabado. Ela estava pronta, eu fiquei quieto. Ela tentou reiniciar as coisas, mas eu simplesmente fiquei mole e não consegui continuar. Então, nós nos levantamos e eu a levei em casa. Foi constrangedor.

Mas aos poucos a maioria dos homens obtêm um pouco de controle. Bill teve sorte. Acabou encontrando uma amante que o ensinou a desacelerar:

No final da casa dos 20 anos, fiquei com minha amiga Lydia, que era uma amante mais experiente, acolhedora e sensual, e aprendi a desfrutar o sexo prolongado. Com paciência, ela me encorajou a uma aproximação física mais saudável e gradual. Primeiro, havia o ato deliberado de demorar um tempo decente para ficar íntimo. Começando com coisas como compartilhar uma refeição com vinho, toques, massagem, banhos, música suave e calmante, luzes difusas, a urgência pulsante deu lugar a um estado mais calmo e atencioso. Então eu podia me concentrar na experiência mais lenta e relaxada de compartilhar as intensas delícias eróticas de uma transa prolongada. Era uma união compartilhada e sensual de nossos seres, ao passo que antes eu me concentrava mais em gozar com um objeto externo de desejo sexual.

Para Bill, essa foi uma verdadeira experiência de aprendizado, que o ensinou mais que o controle da ejaculação. A maioria dos homens é forçada a conseguir isso sem ajuda. Lembra-se da infame cena do gel de cabelo no filme *Quem vai ficar com Mary?* Começa com Ted planejando um grande encontro com Mary e seu amigo Dom aconselhando-o a "descarregar" antes: "Você descabela o palhaço antes de um encontro importante, não é? Diga que você descasca banana antes de um encontro importante. Ah, meu Deus, ele não depena o sabiá antes de um encontro importante. Você é louco? Isso é como ir lá com uma arma carregada! Claro que é por isso que você está nervoso." Então, Ted aceita o conselho de Dom e descarrega, e não sabe onde a ejaculação foi parar. E em uma das cenas mais engraçadas do cinema recente ele recebe Mary à porta com esperma pendurado na orelha, ela chega à conclusão de que deve ser gel de cabelo e coloca no próprio cabelo — para o horror de plateias de cinemas do mundo inteiro.

Descabelar o palhaço antes de um encontro importante é um dos truques clássicos. A prática ganha muito crédito na pesquisa de Shere Hite com mais de 7 mil homens (publicada no *The Hite Report on Male Sexuality*). No argumento de Hite sobre EP, muitos dos homens relatam que se masturbar algumas horas antes da relação sexual os ajuda a demorar mais para ejacular. "Isso elimina a urgência", comenta um deles. Outros relataram que se gozassem rapidamente e esperassem por uma segunda ereção, demoravam mais na segunda vez. Variar a forma como se moviam também era uma abordagem bem-sucedida: "Quando você está a ponto de gozar, mexa-se de forma diferente para colocar menos pressão na cabeça do pau e em outras áreas críticas." Ou

Boas notícias para os apressadinhos 251

então eles variavam de posição: "O método que eu uso para atrasar o orgasmo é chegar um pouco mais para 'cima' da mulher, diminuir a velocidade e me mover menos." Outro homem sugere: "Tento evitar estimular a glande. A penetração profunda e prolongada aumenta a sensibilidade e a probabilidade de orgasmo enquanto a curta diminui a sensibilidade." Outros usam uma camisinha para amenizar a sensibilidade, ou interrompem a relação sexual, usam controle mental, pensando em coisas não sexuais ou desagradáveis.[1]

A questão é que a maioria dos homens encontra uma maneira de resolver o problema, acalmando-se nos momentos críticos até que aprendam a se controlar melhor. Entre 90% e 95% dos homens aprendem a demorar mais no final da adolescência ou no começo da casa dos 20 anos, segundo Michael Lowy e Brett McCann, autores de um novo livro australiano, *Too Fast-Learning to Last Longer*. A maioria das pesquisas sugere que de 20% a 30% dos homens dizem ter EP: alguns deles são jovens que ainda estão nesse período de aprendizado; outros têm um tempo de ejaculação normal, mas expectativas pouco realistas; cerca de 5% têm "EP secundária" — anteriormente tinham controle, mas passam a ter problemas; e cerca de 10% provavelmente têm uma EP vitalícia.

Recentemente, especialistas na área vêm tentando definir o problema de uma forma mais exata. Como explicam Lowy e McCann, o tempo da penetração à ejaculação — o que eles chamam de "tempo de latência ejaculatória intravaginal" (TLEI) — não é uma boa medida, pois também é importante examinar se o homem ou sua parceira está insatisfeito com a duração. Às vezes, uma dieta constante de rapidinhas agrada os dois. Os tempos variam consideravelmente — os autores mencionam um estudo no qual mostravam-se homens com EP com um TLEI de 1,8 minuto, comparada a 7,3 minutos para homens que disseram não ter o problema. A maioria dos homens que procura ajuda com problemas de EP tem um TLEI de menos de um minuto.[2]

Como acontece com outros problemas sexuais, as tentativas e os fracassos de controlar a ejaculação podem criar um verdadeiro abismo entre um homem e uma mulher. É mais fácil para o homem se afastar da intimidade do que passar por fracassos constantes. E não importa quão paciente ou compreensiva seja a mulher, inevitavelmente as emoções confusas que cercam o assunto levam a melhor sobre sua boa vontade e seu interesse por sexo.

Lara era uma mulher frustrada quando entrou em contato comigo pela primeira vez, procurando ajuda para o problema de ejaculação do parceiro.

252 O que os homens querem na cama

Já tentei de tudo para fazê-lo tomar uma atitude em relação ao problema: suave persuasão, tristeza, raiva, negação, afastamento, repressão sexual e, agora, de volta à tristeza. Tudo isso carregado com uma grande dose de frustração e a sensação de não saber o que fazer. Meu parceiro, Gabriel, oscila entre negação, vergonha, culpa e raiva. Mas, basicamente, ele se sente envergonhado. No momento estamos em crise, e não sei o que fazer ou onde procurar ajuda. Vivemos em uma área rural e não consigo encontrar terapeutas sexuais.

O problema existia desde o começo do relacionamento. Lara explica:

Logo no começo, Gabriel me contou que tinha dificuldades em seu casamento anterior (a esposa não gostava nem um pouco de sexo, e eles não faziam sexo havia cinco anos antes de se separarem). Ele disse que estava um pouco magoado por causa disso, e fui muito compreensiva. Pensei que era natural ele gozar rápido — estava retomando o ritmo das coisas. Mas, depois de três meses, o problema ainda não tinha melhorado em nada, e eu estava me sentindo um pouco ansiosa em relação a isso. Ele me disse que quando era jovem gozava rápido, mas logo depois estava pronto para transar de novo. Foi então que percebi que tínhamos um problema que fora estabelecido havia muito tempo e para ele era normal gozar em um ou dois minutos.

Então, de antemão, Gabriel contava durar mais na segunda vez. Esse é um truque que funciona bem para muitos homens. Tive algumas histórias maravilhosas de colaboradores sobre como eles desconsideravam a primeira ejaculação rápida, tendo aprendido a usar o tempo entre a primeira e a segunda para dar prazer à parceira. Veja o alegre relato desta mulher:

Na primeira vez em que fiz sexo com esse homem, estávamos muito excitados e fomos para o meu quarto. Eu esfreguei seu pênis por cima da calça, e ele soltou um imenso gemido. Então, o homem tirou a calça, continuando de cueca, e fomos para a cama. Eu coloquei a mão lá embaixo, e ele estava sem ereção e bastante úmido. Era óbvio que já tinha ejaculado. Fiquei decepcionada na hora, mas estava desesperada para que ele não se sentisse envergonhado, e queria que de alguma forma passássemos por aquilo. Não queria que fosse o fim do relacionamento. Então eu disse: "Você vai passar a noite aqui?" Ele confirmou. (Normalmente, eu não gostaria que um homem ficasse, pois gosto de ter meu próprio espaço, mas não queria que ele fosse embora em poucos minutos e se estabelecesse um constrangimento insuperável. Percebi que podíamos resolver aquilo de um jeito ou de outro.) Continuamos nos beijando, e eu estava ficando muito excitada. Para minha alegria, ele teve uma ereção, e fizemos um sexo incrível. Transamos de novo mais tarde naquela noite, e então sugeri que talvez ele devesse ir embora. Dali em diante, passamos a nos ver cerca de duas vezes por semana, e fazíamos sexo em geral duas vezes por noite. Ele sempre ejaculava na calça antes de tirá-la, mas isso não era algo que discutíssemos. Era apenas algo que acontecia. Na verdade, era ótimo, porque ele tinha outra ereção em 15 ou vinte minutos, mas, nesse meio-tempo, eu ganhava preliminares fantásticas. Quando ele tinha a ereção, estava (como a maioria dos homens) pronto e contente em ter uma relação sexual. Por causa do atraso forçado, eu estava tão excitada que praticamente poderia estapeá-lo se ele não estivesse pronto (figurativamente falando, é claro.) Como estava absoluta e completamente excitada, eu tinha orgasmos fantásticos.

Que bom que ela está tão satisfeita com o padrão habitual deles. O problema, porém, é que, usando essa abordagem, os homens nunca treinam a si mesmos para atrasar o primeiro orgasmo. No caso de Gabriel, essa técnica era bem-sucedida no começo, mas depois ele passou por um período prolongado sem sexo antes de seu relacionamento com Lara. Quando ficaram juntos, o truque das duas vezes já não funcionava tão bem. Ele já estava no final da casa dos 50 anos, de forma que, mesmo no começo do relacionamento, muito provavelmente já tinha passado do estágio em que conseguia ter uma segunda ereção durante a mesma sessão de atividade sexual. O período refratário — o tempo médio para conseguir uma segunda ereção após o orgasmo — aumenta de forma constante, e podem ser necessárias várias horas, ou até mesmo dias, quando o homem chega aos 50. Alguns homens percebem que não conseguem aguentar uma segunda rodada porque têm hipersensibilidade na glande após a ejaculação.

Então, a atitude anterior de Gabriel não funcionava, e o casal enfrentava dificuldades, sem fazer nenhum progresso. A tensão entre eles começou a crescer. Lara escreveu:

No começo eu era paciente, compassiva e positiva. Nós íamos muito devagar com o objetivo de aumentar seu limite de prazer. Após oito meses de sexo insatisfatório, sugeri que talvez houvesse um problema que precisasse de ajuda profissional. Ele ficou chocado com a sugestão e não fez nada por um bom tempo. Enquanto isso, eu ficava cada vez mais irritada e frustrada. Mas continuei sugerindo que ele fosse a um terapeuta ou lesse sobre o problema.

Depois de oito meses, Gabriel finalmente foi a um terapeuta, que sugeriu remédios. No entanto, ele se recusou a usá-los. Então Lara começou a ter os próprios problemas de saúde, incluindo um cisto no ovário, menopausa precoce e depressão — que levaram a melhor sobre seu relacionamento sexual.

> Por causa de tudo isso, eu me afastei do sexo. Na verdade, eu não gostava mais. Não podia acariciá-lo, porque ele gozava. Se tivéssemos uma relação sexual, não podia me mover ou demonstrar algum prazer, porque ele gozava. Cheguei à conclusão de que eu não queria mesmo, e quando fazia, acabava sendo horrível. Então, por que me dar ao trabalho?

Quando a saúde dela começou a melhorar, o relacionamento deles já tinha quatro anos e eles ainda faziam sexo ocasionalmente, enquanto Gabriel sempre prometia tomar alguma atitude em relação ao problema. "Acabou virando uma espécie de mantra. 'Eu vou resolver isso.' Mas depois de quatro anos eu já estava farta e não queria mais nada. Sentia-me traída, furiosa e frustrada." Quando finalmente ele tentou algo, fazendo alguns exercícios para fortalecer os músculos do assoalho pélvico, ela se recusou a ajudá-lo.

> Eu me sinto mal em relação a isso. Teria sido uma boa ideia se o tivesse apoiado mais. Mas eu estava muito magoada. Sentia que ele tinha tirado vantagem de minha generosidade anterior e nunca assumira nenhuma responsabilidade, mas quando finalmente agiu, ele queria meu apoio. Sinto que minha atitude prejudicou a nós dois. Ele sempre me dizia que aquilo era autossabotagem. Mas, para mim, era mais falta de esperança por ter sido decepcionada vezes demais.

Com toda essa tensão e culpa, naturalmente, o problema foi de mal a pior. A ansiedade de performance começou, e o corpo de Gabriel reagiu à ansiedade de gozar rápido demais e à sensação de fracasso. O que acontece nesse caso é que o estresse estimula a ação involuntária dos nervos simpáticos, que liberam

Boas notícias para os apressadinhos **255**

mais adrenalina, aumentam a frequência cardíaca e fornecem mais oxigênio para ajudar o corpo a lidar com o estresse. Mas esses nervos também estimulam a ejaculação, de forma que o problema persiste.

Nota: a ansiedade nem sempre se relaciona à performance — às vezes, um homem simplesmente não quer estar ali. Assim como os homens podem perder a ereção se estiverem desconfortáveis com o relacionamento, outras vezes gozam rápido demais quando não querem estar com aquela mulher em especial. Por exemplo, eis um homem que passou 14 anos em um relacionamento que não era certo para ele. Olhando para trás, agora percebe que seu pênis estava tentando lhe dizer exatamente isso: "Depois percebi que se estou com alguém com quem não quero estar, tenho a tendência a ejacular rápido demais. Quando estou confortável e existe prazer mútuo, não sinto dificuldade em ficar ereto muito depois que as necessidades de minha parceira foram satisfeitas."

E os exercícios para o assoalho pélvico — teriam ajudado se Gabriel e Lara tivessem seguido esse caminho? Bem, talvez. Um programa de exercícios para o assoalho pélvico pode melhorar o controle ejaculatório, ajudando os homens a aprender a identificar o ponto sem retorno — ou "ponto de inevitabilidade", como alguns o chamam — da ejaculação. Esse é um dos problemas principais no controle: homens que lutam contra a questão normalmente estão dominados demais pela ansiedade para captar as sensações associadas aos vários estágios da excitação. Aprender a antecipar o ponto sem retorno é crucial para retardar a ejaculação.

Os homens podem aprender isso sozinhos. Há muitos bons livros de autoajuda que ensinam exercícios para o assoalho pélvico, às vezes como parte da abordagem taoísta ou tântrica para explorar orgasmos múltiplos. *The Multi-Orgasmic Couple*, de Mantak Chia, Maneewan Chia, Douglas Abrams e Rachel Carlton, é um bom exemplo, detalhando técnicas de tirar o fôlego e exercícios para o assoalho pélvico destinados a ajudar os homens a controlar sua taxa de excitação e aprender a chegar ao orgasmo sem se afobar para ejacular. Eis um colaborador que aprendeu sobre exercícios para o assoalho pélvico pela internet e descobriu que eles faziam uma diferença real: "Ao longo de três meses, comecei a achar que eu estava durando cerca de dois minutos, ocasionalmente cinco, e dez minutos em algumas ocasiões. Era muito bom transar por mais tempo, era mais íntimo, e meus orgasmos melhoraram muito."

256 O que os homens querem na cama

Mesmo assim, Gabriel poderia ter descoberto que eles não funcionavam para ele. Em seu caso, o problema parece ser uma EP "vitalícia" que, como as evidências agora sugerem, é mais propensa a ter uma base genética que a EP "adquirida", que se desenvolve em homens que antes tinham um bom controle. Pesquisadores de Turku, na Finlândia, entrevistaram mais de 3 mil homens — todos pares de gêmeos e seus irmãos mais velhos ou mais novos —, e descobriram um elo genético entre os participantes que tinham EP. Se você tem um problema vitalício com ejaculação precoce, existe uma chance de 91% de um parente próximo do sexo masculino também ter.

Como muitos outros progressos recentes na sexologia, a chave para o controle da ejaculação foi descoberta por acidente, quando pesquisadores perceberam que um grupo particular de antidepressivos, os Inibidores Seletivos de Recaptação de Serotonina (ISRSs), como o Prozac, podem atrasar a ejaculação. Isso impulsionou pesquisas que demonstraram que a ejaculação é controlada pelos receptores de serotonina no cérebro. Parece que homens com EP vitalícia sofrem do que pode ser um problema herdado relacionado à sensibilidade desses receptores — resultando em uma resistência a ajustar a definição "padrão" do centro de ejaculação no hipotálamo.

O gene responsável pela quantidade e pela atividade da serotonina, o 5-HTTLPR, também controla a rapidez da ejaculação. Um trabalho dos pesquisadores holandeses Dr. Marcel Waldinger e Paddy Janssen demonstrou que apenas um tipo desse gene causa ejaculação mais rápida. Dos três tipos existentes do gene — LL, SL e SS —, o estudo holandês demonstrou que o tipo LL causa uma ejaculação mais rápida. Em média, homens com o LL ejaculam duas vezes mais rápido que homens com o SS, e também quase duas vezes mais rápido que os homens com o SL. Atualmente, esses pesquisadores estão procurando outros genes envolvidos na ejaculação.[3]

Há cerca de uma década, médicos começaram a usar os ISRSs como tratamento para a EP. Era essa a medicação que Gabriel relutava em usar — ele não gostava da ideia de tomar antidepressivos. Em geral, recomenda-se a administração de ISRSs diariamente, e eles podem ter efeitos colaterais desagradáveis, como suores, náusea, tonteira, sonolência e supressão de apetite, mas, em geral, isso desaparece em poucas semanas. Esses medicamentos são efetivos em cerca de 70% dos homens com o problema, e o homem comum atinge algo em torno de 100% a 600% de melhora no tempo de ejaculação. Eles também podem ser tomados de acordo com a necessidade — quatro ou cinco horas antes da relação sexual —, mas isso tem menos efeito no tempo de ejaculação do que a dose diária, e mais efeitos colaterais.

Os colaboradores relataram suas experiências com essas drogas. Uma mulher mencionou que percebera que estava funcionando bem para alguns homens com quem ela namorara:

> Há uma droga para a depressão — Zoloft — que também é usada para EP. Namorei dois homens que estavam tomando Zoloft, e o efeito colateral foi ejaculação retardada ou inexistente, mas ereção prolongada. Eles tinham EP, mas ambos se deliciaram com o período mais longo com ereção (eu também — muitas preliminares, oral, diversão, risadas). Mas outro homem me contou orgulhosamente que tinha EP até que foi ao médico, mas desde que começou a tomar Zoloft ele estava bem, e o efeito colateral era (o médico lhe disse!) que ele ficaria mais feliz!

Outro colaborador mencionou que não chegava ao orgasmo quando estava usando Zoloft, o que não o deixava nem um pouco contente. Mas, em geral, a maioria dos homens relata efeitos positivos. Scott é um colaborador que experimentou tomar ISRSs pouco antes da relação sexual, com algum sucesso, apesar dos efeitos colaterais:

> Como um primeiro passo em direção à melhora, ele [o médico] recomendou um medicamento, Anafranil, que na verdade é um antidepressivo. Eu achei engraçado, porque não me sinto mal por causa de meu problema. A ideia é tomá-lo de três a quatro horas antes da relação sexual. Isso se mostrou problemático para mim. Nos finais de semana, nossa transa normalmente acontece quando acordamos, portanto, não é possível tomar o remédio para EP com tempo suficiente de antecedência. Nos dias de semana, o efeito retardado significa que tenho que tomá-lo pouco antes de sair do trabalho. Estou com tantas coisas na cabeça nessa hora que acabo me esquecendo. Antes de tomar, também preciso esperar me dar bem naquela noite. Isso não faria diferença se o remédio não tivesse efeitos colaterais, mas tem. Na primeira vez, tomei por acidente uma pílula inteira, em vez de meia, e praticamente não consegui dormir por três dias — coisa forte. Mesmo com meia pílula ou menos, percebo uma combinação de visão embaçada, tonteira e dificuldade para dormir. Então, só tomo quando espero me dar bem; e se estou um pouco cansado, não tomo. Isso significou que, depois de dois meses, lembro-me de ter tomado a

medicação em apenas quatro ocasiões em tempo suficiente para que faça o efeito certo durante o sexo. Ainda não sou bem um rato de laboratório, não é? Apesar disso, o efeito do remédio foi óbvio nas primeiras ocasiões. Ela me montou por cinco ou seis minutos, e eu percebi que não ia gozar. Então fiquei em cima dela, e demorou cinco minutos de penetração para que eu chegasse ao clímax. Na verdade, foi bem difícil, e não prazeroso como parece. Ela não achou tão íntimo, entretanto, as possibilidades foram encorajadoras.

A história de Scott é interessante:

Minha saúde esteve enfraquecida durante grande parte de nosso relacionamento, e geralmente passávamos meses sem fazer sexo. Minha preocupação permanente é que eu nunca consegui durar o bastante para dar à minha esposa, Jenny, um orgasmo vaginal, embora às vezes consiga lhe dar um clitoriano. Por causa disso, tínhamos a tendência a deixá-la ir primeiro. Depois, ela ficava bastante excitada para a minha vez. Parecia não haver necessidade de prolongar a relação sexual, e o resultado foi que eu adquiri o hábito de gozar ainda mais rápido — normalmente, de cinco a trinta segundos após penetrá-la.

Mas agora isso mudou.

Desde minha recente recuperação dos problemas de saúde, agora sinto que posso transar todos os dias. Jen e eu temos falado muito sobre isso desde então, nem sempre concordando, mas agora fazemos sexo pelo menos duas vezes por semana e reservamos algumas manhãs e noites para isso.

Agora, Scott deseja que sua mulher chegue ao clímax durante a relação sexual: "Depois de muita leitura, parece que casais nos quais o homem consegue segurar por tempo bastante para a mulher ter um orgasmo vaginal relatam prazer e intimidade sexuais maiores. Agora eu quero desesperadamente durar mais para Jen ter um orgasmo vaginal." Então ele tentou usar exercícios para o assoalho pélvico, com algum sucesso. Mas, ainda que conseguisse segurar um pouco mais, ele se sentia frustrado:

Mesmo em ocasiões em que durei alguns minutos, não dei a ela nem perto do prazer suficiente na vagina para chegar ao orgasmo. Eu me sinto muito decepcionado com nossa situação, e tenho inveja de outros casais em que o homem consegue segurar até a mulher ter um orgasmo vaginal. Na minha opinião, meu papel como o homem dela é encorajá-la a expandir seus limites sexuais de forma que possamos desfrutar um do outro o máximo possível. Entretanto, ela não está tão preocupada, e às vezes fica frustrada com minhas sugestões. Então percebi que terei de lidar com isso sozinho e resolver meu problema primeiro. Minha esperança é que eu possa aumentar meu tempo antes da ejaculação ainda mais, para talvez dez minutos, aí, quem sabe, possa dar a ela prazer suficiente penetrando-a. Assim, fiz algumas pesquisas, fui a um especialista e tenho tomado medicações há algum tempo.

O problema é, evidentemente, que Jenny pode ser uma das mulheres que nunca têm orgasmo vaginal. Grandes estudos de gêmeos na Austrália e no Reino Unido demonstraram que quase metade das mulheres não chega ao clímax regularmente durante a relação sexual, e números significativos (mais de 15%) *nunca* chegam ao clímax dessa maneira.[4] Nessa situação, é muito melhor encontrar formas de acrescentar estimulação clitoriana direta à relação sexual, usando as mãos ou um vibrador, ou garantir que a mulher chegue ao clímax com estimulação oral ou manual antes ou depois da relação. Scott pode ter embarcado em uma causa perdida que apenas criará tensão entre eles e reduzirá o prazer de sua esposa.

Na verdade, adquirir habilidade na arte do amor oral é uma ótima ideia para um homem com EP — como Ian Kerner demonstra em seu livro, *She Comes First*. Kerner descreve sua longa batalha contra a EP. "A simples visão do corpo nu de uma mulher podia me fazer perder o controle."[5]

Depois de anos lutando com o problema, ele encontrou a solução. "Eu era um aleijado sexual, e o sexo oral se tornou minha muleta. Se eu não conseguia satisfazer uma mulher com meu pênis, então, com certeza absoluta, ia satisfazê-la com a boca", escreveu ele, explicando que aprendeu por tentativa e erro e eventualmente se tornou muito bom. "A cunilíngua não apenas possibilitou que eu satisfizesse total e completamente uma mulher, mas também me permitiu parar de me preocupar com o sexo e passar a desfrutá-lo. Assim, eu conseguia deixar a ansiedade de lado, desenvolver maior autocontrole e me tornar um amante melhor de forma geral."[6] Homens interessados em experimentar essa abordagem sensível podem aproveitar as instruções passo a passo no livro dele.

260 O que os homens querem na cama

Algumas de minhas colaboradoras comentaram sobre homens que se orgulham de demorar um tempo muito longo, sugerindo que essa abordagem é mal orientada. Eis Eloise:

> Gosto que um homem goze bem rápido — que se solte e vá direto ao ponto. Para mim, um amante "ruim" acha que mais demorado é melhor. Eu fico entediada com o entrar e sair, entrar e sair e não sentir uma progressão se construindo. Não preciso de muita estimulação para chegar ao orgasmo, mas fico espantada com quantos homens simplesmente presumem que todas as mulheres querem que o sexo dure mais. As preliminares, o acúmulo do desejo, a construção do crescendo deveriam acontecer em sincronia, e não ser uma expectativa fixa de "mais demorado é universalmente melhor".

Mesmo mulheres que têm orgasmos vaginais nem sempre querem transas prolongadas. Enquanto existem algumas que realmente gostam de sessões longas e precisam desse tempo para chegar ao orgasmo, normalmente é muito mais importante que o homem tenha controle suficiente para conseguir perceber as necessidades dela e variar a maneira como se move para fornecer a estimulação certa. Nem tudo se resume a penetração interminável — o bom amante explora diferentes maneiras de posicionar seu pênis, variando a profundidade da penetração, talvez com leves movimentos oscilantes na entrada da vagina, que fornecem estimulação clitoriana extra, ou se posicionando de forma a entrar e sair, colocando mais pressão em pontos específicos. Isso de fato requer controle, mas também a sensibilidade para encarar a atividade sexual como uma exploração em busca de prazer mútuo, e não simplesmente um exercício de pistões. Infelizmente, alguns homens parecem nunca evoluir da atitude juvenil "pá-pum" — mas também é possível que nunca tenham experimentado uma mulher disposta a desempenhar um papel ativo nessa experiência de aprendizado erótico.

Achei divertido descobrir por meus filhos adultos que não se fala mais em mulheres sexualmente passivas que "ficam ali deitadas pensando na morte da bezerra". Mulheres sexualmente inertes agora são chamadas de "estrelas-do-mar" — uma descrição muito adequada!

Até mesmo mulheres que não chegam ao clímax durante a relação sexual às vezes desfrutam da experiência. Lara é um bom exemplo. Ainda que o sexo oral seja sua maneira mais confiável de chegar ao clímax, transar ainda é importante para ela:

Adoro ser penetrada, e realmente adoro a relação sexual (e sinto muita falta). Gosto de me perder nela — realmente me soltar e me divertir —, experimentar posições diferentes, ficar quente e suada, fazer rápido e com força, e devagar e suavemente. E então gosto de olhar nos olhos de meu parceiro quando ele finalmente goza. Então, sim, eu gostaria que ele durasse o bastante para que experimentássemos tudo isso.

Voltando a Scott, o homem que luta para durar o suficiente para que sua parceira chegue ao clímax, era um pouco preocupante ler seus diários quando ele tentava uma coisa após a outra para durar mais, tudo na esperança de encontrar o Santo Graal do orgasmo vaginal. Para piorar as coisas, logo depois que começou a tomar os ISRSs ele desenvolveu alguns problemas eréteis — o que pode ser um efeito colateral das drogas, mas pode também simplesmente ter sido uma reação natural ao envelhecimento. Mesmo assim, enquanto lutava para conseguir, ele sabia que era um homem de sorte:

Sem dúvida, eu fico muito preocupado quando fazemos sexo. Fico me perguntando se estou arrependido por não ter tomado o remédio, de não tê-lo tomado cedo o bastante ou se vai fazer efeito, se vou ter uma ereção, gozar rápido demais ou se ela um dia terá o prazer de um orgasmo vaginal, ou até se o bebê vai acordar, então, talvez não seja uma surpresa tão grande assim eu gozar logo. Apesar disso, nossa atividade sexual é sempre prazerosa. Ambos nos divertimos muito mais agora. Em momentos de frustração, acordo e percebo como sou abençoado. Ela é jovem, deslumbrante e adorável, me ama, é uma mãe maravilhosa para nossas duas filhas, temos um casamento muito feliz e desfrutamos excelente intimidade com frequência.

De fato, ele é abençoado.

Enquanto Scott descobriu que desenvolveu problemas eréteis durante a luta para lidar com sua EP, alguns de meus colaboradores descobriram que as coisas funcionavam da forma oposta. Eles ficavam contentes ao descobrir que o tratamento para seus problemas eréteis também proporcionava mais controle da ejaculação. "Por alguma razão, consigo retardar a ejaculação após usar qualquer forma de tratamento para DE", escreveu um homem.

Outro colaborador, que usava a terapia injetável Caverject, relatou uma reação similar: "Os problemas de ereção, principalmente relacionados à EP,

262 O que os homens querem na cama

para ser honesto, têm sido uma preocupação vitalícia, e, essencialmente, foi só depois de usar as injeções que aproveitei o sexo sem ansiedade de performance."

Outros escreveram sobre suas experiências com drogas inibidoras de PDE5: "Recebi a prescrição de Cialis para esse problema em especial, e fico muito contente em dizer que é uma droga maravilhosa, e na verdade parece ter, inclusive, acabado também com meu problema de ejaculação precoce. Certamente aumentou meu tempo de ereção e parece atrasar a ejaculação."

Ainda que não existam boas evidências de pesquisa para apoiar o uso desses tratamentos para ereção no controle da EP, fica claro que para alguns homens com problemas eréteis esses tratamentos também podem ajudar com o controle da ejaculação. O Dr. Michael Lowy explica: "Uma recente revisão da última pesquisa sobre EP demonstrou que quando os homens têm ejaculação precoce vitalícia primária os inibidores de PDE5 normalmente não ajudam, mas, se eles também apresentam problemas eréteis, essa medicação pode aumentar o controle da ejaculação."[7]

O uso de anestésicos tópicos é outra abordagem médica que pode ser útil, na qual géis, cremes ou sprays contendo lidocaína e/ou prilocaína são aplicados no pênis para reduzir a hipersensibilidade. Lowy e McCann relatam que esses géis podem funcionar, sobretudo quando os homens os utilizam enquanto aprendem técnicas de treinamento de masturbação para/começa, que há muito são reconhecidamente efetivas para alguns. (Se você está usando géis com sua parceira, deve usar uma camisinha, para evitar que as sensações dela sejam amortecidas e não causar problemas com sua sensível pele vaginal. Alguns homens relatam perda da ereção devida à sensação reduzida — ajuda aplicar o gel apenas nas áreas mais sensíveis do pênis.)

Como os exercícios para o assoalho pélvico, a essência do treinamento de masturbação é ajudar os homens a identificar o ponto sem retorno e aprender gradualmente a retardar o tempo antes de chegar a esse estágio. Os exercícios para/começa foram desenvolvidos nos anos 1950 por um urologista norte-americano chamado James Seman, mas cerca de vinte anos depois os famosos pesquisadores sexuais William Masters e Virginia Johnson apresentaram uma variação, a "técnica do aperto", na qual aplica-se pressão bem abaixo da glande do pênis imediatamente antes desse ponto crítico. (Ver Apêndice.)

Essa abordagem pode ser útil, mas exige certo esforço, como Brian descobriu.

Eu queria que minha parceira da época se envolvesse, mas ela não estava interessada em participar. Quando eu tentava os métodos, sempre me certificava de que não havia distrações. Isso permitia que eu me concentrasse melhor nos sentimentos e nas sensações que estava experimentando. A princípio, tentei o método do aperto algumas vezes. Eu me excitava e chegava ao ponto no qual sentia que ia chegar ao clímax. Nesse ponto, eu apertava meu pênis como sugerido no livro, mas não funcionou para mim. Por alguma razão, eu não conseguia impedir a ejaculação, de forma que decidi tentar o método "para/começa". Esse funcionou muito bem, embora tenha demorado um pouco para conseguir controle através dessa técnica. Com o método "para/começa" consegui identificar que existem diversos estágios na excitação. A princípio, você está flácido e se estimula através de toques e carícias. Conforme faz isso, começa a se sentir mais "ligado", e seu pênis começa a engrossar e ficar mais firme. Continuar a estimulação leva a um estágio totalmente ereto. Eu chegava a um ponto no qual conseguia me estimular bastante para continuar ereto, mas não a ponto de querer ejacular. Era como um "equilibrismo", se quiser chamar assim — estimular o pênis o suficiente para mantê-lo ereto, mas não tanto que ele atinja o ponto sem retorno. Quando eu atingia o estágio totalmente ereto, precisava ter cuidado para não me estimular demais, e se precisasse, eu parava e esperava um pouco (normalmente de 15 segundos a um minuto mais ou menos), e meu pênis começava a amolecer um pouco. Nesse estágio, eu recomeçava a estimulação, até que ficasse mais firme, mas não no "ponto sem retorno". Enfim, aprendi a repetir essa técnica três ou quatro vezes seguidas. Na terceira ou quarta vez, eu me permitia ejacular. Essa técnica funcionou para mim por algumas razões. Ela me permitiu identificar que existiam diferentes estágios de excitação e "captar" esses diferentes estágios. Também tornou minhas ejaculações mais fortes e satisfatórias, por causa da expectativa.

Após praticar por algum tempo, Brian tentou aplicar a técnica com sua parceira:

Depois de aprender a controlar a ejaculação, o sexo ficou mais satisfatório com minha parceira, mas repito que demorou algum tempo para aprender a controlar as coisas. Por causa de minha excitação, ainda gozava logo se fosse rápido demais durante a relação sexual. Era uma questão de reaprender que quando eu estava totalmente ereto, o que funcionava melhor era penetrá-la devagar,

264 O que os homens querem na cama

e não vigorosamente demais, pois isso me levaria ao "ponto sem retorno". Repito, era uma questão de ir devagar e identificar em que estágio de excitação eu estava e se precisava penetrar um pouco mais ou um pouco menos para manter uma ereção firme sem gozar. A princípio, devo admitir que foi difícil e demorou algumas vezes para conseguir entender e aprender quando penetrar e quando me conter. Em momentos em que estava realmente excitado, eu me afastava e esperava até que a firmeza de meu pênis diminuísse um pouco antes de começar de novo e voltar a penetrar. O sexo acabou se tornando muito mais prazeroso para nós dois porque durava mais, e ainda que não acontecesse toda hora, permitia que minha parceira chegasse ao orgasmo.

A revisão sobre EP mencionada antes concluiu que esse tipo de treinamento é "moderadamente bem-sucedido" para alguns homens, mas, em geral, os efeitos não são duradouros, especialmente por causa da falta de persistência de muitos homens em continuar praticando os exercícios com regularidade. Os especialistas sugerem que uma combinação dessas abordagens psicológicas mais terapia medicamentosa é mais eficiente para homens com EP grave.[8]

Era inspirador ver que muitos homens como Brian voltavam-se para a internet em busca de ajuda para seu problema sexual. A rede recebe críticas constantes por causa de seu conteúdo sexual, mas aqui está o exemplo perfeito do papel que está desempenhando ao permitir o acesso a informações valiosas a pessoas com problemas extremamente pessoais. Como comentou um dos homens: "O que fazer hoje em dia quando se quer aprender algo novo? Eu digitei 'ejaculação precoce' no Google, e foi incrível ver quanta coisa gratuita havia lá."

Um aviso — as organizações comerciais que ganham enormes somas de dinheiro oferecendo tratamentos eréteis inúteis também visam homens com EP. É fortemente recomendado a homens com esse problema irem, primeiro, a seu clínico-geral, de forma que possam ser encaminhados a terapeutas sexuais conceituados. É importante selecionar o que está disponível na internet e se certificar de que a informação venha de uma fonte legítima. Mas se procurar com cuidado, você pode achar conselhos detalhados sobre o uso de todas as técnicas que estou descrevendo aqui, com homens dando a própria opinião sobre o que funcionou para eles.

Hoje existe uma boa variedade de abordagens que podem ser úteis para um problema como a EP, e finalmente é possível para os homens dividir essas experiências privadas de forma confidencial. Meus colaboradores criaram todas as formas de abordagem, algumas novas para mim. Veja esse homem descrevendo como controlar a respiração ajudou no controle da ejaculação:

> Eu consigo isso com respiração controlada durante o sexo. Depois de ler sobre o assunto em um livro, consegui prolongar a penetração por mais de trinta minutos com essa técnica. A respiração acelerada ocorre pouco antes da ejaculação, então, se você controlar sua respiração, pode controlar quando ejacular. A ideia é continuar respirando vagarosa, regular e controladamente. Durante a relação sexual, quando o homem se aproxima da ejaculação, várias medidas físicas se modificam: temperatura, frequência cardíaca, respiração. Respiração acelerada e frequência cardíaca aumentada fornecem informação ao cérebro de que a ejaculação está prestes a acontecer. Ao manter conscientemente uma frequência respiratória constante, a mente consciente relaxa, relaxando então a frequência cardíaca. Isso, por sua vez, engana a mente, e a ejaculação é postergada. O homem também fica mais consciente do momento do clímax e pode, portanto, ter maior controle sobre a penetração. Eu diminuo a velocidade quando preciso garantir que minha parceira chegue ao clímax comigo, ou ao menos antes de mim, de forma que tenha certeza de que ela está satisfeita antes de me permitir gozar.

Então, há muita coisa por aí para ajudar os homens a desacelerar. Mas o consenso dos especialistas é que ainda existe um grupo de homens com EP vitalícia que precisarão de medicamentos para ajustar o limite de ejaculação de seu padrão biológico. E a boa notícia para esses homens é que finalmente temos uma droga que pode fornecer controle da ejaculação, de acordo com a vontade. O Priligy (dapoxetina) também é um ISRS, mas, ao contrário dos outros, que geralmente precisam ser tomados todos os dias para produzir o efeito desejado, o novo medicamento é ingerido apenas quando necessário. Como o Viagra, toma-se pouco antes de se querer fazer sexo — de uma a três horas antes, na verdade. O Priligy é a primeira droga aprovada para tratamento de EP (os demais ISRSs eram usados "*off label*", ou seja, sem aprovação específica para problemas de EP).

O Priligy foi aprovado para venda na Finlândia, Suécia, Áustria, Alemanha, Itália, Espanha e em Portugal, e espera-se que seja aprovado para uso em outros países europeus, incluindo o Reino Unido, em um futuro próximo.

266 O que os homens querem na cama

Deverá estar à venda na Austrália mais ou menos na mesma época em que este livro for publicado.

Foi comprovado clinicamente que a droga estende o período da relação sexual entre 200% e 400%. Como os tratamentos para ereção, o Priligy pode ter efeitos colaterais — tonteira, dor de cabeça, enjoo e, mais raramente, pode causar ansiedade ou irritação, dormência, DE, diarreia, distúrbios do sono etc. Mas as evidências sugerem que essa nova droga oferece um verdadeiro progresso para os apressadinhos que passam a vida desejando sexo mais longo. "Como primeiro medicamento aprovado exclusivamente para o tratamento da ejaculação precoce", escreve Michael Lowy, "o Priligy é um grande passo. Pesquisas demonstraram que ele é efetivo, e muitos homens preferem usar um tratamento esporádico a tomar um ISRS todos os dias."[9]

Mas esse não é um novo Viagra, nem outra droga milagrosa com chances de varrer o mundo. Simplesmente não existem tantos homens lidando com a EP do que com a DE, e muitos podem aprender controle da ejaculação sem tomar remédios. Mas esse medicamento vai permitir que homens atormentados pela EP vitalícia desfrutem de uma atividade sexual mais longa e relaxada, e, para eles, isso é uma verdadeira bênção.

Epílogo

Que jeito maravilhoso de passar um ano — falando com homens sobre suas vidas sexuais. Todos os dias traziam novas revelações, conforme meus colaboradores aproveitavam a oportunidade de contar tudo. Às vezes, eu me pegava rindo alto diante de algumas palhaçadas que eles descreviam, ou balançando a cabeça, perplexa com algum desenvolvimento chocante em suas histórias. A confiança que depositaram em mim foi uma honra.

Muitos escreveram para mim expressando sua tristeza quando o projeto terminou. Ficou claro que tinham gostado de ter uma pessoa, e talvez especialmente de ter uma mulher, para ouvir suas opiniões sobre esse aspecto tão íntimo de suas vidas. "Poder me comunicar sobre minha vida sexual usando a verdadeira linguagem do amor foi uma terapia incrível para mim. Foi um grande alívio poder falar de forma tão aberta", disse um homem.

Essa foi a parte mais triste — que tantos homens tivessem vivido grande parte da vida adulta reprimindo seus sentimentos sexuais, nunca trocando dicas sobre como lidar com os obstáculos que atrapalham uma vida sexual satisfatória. Quando tinham a chance de ler as histórias uns dos outros, normalmente ficavam perplexos por descobrir que não estavam sozinhos. Eles se reconfortavam ao saber que outros homens também vinham enfrentando dificuldade em convencer as esposas de que assistir pornografia pela internet não era um sinal de depravação, e que muitos outros homens também enfrentavam constante rejeição sexual. Os homens adoravam ouvir o que outros faziam para não gozar rápido demais, ou qual era a verdadeira sensação dos novos tratamentos para ereção.

A maioria deles lida discretamente com essas questões íntimas, às vezes compartilhando seus sentimentos com as parceiras sexuais, às vezes mantendo-os inteiramente privados. Então, quando surgem problemas que suas parceiras não entendem, eles estão totalmente sozinhos.

268 O que os homens querem na cama

A experiência feminina da própria sexualidade é muito diferente. Desde a adolescência, cuidar do corpo exige que elas conversem com outras pessoas — para aprender sobre menstruação com as mães, conversar com médicos sobre contracepção e com vários médicos e pessoal de apoio para ajudá-las a passar pela gravidez, pelo parto e pela menopausa. Elas se acostumam a ser picadas e cutucadas, a lidar com problemas no encanamento, e muitas superam sua vergonha de debater questões íntimas. O resultado é que, hoje em dia, muitas mulheres têm amigas de confiança com quem conversam sobre a intimidade de sua vida, incluindo a sexual.

Isso significa que a sexualidade feminina há muito está na mídia. Há quase cinquenta anos, as mulheres vêm falando publicamente sobre os aspectos mais íntimos de sua sexualidade. Nos anos 1970, as mulheres se sentavam em grupos segurando espelhos de mão para examinar suas vulvas, e a mídia explodiu com conversas sobre orgasmo feminino, sobre os corpos das mulheres, seus desejos, suas necessidades. As complexidades da sexualidade feminina tiveram uma excelente exibição — como deve ser.

A sexualidade masculina raramente tem a mesma exposição. O relacionamento dos homens com seus corpos continua sendo um território inexplorado. Lembro-me de uma velha história sobre um adolescente que pergunta ao pai se as mulheres têm sensações diferentes das dos homens durante o sexo.

"Ah, sim", disse o pai. "Para as mulheres é como uma sinfonia, partindo de uma música tranquila para um ritmo vivo e melodioso que explode em um magnífico crescendo, repetindo a si mesmo em ondas de músicas que gradualmente se desvanecem em um tranquilo desenlace."

"E para os homens?", perguntou o garoto.

"Bem, é como uma nota alta em um trompete", respondeu o pai. "Fuén."

Para mim, parece que essa noção de sexo "fuén" se aplica não apenas ao prazer sexual, mas a toda a experiência masculina com sua sexualidade. Ouvimos tão pouco dos homens sobre seu mundo sexual interior que é fácil considerar suas vidas sexuais monótonas.

O que os homens querem na cama conta uma história diferente. Aqui vemos a ampla gama de experiências sexuais não reveladas que influenciam a vida dos homens. E essas experiências são o foco. Sexo é algo importante para eles. Importa mesmo para eles. E a tarefa de aceitar as restrições impostas pela domesticidade sobre essa força vital exuberante e pulsante é uma grande luta.

Fiquei perplexa com o número de homens jovens, incluindo meus filhos adultos, que achavam muitas das histórias dos colaboradores bastante deprimentes. De fato, muitos dos homens mais velhos que escreveram para mim são muito frustrados e tristes por terem de controlar sua exuberância natural em relação ao sexo, frustrados por se sentirem sexualmente rejeitados, por terem suas necessidades e seus desejos sexuais tratados como um desvio em relacionamentos agora dominados pela sensibilidade feminina.

Às vezes, os homens ficam zangados pela própria reticência em relação às questões sexuais significar que seus médicos, predominantemente homens, não conseguem lhes fornecer informações que os ajudariam a lidar melhor com a vida sexual, como explica este colaborador:

> A parte sobre o fumo causar problemas eréteis realmente chamou minha atenção. Fiquei furioso. Por que ninguém me disse isso antes? No passado, quando tentei parar, ninguém que falou disso — nem o site Quit, nem meu médico, nem aqueles avisos idiotas nos maços. Eles colocam fotos de todos os tipos de órgãos danificados nos maços, por que não alguns paus murchos com uma advertência séria? Este ano, quando eu for ao meu médico para o check-up e perguntar sobre os mais novos recursos para parar de fumar, vou lhe dar uma bela bronca por não revelar os fatos.

Mesmo assim, o sexo deveria ser um assunto alegre, e foi um alívio descobrir que ainda havia homens que conseguiam ver o lado leve dos altos e baixos de suas vidas sexuais: o homem que brincou que por causa de seus problemas eréteis ele tinha perdido seu melhor amigo, "mesmo que ele tivesse uma cabecinha oca"; a reclamação de outro que sua mulher tocava seu pênis como se estivesse manuseando uma víbora. E eu adorei o comentário de um homem frustrado dizendo que se o cara não está grudado a um clitóris, "precisa de um GPS com instruções guiadas por voz para encontrá-lo". Manter o senso de humor em relação a esses problemas difíceis, e geralmente constrangedores, ajuda a derrubar as paredes de tensão que podem afastar os casais.

Em minha discussão sobre o desejo discrepante em meu livro anterior, *Por que elas negam fogo*, mencionei uma mulher que contara a seu clube de leitura que tinha imposto condições para fazer sexo com o marido: "Você tem direito a cinquenta estocadas, mas não atrapalhe minha leitura", disse a ele.

270 O que os homens querem na cama

No dia em que essa história apareceu em um jornal local como parte do lançamento do livro, chegou a seguinte carta de um leitor:

> Minha esposa era uma leitora ávida na cama. Não sei se achava os romances muito interessantes ou se queria ter certeza de que quando largasse o livro eu já estivesse dormindo profundamente. Certa vez, eu disse a ela que as namoradas que tivera antes de conhecê-la nunca liam na cama. "Sim", respondeu ela, "porque eram analfabetas." Quando ela reclamava que eu estava roncando, eu dizia que era meu chamado de acasalamento, mas ela dizia que não funcionava com ela. Quando eu dizia que devia estar ficando velho, pois as garotas nem sequer assobiavam mais na rua quando eu passava, ela me tranquilizava: "Elas ainda assobiam, mas você ficou surdo." Fui muito bem-casado por mais de quarenta anos, e acho que o senso de humor mútuo é o ingrediente mais importante em um relacionamento bem-sucedido. Isto é *in memoriam*.

Isso diz tudo. Suas sábias palavras se aplicam especialmente à mecânica do amor. O que se passa sob os lençóis sempre me pareceu burlesco e não vale a pena levar tudo isso tão a sério. É muito melhor manter um senso do absurdo e aproveitar o lado divertido dos percalços sexuais. Rir juntos é uma ótima maneira de manter-se conectados.

Apêndice

Nota da editora brasileira

Esta seção foi criada para fornecer informações exatas e oficiais sobre o assunto tratado. No entanto, como o texto originalmente foi publicado na Austrália, pode haver diferenças em relação ao Brasil. Portanto, os nomes, preços e serviços aqui apresentados podem variar. A editora não fornece nenhum serviço profissional, psicológico, financeiro ou legal sobre o assunto em questão. Consulte seu médico antes de tomar qualquer medicamento ou fazer uso de qualquer tratamento.

Como usar as pílulas PDE5

- Use estimulação direta do pênis para maximizar a ereção. Espere uma hora após tomar antes de tentar uma relação sexual.
- Para homens que sentem que podem sofrer de ansiedade talvez seja prudente primeiro usar as pílulas sozinho. Isso o informa como o medicamento pode funcionar em seu corpo e ajuda a eliminar as preocupações quando do for usá-lo com sua parceira.
- Frequentemente, as tentativas iniciais de usar a droga são insatisfatórias. Às vezes, pode ser necessário tomar o remédio em mais de oito ocasiões para obter o efeito total da droga, então, não troque de medicamento até que realmente tenha experimentado um. É melhor começar com a dosagem máxima, a não ser que existam razões médicas para não fazê-lo.
- As drogas não aumentam o desejo sexual e não funcionam sem a estimulação sexual adequada.
- As ereções podem ser menos firmes do que você esperava. O remédio funciona bem em cerca de 65% a 70% dos homens com problemas eréteis, e resulta em cerca de 80% da rigidez total. No caso de ter havido dano aos nervos sexuais, aos sistemas vascular ou hormonal, a ereção não será tão firme

272 O que os homens querem na cama

- O Viagra e o Levitra podem ser usados diariamente se você desejar. O Cialis em doses mais altas (10mg a 20mg) só precisa ser tomado a cada 36 horas, e a dose de 5mg pode ser tomada todos os dias.
- A qualidade das ereções varia a cada vez, assim como nas ereções normais.
- Estresse, fadiga e ansiedade continuam a afetar a resposta sexual.
- Todas as três drogas podem compartilhar alguns efeitos colaterais similares, como dor de cabeça, estômago irritado, congestão nasal e rubor. Entretanto, o Cialis é mais propenso que os outros dois a causar dor nas costas ou dor muscular, enquanto o Viagra e o Levitra, às vezes, causam efeitos colaterais visuais, como visão azul. Efeitos colaterais são mais prováveis com as doses mais altas, mas a maioria dos homens usa essas drogas com relativamente poucos problemas.
- Essas drogas não são adequadas para homens que não estão em forma para fazer sexo por causa de problemas cardiovasculares, homens que estão tomando remédios que contêm nitratos para o tratamento de angina (dor no coração) ou homens que fazem uso recreativo de *poppers* de amil-nitrato.
- O custo das drogas varia entre as farmácias, indo em média de 55 a oitenta dólares por quatro pílulas. O Levitra tende a ser um pouco mais barato. Certos planos de saúde cobrem alguns desses custos.

Usando as terapias injetáveis

- Um médico, que pode escolher a dose apropriada para você, deve ensiná-lo a injetar em si mesmo. É melhor começar com uma dose mais baixa. Não ajuste a dose sem consultar seu médico. Não use sempre o mesmo lugar para a injeção — alterne lados e lugares.
- Uma ereção firme aparece, em geral, de dez a 15 minutos depois da injeção. Ela normalmente dura por trinta a sessenta minutos se o tratamento é efetivo.
- Não use as injeções mais de três vezes por semana.
- Algo entre 60% e 80% dos homens reagem à droga mais usada, o Caverject. Ele está disponível em forma de pó, que pode ser guardado e transportado em temperatura ambiente. (Esse é um medicamento que precisa de receita, que pode ser obtida com um clínico-geral.)
- Alguns homens sentem dor no pênis, seja pela injeção ou pela medicação. Mudar o medicamento pode ajudar a resolver o problema. Normalmente, a terapia tripla ou Trimix (que é uma combinação de doses baixas de pros-

taglandina, papaverina e fentolamina) é mais efetiva e evita esses efeitos colaterais desagradáveis.

- Uma overdose pode levar a uma ereção prolongada e dolorosa (priapismo). Ereções que duram duas horas (ou mais) indicam que você está usando uma dose alta demais de medicamento injetável. Se estiver com uma ereção com firmeza suficiente para a penetração por mais de duas horas, tome 120mg de Sudafed. Se você não chegou ao clímax, tente ejacular, e a ereção pode diminuir naturalmente. Você também pode tentar se exercitar — subir e descer as escadas rapidamente, correr ou andar de bicicleta para que o sangue saia do pênis e vá para os músculos das pernas. Você deve procurar ajuda médica se uma ereção durar mais de quatro horas.
- O Caverject custa entre 15 e 18 dólares por dose, dependendo da concentração. O Trimix, cerca de dez dólares. Planos de saúde podem oferecer um desconto em ambas as drogas.

Dicas para utilizar um aparelho a vácuo

- Cerca de 80% a 90% dos homens podem obter uma ereção bem-sucedida com um aparelho a vácuo. É uma forma de tratamento simples e segura.
- Certifique-se de que não há muitos pelos em volta da base do pênis.
- Use bastante gel ao redor da base do pênis para garantir uma boa selagem.
- Coloque o elástico o mais perto possível do corpo.
- Remova o elástico em até trinta minutos.
- Esse aparelho não é adequado para homens que usam anticoagulantes ou têm histórico de problemas de sangramento, aqueles com sensibilidade peniana diminuída ou curvatura peniana significativa, ou um histórico de priapismo ou lesão na coluna.
- Às vezes, ocorrem hematomas e inchaço do pênis, devidos ao anel de constrição, o que causa a ruptura de veias superficiais na haste do pênis. O pênis normalmente se recupera.
- Aparelhos a vácuo têm sido usados para reabilitação peniana, mas o valor dessa prática é duvidoso porque ela aumenta muito pouco a quantidade de oxigênio dentro do pênis, pois só metade do sangue levado para o pênis é arterial, com alto teor de oxigênio — o restante provém das veias e tem menos oxigênio.
- Aparelhos a vácuo estão disponíveis em sex shops por preços que variam de cinquenta a duzentos dólares, mas normalmente têm qualidade inferior

e não possuem mecanismos de segurança. Aparelhos de boa qualidade custam de quinhentos a setecentos dólares.

Aonde ir para obter ajuda com problemas de ereção

Muitos homens ficam constrangidos demais para ir a um clínico-geral obter ajuda com problemas eréteis. É por isso que acabam nas mãos de empresas duvidosas que vêm ganhando milhões a cada ano explorando homens ao fazê-los assinar contratos caros por tratamentos sem valor comprovado. Tenho muitos colaboradores que pagaram milhares a essas clínicas particulares por tratamentos que não adiantaram nada para eles.

A maioria dos homens pode ser ajudada a encontrar um tratamento efetivo através de uma visita a um clínico-geral, embora, às vezes, você vá precisar ser encaminhado a um especialista. Se um tratamento não funcionar, volte e obtenha mais conselhos. Se seu médico não parece informado ou confortável em relação a essa questão, procure outro.

Lembre-se: não assine contratos para nenhum tratamento — qualquer médico legítimo oferecerá amostras dos produtos comprovados, que estão disponíveis através de prescrição. Clínicas que cobram grandes somas de dinheiro por tais tratamentos normalmente estão oferecendo produtos com poucas chances de funcionar.

Exercícios para o assoalho pélvico

O assoalho pélvico é uma camada de músculos que segura a bexiga e o intestino, forrando o fundo da pélvis. Esses músculos se expandem como um trampolim muscular desde o cóccix até o osso pubiano. Aqui estão algumas instruções sobre como exercitar esses músculos.

- Primeiro, identifique os músculos do assoalho pélvico quando você está urinando, detendo o fluxo no meio. Assim que estiver consciente das sensações musculares, siga para o passo seguinte. Não pratique regularmente quando estiver urinando, pois isso pode causar problemas na bexiga e nos rins.
- Sentado confortavelmente, contraia os músculos anais como se estivesse tentando controlar gases, depois relaxe. Repita várias vezes, tentando não apertar as nádegas ou contrair os músculos das coxas ou do abdômen. Você pode sentir a base de seu pênis se elevando.
- Verifique se está usando os músculos corretos sentando-se ereto, separando os pés e virando os dedos dos pés para dentro. Isso inibe os músculos

das nádegas, de forma que se você sentir qualquer movimento quando contrai, muito provavelmente está usando os músculos do assoalho pélvico.

- Agora pratique contrair ao mesmo tempo tanto os músculos anais quanto os da uretra. Mantenha a contração por dez segundos, então relaxe por mais dez. Faça três séries de 15 repetições por dia.

- Quando conseguir fazer uma contração forte, você deve ser capaz de ficar de frente para o espelho e ver o escroto se elevar e o pênis se mover para cima e para dentro quando você contrai.

Exercícios para/começa

Esses exercícios são destinados a ajudá-lo a identificar o ponto sem retorno e aprender a ter mais controle.

- Reserve de 15 a vinte minutos para uma sessão privada e relaxada.

- Comece a acariciar seu pênis enquanto se concentra no acúmulo de sensações. Cuidadosamente, perceba como são os diferentes estágios da excitação, estando consciente das mudanças, especialmente à medida que fica mais excitado.

- Preste atenção às sensações logo antes do ponto de inevitabilidade. Quando chegar a esse estágio, pare a estimulação por 15 segundos, deixando que sua excitação diminua, então recomece a estimulação. Faça isso cinco vezes antes de ejacular. Não se preocupe se perder a ereção — isso é normal, e você pode precisar usar fantasias sexuais para retomar a excitação.

- Quando estiver confiante em relação a parar antes do ponto de inevitabilidade, aumente a estimulação adicionando lubrificante.

- Quando tiver aprendido um bom controle sozinho, pode envolver sua parceira. Peça a ela que o estimule manualmente, parando quando você sinalizar que está no ponto crítico. Repita isso três ou quatro vezes, permitindo que sua excitação diminua entre uma vez e outra.

- Se você não conseguir recuperar o controle apenas parando, tente a técnica do aperto. Posicione o indicador e o dedo médio no frênulo (a ligação do prepúcio próximo à abertura uretral) e seu dedão no lado oposto do pênis, atrás da borda da glande, e aplique uma firme pressão por dez a 15 segundos. Sua parceira também pode tentar fazer isso.

Notas

Introdução

1 Philip Roth. *The Dying Animal*. Houghton Mifflin Company: Nova York, 2001, p. 37.

2 Philip Roth. *Exit Ghost*, Jonathan Cape: Londres, 2007, p. 117.

3 Roth. *The Dying Animal*, p. 69.

4 Steve Chappie e David Talbot. *Burning Desires — Sex in America*. Doubleday: Nova York, 1989.

5 Ibid., pp. 214-15.

6 Steve Biddulph. *Manhood: A Book About Setting Men Free*. Finch: Sydney, 1994, p. 47.

7 Katie Roiphe. "The Naked and the Conflicted", em *The New York Times*, 31 de dezembro de 2009, http://www.nytimes.com/2010/01/03/books/review/Roiphe-t.html, último acesso em janeiro de 2010.

8 Ibid.

9 Os novos colaboradores foram recrutados através de entrevistas no rádio e artigos que escrevi para a mídia australiana. Centenas de homens e mulheres entraram em contato comigo por causa deste novo projeto, mas cerca de 150 acabaram contribuindo para a pesquisa. Suas contribuições variaram de diversas cartas descrevendo algum aspecto particular de sua história sexual — como o impacto sexual do tratamento para o câncer de próstata — a diários regulares por mais de dez meses. O grupo incluía principalmente homens que escreviam sozinhos, mas também 23 casais e oito mulheres que escreveram sobre as próprias experiências com os homens. O foco estava totalmente nos homens heterossexuais — considerei incluir homens gays, mas correspondências preliminares com esses homens tornaram óbvio que eu não seria capaz de fazer justiça às complexidades da experiência homossexual masculina neste limitado projeto de pesquisa. Todos os nomes e alguns outros detalhes pessoais foram modificados para proteger a privacidade dos colaboradores. Como todos eram voluntários autosselecionados, esse não é um grupo representativo, ainda que inclua uma notável gama de homens de todas as idades, desde jovens até os mais velhos, de variados meios. O objetivo não era um levantamento científico, mas usar o método do diário para explorar ricas histórias pessoais.

10 Ver Edward O. Laumann, John H. Gagnon, Robert T. Michael e Stuart Michaels. *The Social Organisation of Sexuality: Sexual Practices in the United States*. University of Chicago Press: Chicago, IL, 1994.

11 Roth. *Exit Ghost*, pp. 109-10.

12 Ver Roy F. Baumeister, Kathleen R. Catanese e Kathleen D. Vohs. "Is there a Gender Difference in Strength of Sex Drive? Theoretical Views, Conceptual Distinctions, and a Review of Relevant Evidence", *Personality and Social Psychology Review*, vol. 5, no. 3, 2001, pp. 242-73.

Notas 277

13 Laura L. Cohen e Lance Shotland. "Timing of First Sexual Intercourse in a Relationship: Expectations, Experiences, and Perceptions of Others", *Journal of Sex Research*, vol. 33, no. 4, 1996, pp. 291-9.
14 Roy F. Baumeister e Dianne M. Tice. *The Social Dimensions of Sex*, Allyn and Bacon: Needham Heights, MA, 2001, p. 193.
15 Bill Cosby. "The Regular Way", *Playboy*, dezembro de 1968, p. 115.

I. O coração não tem rugas

1 "Poor Body Image Plagues Women", *BBC News Online*, 9 de maio de 2001, http://news.bbc.co.uk/2/hi/health/1320945.stm, último acesso em outubro de 2009.
2 Pesquisa da revista *Top Sante* (Reino Unido) citada em: *BBC News Online*, "Women 'obsessed by their bodies'", 12 de outubro de 2000, disponível em: http://news.bbc.co.uk/2/hi/health/966757.stm, último acesso em outubro de 2009.
3 State of Victoria — Department of Human Services, "Best Bets: Body Image Programs Overview", Rural and Regional and Aged Care Services Division: Melbourne, 2002.
4 Charles Simmons. "About Men". In: *The New York Times Magazine*, 11 de dezembro de 1983, p. 114.
5 Susan Sontag. "The Double Standard of Aging". In: Juanita H. Williams (ed.), *Psychology of Women — Selected Readings*,. W.W. Norton & Co.: Nova York, NY, 1979, p. 474.
6 "Saucy Feminist That Even Men Like", *Life*, 7 de maio de 1971, capa.
7 Angela D. Weaver e E. Sandra Byers. "The Relationship Between Body Image, Body Mass Index, and Exercise and Heterosexual Women's Sexual Functioning", *Psychology of Women Quarterly*, vol. 30, no. 4, 2006, pp. 333-9.
8 Yukio Yamamiya, Thomas F. Cash e J. Kevin Thompson. "Sexual Experiences among College Women: The Differential Effects of General versus Contextual Body Images on Sexuality", *Sex Roles*, vol. 55, no. 5-6, 2006, pp. 421-7.
9 Patricia Barthalow Koch, Phyllis Kernoff Mansfield, Debra Thurau e Molly Carey, "'Feeling Frumpy': The Relationships Between Body Image and Sexual Response Changes in Midlife Women", *Journal of Sex Research*, vol. 42, no. 3, 2005, p. 219.
10 Michael W. Wiederman. "Women's Body Image Self-Consciousness During Physical Intimacy with a Partner", *Journal of Sex Research*, vol. 37, no. 1, 2000, pp. 60-8.
11 Nancy Friday, *The Power of Beauty*. Hutchinson: Londres, 1996, p. 401.
12 A amígdala é uma estrutura no lobo temporal que desempenha um papel essencial nas reações emocionais e na memória emocional. O hipotálamo é responsável por regular a fome, a sede, a resposta à dor, os níveis de prazer, a satisfação sexual, a raiva, o comportamento agressivo etc.
13 Stephan Hamann, Rebecca A. Herman, Carla L. Nolan e Kim Wallen. "Men and Women Differ in Amygdala Response to Visual Sexual Stimuli", *Nature Neuroscience*, vol. 7, no. 4, 2004, pp. 411-16.
14 Friday, pp. 401-2.
15 "Betty". The 52 Seductions, http://52seductions.wordpress.com/2010/01/22/seduction-6--mirror-mirror/, último acesso em fevereiro de 2010.
16 "Betty". "Seduction #6: Mirror, Mirror". The 52 Seductions, janeiro de 2010, http://52seductions.wordpress.com/2010/01/22/seduction-6-mirror-mirror/, último acesso em fevereiro de 2010.
17 Ver Lorraine K. McDonagh, Todd G. Morrison e Brian E. McGuire, "The Naked Truth: Development of a Scale Designed to Measure Male Body Image Self-Consciousness During Physical Intimacy", *The Journal of Men's Studies*, vol. 16, no. 3, 2008, pp. 253–65.

278 O que os homens querem na cama

18 Ver Shaun M. Filiault, "Measuring up in the Bedroom: Muscle, Thinness, and Men's Sex Lives", *International Journal of Men's Health*, vol. 6, no. 2, 2007, pp. 127-42.

19 Para comentários de Newton, ver Kate Wighton, "Why do Women always Feel Colder than Men?", *Times Online*, 8 de novembro de 2008, http://www.timesonline.co.uk/tol/life-and--style/health/article5106854.ece, último acesso em novembro de 2009.

2. A pena ou a galinha inteira

1 Lesley Garner. "A Dark Disease or Harmless Fun?", *The Daily Telegraph*, 23 de janeiro de 2007, http://www.telegraph.co.uk/expat/expatfeedback/4202679/Lifeclass-A-dark-disease--or-harmless-fun.html>, último acesso em novembro de 2009.

2 Allan McKee, K. Albury e C. Lumby. *The Porn Report*. Melbourne University Press: Melbourne, 2008.

3 Kimberley Young. "Internet Sex Addiction". *American Behavioural Scientist*, vol. 52, no. 1, 2008, p. 23.

4 McKee *et al.*, pp. 96-7.

5 Muitos homens na faixa etária de Eric acham que não conseguem voltar a ficar excitados tão rápido depois de chegar ao orgasmo como faziam quando eram jovens. Homens jovens normalmente têm um "período refratário" mais curto — o tempo que leva para reagir a estímulo sexual depois do orgasmo. Uma pesquisa de Angela Gentili, da Virginia Commonwealth University em Richmond, Virgínia, descobriu que para um homem de 26 anos, o período refratário médio é de vinte minutos. Conforme o homem envelhece, esse tempo aumenta regularmente, de forma que, aos 55, vai de 12 horas a uma semana. (Angela Gentili e Thomas Mulligan. *Sexual Dysfunction in Older Adults*. Clinics in Geriatric Medicine, vol. 14, no. 2, 1998, pp. 383-93.) Então, o risco com as sessões noturnas de pornografia é que Eric esteja simplesmente saciado e não consiga responder às propostas de Marie no dia seguinte — porque seu corpo ainda está se recuperando da noite anterior.

6 Senate Committee on Commerce, Science and Transportation. *Hearing on the Brain Science Behind Pornography Addiction and the Effects of Addiction on Families and Communities*. Washington, 18 de novembro de 2004.

7 Joe Herbert. "Porn Panic over Eroto-toxins", *New Scientist*, vol. 184, no. 2475, 2004, p. 5.

8 Mark Pilkington, "Sex on the Brain", *guardian.co.uk*, 2005, http://www.guardian.co.uk/science/2005/jul/14/farout, último acesso em novembro de 2009.

9 Catherine Lumby, correspondência pessoal para a autora, 2009.

10 Norman Doidge. *The Brain that Changes Itself: Stories of Personal Triumph from the Frontiers of Brain Science*. Scribe: Melbourne, 2007.

11 Ibid. p. 102.

12 Bob Berkowitz e Susan Yager-Berkowitz. *He's Just Not Up for It Anymore: Why Men Stop Having Sex, and What You Can Do about It*. William Morrow: Nova York, 2008, p. 159.

13 Irma Kurtz. *Malespeak*. Jonathan Cape: Londres, 1986, p. 33.

14 Ibid., p. 25.

15 Ibid., p. 42.

16 Ibid., p. 31.

17 Ibid., p. 39.

18 Ibid.

19 McKee *et al.*

20 Andrew Hacker. *Mismatch: The Growing Gulf between Women and Men*. Scribner: Nova York, 2003, p. 13.

21 Berkowitz e Yager-Berkowitz, p. 157.

22 Ibid., p. 150.

Notas 279

3. Preciso arranjar uma estranha

1 Christopher Ryan e Cacilda Jetha. *Sex at Dawn — The Prehistoric Origins of Modern Sexuality*. Harper Collins: Nova York, NY, 2010, p. 292.
2 Ibid., p. 293.
3 Ibid., p. 295.
4 Max Wolf Valerio. *The Testosterone Files: My Hormonal and Social Transformation from Female to Male*. Seal Press: Berkeley, CA, 2006, p. 20.
5 Ibid., p. 180.
6 Ibid., p. 22.
7 Ibid., p. 176.
8 Ibid., p. 175.
9 Seymour M. Hersh. *The Dark Side of Camelot*. Little Brown: Boston, MA, 1997, p. 389.
10 Roy F. Baumeister e Dianne M. Tice. *The Social Dimensions of Sex*. Allyn and Bacon: Needham Heights, MA, 2001, p. 183.
11 Ibid. p. 185.
12 Minha pesquisa demonstra que existem homens e mulheres comprometidos com os próprios casamentos, mas que mesmo assim têm casos ocasionais discretos, acreditando que isso aumenta o contentamento conjugal. Mas todos eles sabem muito bem que isso está longe de ser uma posição moderna em relação à questão (ver Bettina Arndt, *Por que elas negam fogo*, Best*Seller*: Rio de Janeiro, 2012).
13 Ryan e Jetha, p. 2.
14 Ibid.
15 Valerio, pp. 175, 177.
16 Pam Druckerman. *Lust in Translation: Infidelity from Tokyo to Tennessee*. Penguin Press: Harmondsworth, 2007, pp. 62-3.
17 Erica Jong. *Fear of Flying*. New American Library: Nova York, NY, 1973, pp. 11, 14.
18 Laura M. Rival, Don Slater e Daniel Miller. "Sex and Sociality: Comparative Ethnographies of Sexual Objectification", *Theory Culture and Society*, vol. 15, no. 3-4, 1998, p. 303.
19 Gabrielle Carey, "Middle Age a Lust Cause for Women Hit by Desire", *Sydney Morning Herald*, 1º de novembro de 2007, http://www.smh.com.au/news/opinion/middle-age-a-lust--cause-for-women-hit-by-desire/2007/10/31/1193618972376.html, último acesso em janeiro de 2010.
20 Arndt. *Por que elas negam fogo*.
21 Ryan e Jetha, p. 289.
22 O nome vem de uma história sobre a vez em que o ex-presidente dos Estados Unidos, Calvin Coolidge, e sua esposa visitaram uma fazenda avícola. Durante o passeio, a Sra. Coolidge perguntou como a fazenda conseguia produzir tantos ovos com um número tão pequeno de galos. O fazendeiro explicou orgulhosamente que seus galos cumpriam seu dever dezenas de vezes por dia. "Talvez você pudesse indicar isso para o Sr. Coolidge", respondeu a primeira-dama, em um tom de voz propositalmente alto. O presidente, entreouvindo o comentário, perguntou ao fazendeiro: "Cada galo cobre a mesma galinha todas as vezes?" "Não", respondeu o fazendeiro, "existem muitas galinhas para cada galo". "Talvez você pudesse indicar isso para a Sra. Coolidge", respondeu o presidente.
23 Ryan e Jetha, p. 309.

4. Preenchendo a lacuna

1 Christopher Ryan e Cacilda Jetha. *Sex at Dawn — The Prehistoric Origins of Modern Sexuality*. Harper Collins: Nova York, NY, 2010, p. 272.

280 O que os homens querem na cama

2 Ibid., p. 272.
3 Ibid., pp. 272-3.
4 Ibid., pp. 273-4.
5 Ibid., p. 281.
6 Roy F. Baumeister e Dianne M. Tice. *The Social Dimensions of Sex*. Allyn and Bacon: Needham Heights, 2001, pp. 138-9.
7 Ibid., p. 138.
8 Bettina Arndt (ed.). *Forum's Guide to Sexual Variety*. Timmin Enterprises: Sydney, 1978, p. 33.
9 Ibid., p. 35.
10 Para um resumo das descobertas de Money, ver Jane E. Brody. "Scientists Trace Aberrant Sexuality", *The New York Times*, 23 de janeiro de 1990, http://www.nytimes.com/1990/01/23/science/scientists-trace-aberrant-sexuality.html?pagewanted=1. Brody resume *Vandalized Lovemaps: Paraphilic Outcome of 7 Cases in Pediatric Sexology*, de John Money e Margaret Lamacz. Prometheus Books: Nova York, 1989.
11 Edward O. Laumann, Anthony Paik e Raymond C. Rosen. "Sexual Dysfunction in the United States: Prevalence and Predictors", *JAMA, The Journal of the American Medical Association*, vol. 281, no. 6, 1999, pp. 537-44.

5. Quando ele está com dor de cabeça

1 Bob Berkowitz e Susan Yager-Berkowitz. *He's Just Not Up for It Anymore: Why Men Stop Having Sex, and What You Can Do about It*. William Morrow: Nova York, NY, 2008, p. 14.
2 Ibid. p. 14.
3 Denise Donnelly. "Sexually Inactive Marriages". *The Journal of Sex Research*, vol. 30, no. 2, 1993, pp. 171-9.
4 Denise A. Donnelly e Elisabeth O. Burgess. "The Decision to Remain in an Involuntarily Celibate Relationship", *Journal of Marriage and Family*, vol. 70, no. 2, 2008, pp. 507-18.
5 Bettina Arndt. *Por que elas negam fogo*. BestSeller: Rio de Janeiro, 2012.
6 Sandra Pertot. *When Your Sex Drives Don't Match*. Marlowe & Co: Nova York, NY, 2007, p. 108.
7 Helen Fisher. *Why We Love — The Nature and Chemistry of Romantic Love*. Henry Holt & Company: Nova York, 2004.
8 Michele Weiner Davis. *The Sex-Starved Wife: What to Do when He's Lost Desire*. Simon & Schuster: Nova York, 2008, pp. 26-7.
9 Ibid., pp. 41-69.
10 Berkowitz e Yager-Berkowitz, p. 23.
11 Weiner Davis. *The Sex-Starved Wife*, p. 20.
12 Ibid., p. 180.

6. A grande jaula da domesticidade

1 Ver Barbara Seaman. *Free and Female*, Fawcett Crest, Greenwich, CT, 1972, p. 44.
2 Seaman, p. 33.
3 Ibid., p. 51.
4 Bettina, Arndt. *Por que elas negam fogo*. BestSeller: Rio de Janeiro, 2012.
5 A cifra de 55% se refere a mulheres que relatam falta de interesse sexual por *pelo menos um mês no último ano*. Isso pode não refletir o número real de mulheres que sofrem de falta de libido contínua. Um grupo de pesquisadores de Melbourne, liderado por Richard Hayes, encontrou um número similar (58%) quando fez a mesma pergunta, mas quase metade

Notas 281

desse número (32%) se perguntasse sobre falta de desejo no *mês anterior* (Richard D. Hayes, Catherine M. Bennett, Christopher K. Fairley e Lorraine Dennerstein. "What Can Prevalence Studies Tell Us about Female Sexual Difficulty and Dysfunction?", *Journal of Sex and Marital Therapy*, vol. 3, no. 4, 2006, pp. 589-95). Essas diferenças na definição do baixo desejo explicam as discrepâncias nos resultados internacionais, afirmam os pesquisadores.

6 Ver "Security Bad News for Sex Drive", *BBC News*, 14 de agosto de 2006, http://news.bbc. co.uk/2/hi/4790313.stm, último acesso em março de 2010.

7 Linda Jaivin. *A Most Immoral Woman*. Harper Collins Fourth Estate: Sydney, 2010, p. 41.

8 Esther Perel. *Mating in Captivity: Reconciling the Erotic and the Domestic*. Harper Collins: Nova York, NY, 2006.

9 David Schnarch. *Intimacy and Desire*. Scribe Publications: Melbourne, 2010, p. 349.

10 Ibid. pp. 345-6.

11 David Schnarch. *Passionate Marriage*. WW Norton and Co.: Nova York, NY, 1997, p. 263.

12 Schnarch. *Intimacy and Desire*, p. 353.

13 Ibid., p. 418.

14 Ibid., pp. 343-8, 356-8.

15 Ibid., p. 25.

16 Michele Weiner Davis. *The Sex-Starved Marriage: A Couple's Guide to Boosting Their Marriage Libido*. Simon and Schuster: Londres, 2003, p. 13.

17 Rosemary Basson. "Sexual Desire and Arousal Disorders in Women". *New England Journal of Medicine*, vol. 354, no. 14, 2006, pp. 1497-506.

18 Ana A. Carvalheira, Lori A. Brotto e Isabel Leal. "Women's Motivations for Sex: Exploring the Diagnostic and Statistical Manual, Fourth Edition, Text Revision Criteria for Hypoactive Sexual Desire and Female Sexual Arousal Disorders", *Journal of Sexual Medicine*, vol. 7, no. 4, 2010, pp. 1454–63.

7. Meus dias de transas terminaram

1 É uma pena que tantas mulheres agora se sintam nervosas por usar TRH (Terapia de Reposição Hormonal), que pode reduzir muito os problemas pós-menopausa, como a secura vaginal. A queda do estrogênio nessa época não apenas leva as paredes da vagina a se tornarem mais finas e menos elásticas, mas a própria vagina vai se tornando mais estreita e curta. Com a perda da lubrificação, muitas mulheres experimentam secura, coceira, queimação e desconforto geral — o que pode significar que elas preferem evitar o sexo. Mulheres nessa situação deveriam conversar com seus médicos sobre os riscos reais da TRH, que normalmente são exagerados. Mas as que não querem fazer TRH na forma de pílulas ou adesivos ainda podem usar estrogênio local, que tem menos riscos e efeitos colaterais. Restaurar a concentração de estrogênio vaginal também pode proteger contra infecções do trato urinário e incontinência urinária.

2 Bernie Zilbergeld. *The New Male Sexuality*. Bantam Books: Nova York, 1992, p. 372.

3 Sexual Dysfunction Association, http://www.sda.uk.net/, último acesso em dezembro de 2009.

4 Clive James. *Unreliable Memoirs*. Jonathan Cape: Londres, 1980, p. 72.

5 Rosie King. *Management of Erectile Dysfunction in Primary Care Practice: Medical and Psychological Approaches*. Written Word: Crows Nest, 2004, p. 209.

6 Brett McCann, correspondência pessoal para a autora, janeiro de 2010.

7 Juliet Richters, Richard de Visser, Chris Rissel e Anthony Smith. "Sexual Practices at Last Heterosexual Encounter and Occurrence of Orgasm in a National Survey". *The Journal of Sex Research*, vol. 43, no. 3, 2006, pp. 217-26.

282 O que os homens querem na cama

8 Barbara Keesling. *All Night Long — How to Make Love to a Man over 50*. Harper Collins: Nova York, 2000, p. 138.

9 Rosie King, correspondência pessoal com a autora, 20 de outubro de 2009.

10 O processo de prender o sangue no pênis é chamado "mecanismo veno-oclusivo". Durante o processo de ereção, a afluência de sangue para o pênis aumenta a pressão nas câmaras eréteis (corpos cavernosos). Para manter essa pressão, as veias que saem das câmaras eréteis devem ser comprimidas. Anatomicamente, essas veias ficam na periferia das câmaras eréteis em um espaço logo abaixo da parede que circunda a câmara erétil, chamada "túnica". Conforme o tecido erétil se expande contra a parede, as veias são comprimidas, resultando em uma ereção firme. Vazamentos venosos ocorrem quando existe uma falha em comprimir adequadamente as veias da câmara erétil. Homens com vazamento venoso podem ter dificuldade em conseguir uma ereção firme, ou podem consegui-la e depois perceber que perderam a rigidez. As diversas causas do vazamento venoso incluem: cicatriz no tecido erétil; doença de Peyronie; hipogonadismo; e ansiedade e estresse, nos quais o músculo, embora não tenha uma cicatriz, é incapaz de ficar suficientemente relaxado. Não existe tratamento específico para o vazamento venoso, mas o problema normalmente pode ser superado usando os habituais tratamentos para DE, que estimulam o preenchimento dos corpos cavernosos e a compressão das veias contra a túnica, interrompendo a saída de sangue do pênis.

11 Keesling, p. 80.

12 Ibid., pp. 82-95.

13 Dr. Phillip Katelaris, comunicação pessoal com a autora, dezembro de 2009.

14 Michael Perelman, R. Shabsigh, A. Seftel, S. Althof e D. Lockhart., "Attitudes of Men With Erectile Dysfunction: A Cross-National Survey", *The Journal of Sexual Medicine*, vol. 2, no. 3, 2005, pp. 397-406.

15 William A. Fisher, Siegfried Meryn, Michael Sand, Ulrike Brandenburg, Jacque Buvat, Juan Mendive, Sandra Scott, Ann Tailor, Luiz Otavio Torres e The Strike up a Conversation Study Team. "Communication About Erectile Dysfunction among Men with ED, Partners of Men with ED, and Physicians: The Strike up a Conversation Study (Part I)", *Journal of Men's Health & Gender*, vol. 2, no. 1, 2005, pp. 64-78.

16 Angela Gentili e Thomas Mulligan. "Sexual Dysfunction in Older Adults", *Clinics in Geriatric Medicine*, vol. 14, no. 2, 1998, p. 311, n. 5.

8. Ah, que sensação!

1 David M. Friedman. *A Mind of Its Own: The Cultural History of the Penis*. Penguin: Nova York, NY, 2001.

2 Ibid., p. 59.

3 ibid., pp. 255-6.

4 Raymond C. Rosen, William A. Fisher, Ian Eardley, Craig Neiderberger, A. Nada, M. Sand, e The Multinational Men's Attitudes to Life Events and Sexuality (MALES) Study I. "Prevalence of Erectile Dysfunction and Related Health Concerns in the General Population", *Current Medical Research and Opinion*, vol. 20, no. 5, 2004, pp. 607-17.

5 Anorgasmia — a incapacidade de ter uma resposta orgástica à estimulação sexual — ocorre em apenas 8% dos homens e em 24% das mulheres. Em sua forma extrema, é uma reclamação rara em homens, mas muitos, sobretudo os mais velhos, experimentam ejaculação retardada ocasional, quando o clímax é difícil de atingir. A ejaculação envolve duas fases: emissão e expulsão. A primeira permite que o fluido seminal se acumule dentro da base do pênis (a fase de preparação) e não é acompanhada de grandes sensações, apenas um aviso

da aproximação do orgasmo. A segunda (a fase de lançamento) requer a contração dos músculos do períneo e é acompanhada das prazerosas sensações do orgasmo. A segunda fase está sob o controle dos nervos voluntários do sistema nervoso, de forma que um homem pode impedir a ejaculação porque seus pensamentos conscientes e inconscientes interferem no processo. Excesso de estresse pode ser um fator quando um homem ansioso exerce controle demais sobre sua musculatura perineal (o músculo entre o ânus e o escroto). Se existe um histórico de diabetes, dano nervoso, doença da próstata ou cicatriz uretral, a anorgasmia ou ejaculação retardada pode ter uma causa inteiramente física, e esses fatores demandam investigação médica. Algumas drogas, incluindo os bloqueadores beta e alguns antidepressivos, também podem interferir na ejaculação. Quando nenhum desses fatores de risco físico está presente, o problema anorgásmico normalmente é psicológico, devido a ansiedade de performance ou a outras preocupações sexuais. (Impotence Australia, http://www.impotenceaustralia.com.au/site/delayed.aspx, último acesso em fevereiro de 2010.)

6 John P Mulhall. *Saving Your Sex Life: A Guide for Men with Prostate Cancer*. Hilton Publishing: Munster, IN, 2008.

7 iIbid., p. 150.

8 Chandru P. Sundaram, William Thomas, Laurie E. Pryor, A. Ami Sidi, Kevin Billups e Jon L. Pryor. "Long-Term Follow-up of Patients Receiving Injection Therapy for Erectile Dysfunction", *Urology*, vol. 49, no. 6, 1997, pp. 932-5; e Anthony J. Viera, Timothy L. Clenney, Donald W. Shenenberger e Gordon F. Green. "Newer Pharmacologic Alternatives for Erectile Dysfunction", *American Family Physician*, vol. 60, no. 4, 1999, pp. 1159-66.

9 Stephan Wilkinson. "Mechanical Failure". In: Gail Belsky (ed.), *Over the Hill and between the Sheets: Sex, Love and Lust in Middle Age*, Little Brown, 2007, pp. 168-9.

10 Ibid., p. 157.

9. O Houdini do rolo de papel higiênico

1 Frank enviou instruções muito detalhadas para usar adequadamente suas câmaras de pneu de bicicleta — que agora estão postadas em meu site. Ver www.bettinaarndt.com.au.

2 John P. Mulhall. *Saving Your Sex Life: A Guide for Men with Prostate Cancer*. Hilton Publishing: Munster, 2008, p. 57.

3 Mulhall, p. 98.

4 Daniel Lewis. *Prostate Cancer is Funny*. No prelo — versão on-line disponível em http://prostatecancerisfunny.com/index.html

5 Mulhall, pp. 111-12.

6 Ralph e Barbara Alterowitz. *Intimacy with Impotence: The Couple's Guide to Better Sex after Prostate Disease*. Da Capo: Cambridge, MA, p. 48.

7 Australian Institute of Health and Welfare (AIHW). "Australian Cancer Incidence and Mortality (ACIM) Books". AIHW: Camberra, 2009, http://www.aihw.gov.au/cancer/data/acim-books/index.cfm, visualizado em dezembro de 2009.

8 Mulhall, p. 116.

9 A incontinência é outro grande problema para muitos homens como resultado do tratamento de câncer de próstata, que também pode ter um impacto na vida sexual do casal. Pode ocorrer vazamento de urina durante as preliminares ou no orgasmo. No homem normal e saudável existem dois esfíncteres. O interno fica no colo da bexiga, a parte da bexiga que se junta ao canal urinário na altura da próstata. O segundo é o esfíncter externo, usado para parar e liberar o fluxo de urina. O colo da bexiga normalmente fica fechado durante o orgasmo, mas depois de uma prostatectomia radical, o esfíncter externo, pelo menos no primeiro estágio após a cirurgia, não consegue se contrair de forma eficiente, e a maioria dos homens

284 O que os homens querem na cama

tem um pouco de vazamento. A maioria se recupera, mas pode levar até um ano, e 2% ficam com incontinência permanente e significativa. Às vezes ocorre vazamento durante o orgasmo, quando o colo da bexiga não consegue se fechar por completo — 90% dos homens têm esse problema pelo menos uma vez, segundo Mulhall. Esvaziar a bexiga pouco antes do sexo pode ajudar, mas ela tende a se encher novamente durante as preliminares (Mulhall, p. 109). De maneira similar, depois do tratamento de radiação às vezes há irritação na bexiga, o que leva à incontinência nos primeiros estágios após a radiação — mas incontinência associada ao sexo é menos comum nesse caso do que depois da cirurgia. Vazamento durante as preliminares ou a relação sexual não é um grande problema: a urina costuma ser totalmente estéril e não causa infecções vaginais — a vagina é um órgão forte com um revestimento resistente à urina. Além disso, ela é regularmente banhada de urina quando a mulher vai ao banheiro.

Mas, naturalmente, existem casais que têm dificuldade com esse problema e acham difícil lidar com ele usando lenços ou uma toalha na mão para absorver o líquido. Aqui está uma de minhas colaboradoras, cujo marido fez cirurgia de próstata: "Depois da operação, entretanto, meu marido se tornou incontinente, e ao longo dos anos fez cirurgias para dois implantes de silicone e dois 'slings', nenhum dos quais corrigiu o problema; e ainda que ele conseguisse ter função erétil suficiente para a relação sexual, eu não conseguia lidar com a ideia de sua incontinência e com o fato de que ele podia vazar dentro de mim. Tentamos usar camisinhas, o que não funcionou, injeções penianas (Caverject) funcionaram muito bem em termos de conseguir uma ereção firme, mas mesmo assim havia o problema da incontinência, que me desencorajava completamente." Nota: não é fácil para os homens usar camisinha sem uma ereção total.

Existe uma medicação que pode ajudar a contrair o colo da bexiga — chamada imipramina. Mulhall relata que com a maioria dos homens ela é útil e pode resultar em melhora significativa. Ele recomenda um teste de 24mg todas as noites por um mês, e então, se estiver fazendo efeito, usar quatro horas antes do sexo, em adição às doses noturnas. Alguns homens acham que funciona usar elásticos ajustáveis, que são presos à base do pênis ereto e comprimem a uretra, o que controla a incontinência, mas podem ser um pouco desconfortáveis. A boa notícia é que os problemas de incontinência tendem a melhorar nos três anos seguintes ao tratamento.

10 Stephan Wilkinson. "Mechanical Failure". In: Gail Belsky (ed.). *Over the Hill and Between the Sheets: Sex, Love and Lust in Middle Age*. Little Brown: 2007, p. 154.

11 Wilkinson, p. 155.

12 Mulhall, p. 115.

13 Ibid., p. 115.

14 Como expliquei em *Por que elas negam fogo*, muitas mulheres experimentam uma queda significativa no desejo sexual na menopausa, o que, às vezes, está relacionado a outros problemas associados às mudanças hormonais, como secura vaginal e relação sexual dolorosa. O Melbourne Women's Midlife Health Project descobriu que a maior culpada é a queda nos níveis de estradiol (a principal forma de estrogênio), e que a Terapia de Reposição Hormonal (TRH) ajuda algumas mulheres, ainda que outras se deem melhor com a testosterona. Uma droga pode aumentar a libido em mulheres que já passaram da menopausa é o Livial, que contém tibolona, um esteroide sintético que aumenta a testosterona natural das mulheres ao mesmo tempo que oferece outros benefícios da TRH. Ver também: Lorraine Dennerstein *et al.* "Sexual Function, Dysfunction, and Sexual Distress in a Prospective, Population-Based Sample of Mid-Aged, Australian-Born Women", *The Journal of Sexual Medicine*, vol. 5, no. 10, 2008, pp. 2291-9; e Susan Davis. "The Effects of Tibolone on Mood and Libido", *Menopause*, vol. 9, no. 3, maio de 2002, pp. 162-70.

Notas 285

10. O bode velho está de volta à ativa

1 Annie Potts, Nicola Gavey, Victoria M. Grace e Tiina Vares. "The Downside of Viagra: Women's Experiences and Concerns", *Sociology of Health & Illness*, vol. 25, no. 7, 2003, pp 697-719.
2 Ibid., p. 712.
3 Alan Riley. "The Role of the Partner in Erectile Dysfunction and Its Treatment". *International Journal of Impotence Research*, vol. 4, suplemento 1, fevereiro de 2001, pp. S105-S109; e A. McDowell e C. Snellgrove. "Beyond Viagra: Psychological Issues in the Assessment and Treatment of Erectile Dysfunction", *Australian Family Physician*, vol. 30, no. 9, 2001, pp. 867-73.
4 Potts *et al.*, p. 714.
5 Ibid.
6 Janell L. Carroll e Demetrius H. Bagley. "Evaluation of Sexual Satisfaction in Partners of Men Experiencing Erectile Failure", *Journal of Sex and Marital Therapy*, vol. 16, 1990, pp. 70-8.
7 Alan Riley e Elizabeth Riley. "Behavioural and Clinical Findings in Couples Where the Man Presents with Erectile Disorder: A Retrospective Study", *International Journal of Clinical Practice*, vol. 54, 2000, pp. 220-4.
8 Bettina Arndt. *Por que elas negam fogo*. BestSeller: Rio de Janeiro, 2012.
9 Ibid., p. 205.
10 Kate M. Dunn, Lynn F. Cherkas e Tim D. Spector. "Genetic Influences on Variation in Female Orgasmic Function", *Biological Letters*, vol. 1, 2005, pp. 260-5; S.V. Glinianaia, J. Rankin e C. Wright. "Congenital Anomalies in Twins: A Register-based Study", *Human Reproduction*, vol. 23, 2008, pp. 1306-11; Juliette M. Harris, Lynn F. Cherkas, Bernet S. Kato, Julia R. Heiman e Tim D. Spector. "Normal Variations in Personality Are Associated with Coital Orgasmic Frequency in Heterosexual Women: A Population-based Study", *Journal of Sexual Medicine*, vol. 5, 2008, pp. 1177-83.
11 Potts *et al.*, p. 707.
12 Ibid., pp. 708-9.
13 Ibid., p. 712.
14 Annie Potts. "The Essence of the Hard On: Hegemonic Masculinity and the Cultural Construction Of 'Erectile Dysfunction'", *Men and Masculinities*, vol. 3, no. 1, 2000, p. 100.
15 Potts *et al*. "The Downside of Viagra", p. 708.

11. Um elefante está valendo

1 Leonore Tiefer. *Sex Is not a Natural Act and other Essays*. Westfield Press: Boulder, 1995.
2 Meika Loe. *The Rise of Viagra — How the Little Blue Pill Changed Sex in America*. New York University Press: Nova York, 2004, p. 116.
3 Barbara Keesling. *All Night Long — How to Make Love to a Man over 50*. Harper Collins: Nova York, 2000, p. 7.
4 Ibid., pp. 29-30.
5 Ibid.
6 Lynne Luciano. *Looking Good: Male Body Image in Modern America*. Hill and Wang: Nova York, 2001, p. 165.
7 Keesling, pp. 3, 244.
8 Ann recomenda Margot Anand. *The New Art of Sexual Ecstasy — Following the Path of Sacred Sexuality*. Thorsons: Londres, 2003. Outros colaboradores sugerem Diana Richardson. *Tantric Orgasm for Women*. Destiny Books: Rochester, 2004; e Mantak Chia e Douglas

286 O que os homens querem na cama

Abrams. *The Multi Orgasmic Man — Sexual Secrets that Every Man Should Know*. Thorsons: Londres, 2002.

9 Edward O. Lauman, A. Nicolosi, D.B. Glasser, A. Paik, C. Gingell, E. Moreira e T. Wang. "Sexual Problems among Women and Men Aged 40–80 Y: Prevalence and Correlates Identified in the Global Study of Sexual Attitudes and Behaviors", *International Journal of Impotence Research*, vol. 17, no. 1, 2005, pp. 39-57.

12. Boas notícias para os apressadinhos

1 Shere Hite. *The Hite Report on Male Sexuality*. Macdonald Future Publishers: Londres, 1981, pp. 359-61.

2 Michael Lowy e Brett McCann. *Too Fast — Learning to Last Longer*. Longueville Media: Sydney, 2009, p. 11.

3 Ver Paddy K.C. Janssen, S.C.Bakker, J. Réthelyi, A.H. Zwinderman, D.J. Touw, B. Olivier e M.D. Waldinger. "Serotonin Transporter Promoter Region (5-HTTLPR) Polymorphism is Associated with the Intravaginal Ejaculation Latency Time in Dutch Men with Lifelong Premature Ejaculation", *The Journal of Sexual Medicine*, vol. 6, no. 1, 2009, pp. 276-84.

4 Bettina Arndt. *Por que elas negam fogo*. BestSeller: Rio de Janeiro, 2012.

5 Ian Kerner. *She Comes First — A Thinking Man's Guide to Pleasuring a Woman*. Regan Books: Nova York, 2004, p. 12.

6 Ibid., p. 13.

7 Michael Lowy, entrevista com a autora, janeiro de 2010. Para a revisão referida aqui, ver G.L. Almeida e W.F.S. Busato. "Premature Ejaculation: A Short Review", *ISSM Newsbulletin*, dezembro de 2009, pp. 19–23.

8 Almeida e Busato, p. 20.

9 Lowy, entrevista com a autora.

Bibliografia

ALMEIDA, G. L.; BUSATO, W. F. S. "Premature Ejaculation: A Short Review". *ISSM Newsbulletin*, 2009, pp. 19–23.

ALTEROWITZ, Ralph; ALTEROWITZ Barbara. *Intimacy with Impotence: The Couple's Guide to Better Sex after Prostate Disease*. Da Capo: Cambridge, 2004.

ANAND, Margot. *The New Art of Sexual Ecstasy — Following the Path of Sacred Sexuality*. Thorsons: Londres, 2003.

ARNDT, Bettina. *Por que elas negam fogo*. Best*Seller*: Rio de Janeiro, 2012.

ARNDT, Bettina (ed.). *Forum's Guide to Sexual Variety*. Timmin Enterprises: Sydney, 1978.

Associated Press. "N.J. Plans to Ban Genital Waxing". msnbc, 20 de março de 2009, http://www.msnbc.msn.com/id/29797548/ns/health-skin-and-beauty.

Australian Institute of Health and Welfare (AIHW). "Australian Cancer Incidence and Mortality (ACIM) Books". Australian Institute of Health and Welfare: Camberra, 2009.

BASSON, Rosemary. "Sexual Desire and Arousal Disorders in Women". *New England Journal of Medicine*, vol. 354, no. 14, 2006, pp. 1497–506.

BAUMEISTER, Roy F. CATANESE, Kathleen R. VOHS Kathleen D. "Is There a Gender Difference in Strength of Sex Drive? Theoretical Views, Conceptual Distinctions, and a Review of Relevant Evidence". *Personality and Social Psychology Review*, vol. 5, no. 3, 2001, pp. 242–73.

BAUMEISTER, Roy F. TICE, Dianne. *The Social Dimensions of Sex*. Allyn and Bacon: Needham Heights, 2001.

BERKOWITZ, Bob; YAGER-BERKOWITZ, Susan. *He's just not up for It Anymore: Why Men Stop Having Sex, and What You Can Do about It*. William Morrow: Nova York, 2008.

"Betty". "Seduction #6: Mirror, Mirror". 22 de janeiro de 2010, *The 52 Seductions*, http://52seductions.wordpress.com/2010/01/22/seduction-6-mirrormirror/, último acesso em fevereiro de 2010.

BIDDULPH, Steve. *Manhood: A Book about Setting Men Free*. Finch: Sydney, 1994.

BLUMENSTEIN, Philip; SCHWARTZ Pepper. *American Couples: Money, Work, Sex*. Morrow: Nova York, 1983.

BRODY, Jane E. "Scientists Trace Aberrant Sexuality". *The New York Times*, 23 de janeiro de 1990, http://www.nytimes.com/1990/01/23/science/scientiststrace-aberrant-sexuality.html?pagewanted=1, último acesso em dezembro de 2009.

CAREY, Gabrielle. "Middle Age a Lust Cause for Women Hit by Desire". *Sydney Morning Herald*, 1º de novembro de 2007, http://www.smh.com.au/news/opinion/middle-age-a-lust-cause-for-women-hit-bydesire/2007/10/31/1193618972376.html, último acesso em dezembro de 2009.

288 O que os homens querem na cama

CARROLL, Janell L. BAGLEY, Demetrius H. "Evaluation of Sexual Satisfaction in Partners of Men Experiencing Erectile Failure". *Journal of Sex and Marital Therapy*, vol. 16, 1990, pp. 70–8.

CARVALHEIRA, Ana A. BROTTO, Lori A. LEAL, Isabel. "Women's Motivations for Sex: Exploring the Diagnostic and Statistical Manual, Fourth Edition, Text Revision Criteria for Hypoactive Sexual Desire and Female Sexual Arousal Disorders". *The Journal of Sexual Medicine*, vol. 7, no. 4, 2010, pp. 1454–63.

CHAPPIE, Steve; TALBOT, David. *Burning Desires — Sex in America*. Doubleday: Nova York, 1989.

CHIA, Mantak; *Abrams*, Douglas. *The Multi Orgasmic Man — Sexual Secrets that Every Man Should Know*. Thorsons: Londres, 2002.

CHIA, Mantak; CHIA, Maneewan; ABRAMS, Douglas; CARLTON, Rachel. *The Multi-Orgasmic Couple*. Harper Collins: Nova York, 2000.

COHEN, Laura L. SHOTLAND, Lance. "Timing of First Sexual Intercourse in a Relationship: Expectations, Experiences, and Perceptions of Others". *Journal of Sex Research*, vol. 33, no. 4, 1996, pp. 291–9.

COSBY, Bill. "The Regular Way". *Playboy*, dezembro de 1968, p. 115.

DAVIS, Susan. "The Effects of Tibolone on Mood and Libido". *Menopause*, vol. 9, no. 3, 2002, pp. 162–70.

DENNERSTEIN, Lorraine; GUTHRIE, Janet R. HAYES, Richard D. DEROGATIS, Leonard R. LEHERT, Philippe. "Sexual Function, Dysfunction, and Sexual Distress in a Prospective, Population-Based Sample of Mid-Aged, Australian-Born Women". *The Journal of Sexual Medicine*, vol. 5, no. 10, 2008, pp. 2291–9.

DOIDGE, Norman. *The Brain that Changes Itself: Stories of Personal Triumph from the Frontiers of Brain Science*. Scribe: Melbourne, 2007.

DONNELLY, Denise A. "Sexually Inactive Marriages". *The Journal of Sex Research*, vol. 30, no. 2, 1993, pp. 171–9.

DONNELLY, Denise A. BURGESS, Elisabeth O. "The Decision to Remain in an Involuntarily Celibate Relationship". *Journal of Marriage and Family*, vol. 70, no. 2, 2008, pp. 507–18.

DRUCKERMAN, Pamela. *Lust in Translation: Infidelity from Tokyo to Tennessee*. Penguin Press: Harmondsworth, 2007.

FILIAULT, Shaun M. "Measuring up in the Bedroom: Muscle, Thinness, and Men's Sex Lives". *International Journal of Men's Health*, vol. 6, no. 2, 2007, pp. 127–32.

FISHER, Helen. *Why We Love — the Nature and Chemistry of Romantic Love*. Henry Holt & Company: Nova York, NY, 2004.

FISHER, William A. MERYN, Siegfried; SAND, Michael; BRANDENBURG, Ulrike; BUVAT, Jacque; MENDIVE, Juan; SCOTT, Sandra; TAILOR, Ann; TORRES, Luiz Otavio; The Strike up a Conversation Study Team. "Communication about Erectile Dysfunction among Men with ED, Partners of Men with ED, and Physicians: The Strike up a Conversation Study (Part I)". *The Journal of Men's Health & Gender*, vol. 2, no. 1, 2005, pp. 64–78.

FRIDAY, Nancy. *The Power of Beauty*. Hutchinson: Londres, 1996.

FRIEDMAN, David M. *A Mind of Its Own — a Cultural History of the Penis*. Penguin: Harmondsworth, 2001.

GARNER, Lesley. "Lifeclass: A Dark Disease or Harmless Fun?". *Telegraph.co.uk*, 23 de janeiro de 2007, http://www.telegraph.co.uk/expat/expatfeedback/4202679/Lifeclass-A-dark-disease-or-harmless-fun.html, último acesso em novembro de 2009.

GENTILI, Angela; MULLIGAN, Thomas. "Sexual Dysfunction in Older Adults". *Clinics in Geriatric Medicine*, vol. 14, no. 2, 1998, pp. 383–93.

Bibliografia 289

GERMINSKY, Lisa. "Bush Is Back!". *Salon*, 14 de dezembro de 2008, http://www.salon.com/mwt/feature/2008/12/11/bush-back/index.html, último acesso em outubro de 2009.

HACKER, Andrew. *Mismatch: The Growing Gulf between Women and Men*. Scribner: Nova York, 2003.

HAMANN, Stephan; HERMAN, Rebecca A. NOLAN, Carla L. WALLEN, Kim. "Men and Women Differ in Amygdala Response to Visual Sexual Stimuli". *Nature Neuroscience*, vol. 7, no. 4, 2004, pp. 411–16.

HAYES, Richard D. BENNETT, Catherine M. FAIRLEY, Christopher K. DENNERSTEIN, Lorraine. "What Can Prevalence Studies Tell Us about Female Sexual Difficulty and Dysfunction?". *Journal of Sex and Marital Therapy*, vol. 3, no. 4, 2006, pp. 589–95.

HERBERT, Joe. "Porn Panic over Eroto-Toxins". *New Scientist*, vol. 184, no. 2475, 2004, p. 5.

HERSH, Seymour M. *The Dark Side of Camelot*. Little Brown: Boston, 1997.

HITE, Shere. *The Hite Report on Male Sexuality*. Macdonald Future Publishers: Londres, 1981.

Impotence Australia, http://www.impotenceaustralia.com.au/site/delayed.aspx, último acesso em dezembro de 2009.

JAIVIN, Linda. *A Most Immoral Woman*. Harper Collins Fourth Estate: Sydney, 2010.

JAMES, Clive. *Unreliable Memoirs*. Jonathan Cape: Londres, 1980.

JANSSEN, Paddy K.C. BAKKER, S.C. RÉTHELYI, J. ZWINDERMAN, A.H. TOUW, D.J. OLIVIER, B. WALDINGER, M.D. "Serotonin Transporter Promoter Region (5-Httlpr) Polymorphism Is Associated with the Intravaginal Ejaculation Latency Time in Dutch Men with Lifelong Premature Ejaculation". *The Journal of Sexual Medicine*, vol. 6, no. 1, 2009, pp. 276–84.

JONG, Erica. *Fear of Flying*. Secker & Warburg: Londres, 1974.

KATELARIS, Phillip, comunicação pessoal com o autor, dezembro de 2009.

KEESLING, Barbara. *All Night Long — How to Make Love to a Man over 50*. Harper Collins: Nova York, 2000.

KERNER, Ian. *She Comes First — a Thinking Man's Guide to Pleasuring a Woman*. Regan Books: Nova York, 2004.

KING, Rosie. *Management of Erectile Dysfunction in Primary Care Practice: Medical and Psychological Approaches*. Written Word: Crows Nest, 2004.

_____, correspondência pessoal com a autora, 20 de outubro de 2009.

KOCH, Patricia Barthalow; MANSFIELD, Phyllis Kernoff; THURAU, Debra; CAREY, Molly. "'Feeling Frumpy': The Relationships between Body Image and Sexual Response Changes in Midlife Women". *Journal of Sex Research*, vol. 42, no. 3, 2005, pp. 215–23.

KURTZ, Irma. *Malespeak*. Jonathan Cape: Londres, 1986.

LAUMANN, Edward O. GAGNON, John H. MICHAEL, Robert T. MICHAELS, Stuart. *The Social Organisation of Sexuality: Sexual Practices in the United States*. University of Chicago Press: Chicago, 1994.

LAUMANN, Edward O. PAIK, Anthony; ROSEN, Raymond C. "Sexual Dysfunction in the United States: Prevalence and Predictors". *JAMA, The Journal of the American Medical Association*, vol. 281, no. 6, 1999, pp. 537–44.

LAUMANN, Edward O. NICOLOSI, A. GLASSER, D.B. PAIK, A. GINGELL, C. MOREIRA, E. WANG, T. "Sexual Problems among Women and Men Aged 40–80 Y: Prevalence and Correlates Identified in the Global Study of Sexual Attitudes and Behaviors". *International Journal of Impotence Research*, vol. 17, no. 1, 2005, pp. 39–57.

LEVER, Janet. "The 1995 Advocate Survey of Sexuality and Relationships: The Women". *Advocate*, 22 agosto de 1995, pp. 22–30.

290 O que os homens querem na cama

LOE, Meika. *The Rise of Viagra — How the Little Blue Pill Changed Sex in America.* New York University Press: Nova York, 2004.

LOWY, Michael, entrevista com a autora, janeiro de 2010.

LOWY, Michael; MCCANN, Brett. *Too Fast — Learning to Last Longer.* Longuevillle Media: Sydney, 2009.

LUCIANO, Lynne. *Looking Good: Male Body Image in Modern America.* Hill and Wang: Nova York, NY, 2001.

LUMBY, Catherine, correspondência pessoal, setembro de 2009.

MCDONAGH, Lorraine K. MORRISON, Todd G. MCGUIRE, Brian E. "The Naked Truth: Development of a Scale Designed to Measure Male Body Image Self-Consciousness During Physical Intimacy". *The Journal of Men's Studies,* vol. 16, no. 3, 2008, pp. 253–65.

MCDOWELL, A.J. SNELLGROVE, C.A. BOND, M.J. "Beyond Viagra: Psychological Issues in the Assessment and Treatment of Erectile Dysfunction". *Australian Family Physician,* vol. 30, no. 9, 2001, pp. 867–73.

MCKEE, Alan; ALBURY, Katherine; LUMBY, Catherine. *The Porn Report.* Melbourne University Press: Melbourne, 2008.

MONEY, John; LAMACZ, Margaret. *Vandalized Lovemaps: Paraphilic Outcome of 7 Cases in Pediatric Sexology.* Prometheus Books: Nova York, 1989.

MULHALL, John P. *Saving Your Sex Life: A Guide for Men with Prostate Cancer.* Hilton Publishing: Munster, 2008.

PEREL, Esther. *Mating in Captivity: Reconciling the Erotic and the Domestic.* Harper Collins: Nova York, NY, 2006.

PERELMAN, Michael; SHABSIGH, R. SEFTEL, A. ALTHOF, S. LOCKHART, D. "Attitudes of Men with Erectile Dysfunction: A Cross-National Survey". *The Journal of Sexual Medicine,* vol. 2, no. 3, 2005, pp. 397–406.

PERTOT, Sandra. *Perfectly Normal: Living and Loving with Low Libido.* Rodale: Emmaus, 2005.

———. *When Your Sex Drives Don't Match.* Marlowe & Co.: Nova York, 2007.

PILKINGTON, Mark. "Sex on the Brain", *guardian.co.uk,* 14 de julho de 2005, http://www.guardian.co.uk/science/2005/jul/14/farout, último acesso em setembro de 2009.

"Poor Body Image Plagues Women", BBC News, 9 de maio de 2001, http://news.bbc.co.uk/2/hi/health/1320945.stm, último acesso em agosto de 2009.

POTTS, Annie. "The Essence of the Hard On: Hegemonic Masculinity and the Cultural Construction Of 'Erectile Dysfunction'". *Men and Masculinities,* vol. 3, no. 1, 2000, pp. 85–103.

POTTS, Annie; GAVEY, Nicola; GRACE, Victoria M. VARES, Tiina. "The Downside of Viagra: Women's Experiences and Concerns". *Sociology of Health & Illness,* vol. 25, no. 7, 2003, pp. 697–719.

RICHARDSON, Diana. *Tantric Orgasm for Women.* Destiny Books: Rochester, 2004.

RICHTERS, Juliet; VISSER, Richard de; RISSEL, Chris; SMITH, Anthony. "Sexual Practices at Last Heterosexual Encounter and Occurrence of Orgasm in a National Survey". *The Journal of Sex Research,* vol. 43, no. 3, 2006, pp. 217–26.

RILEY, Alan. "The Role of the Partner in Erectile Dysfunction and Its Treatment". *International Journal of Impotence Research,* vol. 4, no. 1, 2001, pp. S105–S09.

RILEY, Alan; RILEY, Elizabeth. "Behavioural and Clinical Findings in Couples Where the Man Presents with Erectile Disorder: A Retrospective Study". *International Journal of Clinical Practice,* vol. 54, 2000, pp. 220–4.

RIVAL, Laura M. SLATER, Don; MILLER, Daniel. "Sex and Sociality: Comparative Ethnographies of Sexual Objectification". *Theory Culture and Society,* vol. 15, no. 3-4, 1998, pp. 295–321.

Bibliografia 291

ROIPHE, Katie. "The Naked and the Conflicted". *The New York Times*, 31 de dezembro de 2009, http://www.nytimes.com/2010/01/03/books/review/Roiphe-t.html, último acesso em janeiro de 2010.

ROSEN, Raymond C. FISHER, William A. EARDLEY, Ian; NIEDERBERGER, Craig; NADEL, A. SAND, M. The Multinational Men's Attitudes to Life Events and Sexuality (MALES) Study I. "Prevalence of Erectile Dysfunction and Related Health Concerns in the General Population", *Current Medical Research and Opinion*, vol. 20, no. 5, 2004, pp. 607–17.

ROTH, Philip. *The Dying Animal*. Houghton Mifflin Company: Nova York, 2001.

———. *Exit Ghost*. Jonathan Cape: Londres, 2007.

RYAN, Christopher; JETHA, Cacilda. *Sex at Dawn — the Prehistoric Origins of Modern Sexuality*. Harper Collins: Nova York, 2010.

SANTTILA, Pekka; SANDNABBA, N. Kenneth; JERN, Patrick. "Prevalence and Determinants of Male Sexual Dysfunctions During First Intercourse". *Journal of Sex and Marital Therapy*, vol. 35, no. 2, 2009, pp. 86–105.

"Saucy Feminist That Even Men Like". *Life*, maio de 1971, capa.

SCHNARCH, David. *Intimacy and Desire*. Scribe Publications: Melbourne, 2010.

———. *Passionate Marriage*. WW Norton and Co.: Nova York, 1997.

SEAMAN, Barbara. *Free and Female*. Fawcett Crest: Greenwich, 1972.

"Security Bad News for Sex Drive", BBC News, 14 de agosto de 2006, http://news.bbc.co.uk/2/hi/4790313.stm, último acesso em setembro de 2008.

Senate Committe on Commerce, Science and Transportation. *Hearing on the Brain Science Behind Pornography Addiction and the Effects of Addiction on Families and Communities*, 18 de novembro de 2004, Washington, DC, 2004.

Sexual Dysfunction Association, http://www.sda.uk.net/, último acesso em dezembro de 2009.

SIMMONS, Charles. "About Men". *The New York Times Magazine*, 11 de dezembro de 1983, p. 114.

SONTAG, Susan. "The Double Standard of Aging". In: Juanita H. Williams (ed.). *Psychology of Women — Selected Readings*. W.W. Norton & Co.: Nova York, 1979, pp. 462–78.

State of Victoria — Department of Human Services. "Best Bets: Body Image Programs Overview", editado pelo Department of Human Services, Rural and Regional and Aged Care Services Division: Melbourne, 2002.

SUNDARAM, Chandru P. THOMAS, William; PRYOR, Laurie E. SIDI, A. Ami; BILLUPS, Kevin; PRYOR, Jon L. "Long-Term Follow-up of Patients Receiving Injection Therapy for Erectile Dysfunction". *Urology*, vol. 49, no. 6, 1997, pp. 932–5.

TIEFER, Leonore. *Sex Is not a Natural Act and other Essays*. Westfield Press: Boulder, 1995.

VALERIO, Max Wolf. *The Testosterone Files: My Hormonal and Social Transformation from Female to Male*. Seal Press: Berkeley, 2006.

VIERA, Anthony J. CLENNEY, Timothy L. SHENENBERGER, Donald W. GREEN, Gordon F. "Newer Pharmacologic Alternatives for Erectile Dysfunction". *American Family Physician*, vol. 60, no. 4, 1999, pp. 1159–66.

WEAVER, Angela D. BYERS, E. Sandra. "The Relationship between Body Image, Body Mass Index, and Exercise and Heterosexual Women's Sexual Functioning". *Psychology of Women Quarterly*, vol. 30, no. 4, 2006, pp. 333–9.

WEINER DAVIS, Michele. *The Sex-Starved Marriage: A Couple's Guide to Boosting Their Marriage Libido*. Simon and Schuster: Londres, 2003.

———. *The Sex-Starved Wife: What to Do When He's Lost Desire*. Simon & Schuster: Londres, 2008.

WIEDERMAN, Michael W. "Women's Body Image Self-Consciousness During Physical Intimacy with a Partner". *Journal of Sex Research*, vol. 37, no. 1, 2000, pp. 60–8.

WIGHTON, Kate. "Why Do Women Always Feel Colder Than Men?". *TimesOnline*, 8 de novembro de 2008, http://www.timesonline.co.uk/tol/life-and-style/health/article5106854.ece, último acesso em novembro de 2009.

WILKINSON, Stephan. "Mechanical Failure". In: Gail Belsky (ed.). *Over the Hill and between the Sheets: Sex, Love and Lust in Middle Age*. Little Brown: Boston, 2007, pp.151–69.

"Women 'Obsessed by Their Bodies'". BBC News, 12 de outubro de 2000, http://news.bbc.co.uk/2/hi/health/966757.stm, último acesso em agosto de 2009.

YAMAMIYA, Yukio; CASH, Thomas F. THOMPSON, J. Kevin. "Sexual Experiences among College Women: The Differential Effects of General Versus Contextual Body Images on Sexuality". *Sex Roles*, vol. 55, no. 5–6, 2006, pp. 421–7.

YOUNG, Kimberley. "Internet Sex Addiction". *American Behavioural Scientist*, vol. 52, nº 1, 2008, pp. 21–37.

ZILBERGELD, Bernie. *The New Male Sexuality*. Bantam Books: Nova York, 1992.

Este livro foi composto na tipologia Minion Pro,
em corpo 11/14,5, impresso em papel off-set $75g/m^2$
no Sistema Cameron da Divisão Gráfica
da Distribuidora Record.